こころもからだもととのえる 繊細《せんさい》っ子のための親子マッサージ

安泰漢方鍼灸院　院長
鍼灸師・あん摩マッサージ指圧師
稲葉 貞子 Shoko Inaba

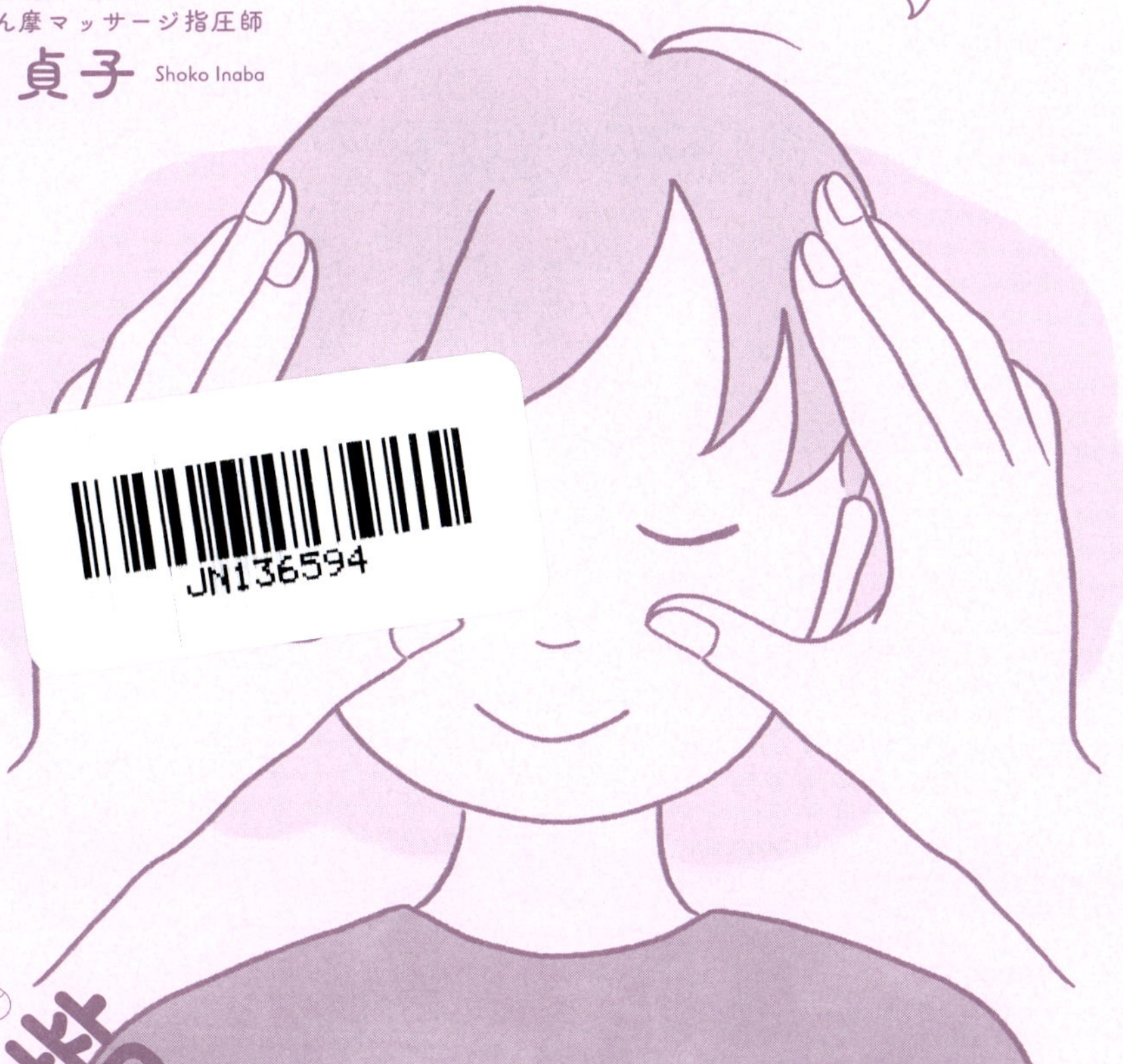

ハート出版

推薦のことば

最初に「推拿《すいな》」という聞き慣れない用語について、少し解説したいと思います。古代中国においては、紀元前より煎じ薬で治療する「湯液《とうえき》」（現在の漢方薬治療に相当）、針や灸を用いて治療する「鍼灸《しんきゅう》」、長生きするための健康法である「養生《ようじょう》」、健康を維持するための体操療法である「導引《どういん》」とともに、今でいうマッサージ療法の「按《あん》摩《ま》」も医療として行われていました。

これら古代中国の医療は、紀元6世紀頃には日本にも伝わり、奈良時代には医師、針師とともに按摩師が国の医療の一翼を担っていたことが、当時の行政法律解説書である『令義解《りょうのぎげ》』に記載されています。

その後、これらの医療は日本国内でも独自に発展していきましたが、明治時代以降には西洋医学の「蘭方《らんぽう》」などと区別するために、「漢方」と総称されるようになり、現代では「漢方医学」という用語が使われています。それまでは日本の医学といえば、これらの医療を指していたのです。

一方、中国においては、按摩は明《みん》代以降に「推拿」と呼ばれるようになりました。特に明代や清《しん》代には子どもに対する「小児推拿《しょうにすいな》」が盛んになり、関連書籍もたくさん出版されました。中国で盛んになった小児推拿が江戸時代には日本にも伝わり「小児按摩《しょうにあんま》」として普及したものが、後の「小児鍼《しょうにばり》」のもとになったと考えられています。

しかしその後、按摩はいつしか医療というよりは慰安の手技《しゅぎ》になってしまいます。そこで、昭和に入り西洋のマッサージや推拿の影響を受けた浪越徳治郎《なみこしとくじろう》らが、按摩を医療手技として復活させようと再構築したものが、いわゆる「指圧《しあつ》」なのです。よって、推拿は西洋のマッサージと日本の指圧の中間に相当する手技療法と思えば、理解しやすいと思います。

この本の著者である稲葉貞子《いなばしょうこ》さんは、中国で中医学を学び中医師の資格を持っているうえ、日本の鍼灸専門学校を経て、日本での国家資格である、はり師・きゅう師・あん摩マッサージ指圧師の資格を取得しています。さらに、北里研究所東洋医学総合研究所鍼灸診療部で鍼灸師鍼灸研修プログラムの研修生として、私の下で2013年から2年間、熱心に鍼灸臨床を学ばれた後、開業されました。

この本は単なる小児推拿の解説本ではなく、子どもに起こりやすい発熱、風邪、腹痛、嘔気《おうき》、咳など、日常的によく遭遇する症状に対する細かい治療手技が、かわいらしいイラストとともに詳細に掲載されています。また、母親として、そして治療者として息子さんとともに歩んできた稲葉さんの、発達障害の治療体験やアドバイスが随所に書かれており、同じような困りごとを抱えているお母さんやお父さんにとって本当に役立つ本になっていると思います。

現在、子どもの発達障害に対する有効な西洋医学的治療書はほとんどありません。また漢方薬は別として、東洋医学においても、じっとしているのが難しく、不安がりやすい発達障害の子には鍼や灸は実施しにくいのが実状です。その点、小児推拿は親子のスキンシップで絆を深め合いながら、不調をすぐに治療できるという点でも、素晴らしい治療手技だと思います。原稿を初めて見せていただいた瞬間に、この本こそ繊細な子どもを育てている皆様が待ち望んでいた書であることを確信し、推薦する次第です。

伊藤　剛《ごう》
北里大学客員教授　北里研究所病院漢方鍼灸治療センター
（元　北里大学東洋医学総合研究所　漢方鍼灸治療センター副センター長）

はじめに　～すべての子の心と体を癒やす推拿～

特に問題のない子から繊細な子、発達障害の子まで

こんにちは。鍼灸師《しんきゅうし》の稲葉貞子《いなばしょうこ》です。私は中国の伝統医術、漢方の知識を取り入れた鍼治療で、患者の皆さんを癒やしています。

中国の大学では鍼灸ばかりでなく、推拿《すいな》も専攻していました。といっても、推拿という言葉に馴染みのない方は、多いことでしょう。簡単に言うと、マッサージのことです。

この本では、この推拿と呼ばれるマッサージで、子どもたちを癒やす方法をお伝えしたいと思います。

また、発達障害をはじめとする繊細な感覚を持った子どもにも、素晴らしい効果を発揮してくれるでしょう。この本は、次の例に当てはまる方々を対象にしています。

①　発達特性があり、イライラしがちな子どもの親ごさん
②　繊細な子どもの親ごさん
③　子どもとコミュニケーションを深め、信頼関係を築きたい親ごさん
④　子どもの急な発熱や体調不良に悩むことのある親ごさん
⑤　良好な親子関係を築いていきたい親ごさん

「繊細でむずかる子どもに、マッサージなんか効くの？」という声が聞こえてきそうですが、発達特性のせいでイライラしがちな子は、実は体に不快な症状があることがとても多いのです。その独特の不快な症状をマッサージで癒やしていくことで、イライラが収まり、楽になっていきます。

また、発達に特性があるわけではない、気持ちが繊細な子にも効果てきめんです。マッサージをしながら、今日あったこと、悲しかったこと、我慢していて言えなかったことなどを、ぜひ聞いてあげましょう。マッサージの時間はコミュニケーションタイムでもありますから、特に問題がない子にやってあげるのも、親子間の信頼を深めることになります。

健康なときには、脾経（45ページ参照）、肝経（80ページ参照）、三関（22ページ参照）をマッサージしてあげるとよいでしょう。横になっておなかを揉んであげたり、背中を上下にさすったりするのもお勧めです。

さらには、子どもの急な発熱、咳、便秘などに対応できるマッサージもありますから、きっと「役に立った！」というシーンが出てくることでしょう。

なぜ小児推拿（子どものマッサージ）がいいの？

日本では馴染みのない推拿ですが、実は中国では皆が知る健康法です。小児推拿《しょうにすいな》（小児マッサージ）は中国最古の医学書にも記載があり、唐の時代から現在に至るまで親しまれてきました。現代でも、病気の予防や快癒のために、子にマッサージを受けさせる親は多いのです。

また、発達特性のあるなしにかかわらず、子どもは皆、ストレスを言葉でうまく表現できません。体に不快な症状があっても、それを言い表すことができないために、イライラ、鬱々していることがあります。

中医学では、感情と体は相互に影響し合うと考えます。イライラ、落ち込み、アレルギー、鬱々、眠れない、落ちつかない、といった症状は、心身両面からケアすることが大事です。それには、優しく体を刺激しながらお喋りできる、小児推拿がうってつけです！　大人と違って、成長過程にある子どもの体はデリケートです。また、子どものツボは大人と違って点・線・面で存在しています。そのため、大人向けのマッサージでは対応しきれないのです。

小児推拿では、子ども特有のツボを、押す、揉む、撫でる、つまむなどの手法で刺激することで、症状の改善を目指していきます。

私の場合　～発達障害を持つ息子～

生きるだけで精一杯の日々

繊細な子どもたちを楽にするための本を書きたい。そして、繊細な子を持つ親ごさんの味方でありたい。そう思ったのは、私自身が発達障害の息子の親だからです。

ただでさえ大変な妊娠・出産・幼少期の育児ですが、私の場合は母親を肺がんで失い、鬱になった時期と重なってしまいました。さらには、妊娠中には日本の鍼灸免許を取得するために学校に休まず通い、とても忙しく過ごしていたのです。

苦労を乗り越え、無事生まれてきたのはかわいい男の子で、愛情を注いで育てました。息子が熱を出したり、咳をしたり、便秘をしたりしたときには、小児推拿に本当に助けられました。

息子が3歳のときに、保育園の先生から連絡がありました。息子は保育園でも特定の遊びにこだわり、絵本の読み聞かせの時間にも落ちつきなく歩き回り、何かに並ぶときでも順番を待つことができない、とのことでした。同じ年の子たちにできることができていない、と聞いて、初めはショックのあまり信じることができませんでした。そのときは、母を失って鬱になってからまだ立ち直っておらず、一日一日を生きるだけで精一杯だったのです。

しかし、息子と会話の最中に目が合わない、絵本を読んであげようとしても特定の遊びに夢中で興味を示さないなど、私自身、「あれ？」と思うことがあったのも事実でした。そこで、夫や義母にも話してみましたが、「考え過ぎ」と言われるばかりで、真剣に取り合ってはもらえませんでした。

中国では子どもに使われる「六味丸」

私は、中国の伝統医学「中医学」の知識を使って、息子のサポートに努めるようになりました。

漢方薬は、中国の伝統医学に基づく自然由来の薬です。日本で「六味丸《ろくみがん》」の名で知られる漢方薬は、中国では「六味地黄丸《ろくみじおうがん》」と呼ばれ、一般の人にも大変よく知られています。日本では、「足が冷える」「夜中にトイレに起きてしまう」「おしっこのキレが悪い」などの腎陰虚《じんいんきょ》という状態に使われています。

しかし、もともとは中国の宋の時代に、先天性の発育不良を抱える子や、大病後に虚弱になってしまった子のために考案された漢方薬なのです。あくまで薬ですから、美味しいものではないのですが、息子はこれを喜んで飲んでくれました。服用を続けると、だんだんと寝汗が少なくなり、舌の状態もよくなっていきました。しかし、発達の問題は、漢方薬さえ飲めば解決できるようなものではありません。保育園の先生からの訴えは、相変わらず続いていました。

何度言っても言うことを聞かない、友だちと毎日のようにトラブルを起こす、とにかく動き回っていて落ちつかない、特定のおもちゃへの執着が激しい、などなど……。息子に発達特性があるのは、妊娠中に母のことで心痛を味わいながらも、鍼灸学校に通い詰めたストレスのせいではないか。私が心身共に極限状態だったことが、おなかの中にいた息子に影響したのではないか。

医学的な根拠があるわけでもないのに、自分を責めて思い悩みました。しかし、悩んでいるだけでは変わらないから、まずはしっかり息子をしつけよう、と思うようになったのです。

氷点下だった親子関係が改善!

息子が3〜4歳の頃には、厳しく箸《はし》の使い方を教え、座り方を逐一注意し、絵本を読むときには集中するよう何度も言いました。感覚が繊細で、洋服がほんの少しでも濡れると着替えたがる息子に、「その程度で着替えなくていい」と我慢をさせたこともありました。

すべて息子のためにと思ってのことでしたが、親子関係はどんどんぎこちなくなっていきました。保育園に迎えに行くと、喜んで抱きついてくるのですが、保育園のことを聞いても「楽しかった」とひと言しか話してくれない。上機嫌のときには目が合うけれど、それ以外のときには目を見てくれない。

また、感覚の過敏さは相変わらずで、洋服が水に濡れるのを嫌がり、大きな音にはすぐに耳を塞ぐ。息子も大変だったと思いますが、私も親子関係にへとへとになっていきました。息子が4歳のある日、私は言いました。

「ママのマッサージ、受けてみない？」

これは、当時厳しく接しすぎたことを反省していた私の、罪滅ぼしと愛情の表現でした。息子はびっくりした顔をしつつも、「ん」と了承してくれたのです。

また、息子との話し合いを重ね、「厳しくし過ぎない」ことを約束しました。ときどき、きつく言い過ぎてしまったときには、しっかり息子の目を見て謝り、「ママの悪いところを直すね。そのために時間をちょうだいね」とお願いしました。

小児推拿をリラックスタイムに

私が発達障害のことを学び、現状を飲み込んで息子に寄り添おうとしたときには、彼はすでに心を閉ざしかけていました。でも、1日10分程度のマッサージの間に、お互い優しい気持ちで話をすることができました。そうして、4歳から約1年半をかけて、私たちは温かな親子関係を取り戻すことができたのです。

息子は現在、中学生になりましたが、私は今でもマッサージをしています。本人も効果を感じるらしく、不調を感じるときには自分のほうから「お願い！」と特に言ってきます。

この本を書くにあたって、息子に許可をもらいました。発達特性のこと、厳しく言い過ぎてしまった過去のこと、そして、マッサージのことを書いてもいい？　と聞いたのです。

息子は快く了承してくれ、「マッサージはとっても気持ちいい。風邪を引いたとき、朝起きられないときなんかに、マッサージをしてもらうと助かるよ。鼻詰まりのときにもね」と言ってくれたのでした。

小児推拿は長く続けることが基本ですが、即効性の期待できるものもあります。知っておくと安心できる、子育ての知恵です。

そしてマッサージタイムは、優しい力加減で子どもに触れ、お互いの気持ちを話し合える特別な時間です。ぜひ、この温かな時間を、皆さんにも体験していただきたいと思います。

安泰《あんたい》漢方鍼灸院　院長　稲葉 貞子

CONTENTS

PART1

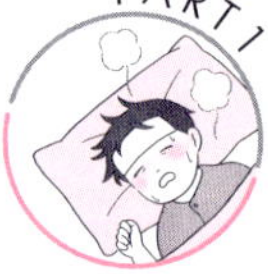

発熱に効く小児推拿

PART2

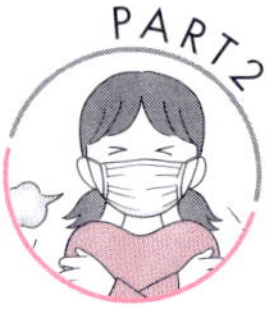

風邪に効く小児推拿

PART3

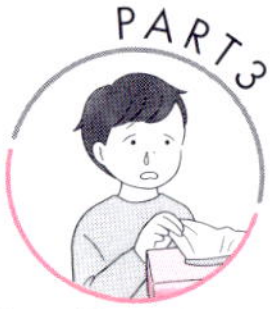

鼻炎・鼻水・鼻詰まりに効く小児推拿

PART4

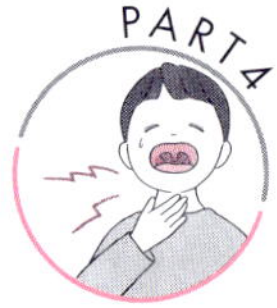

喉の腫れ・痛みに効く小児推拿

CONTENTS

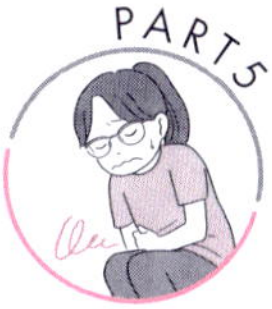

下痢・腹痛に効く小児推拿

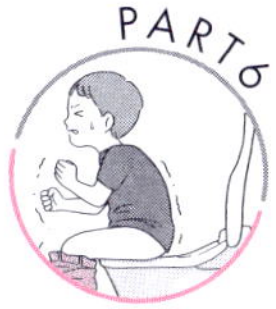

便秘に効く小児推拿

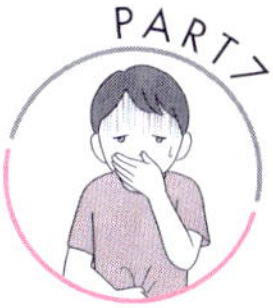

吐き気・嘔吐に効く小児推拿

PART8

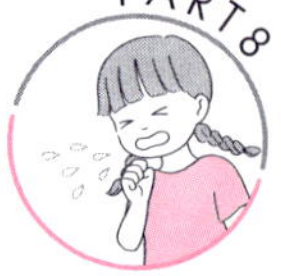

咳に効く小児推拿

PART9

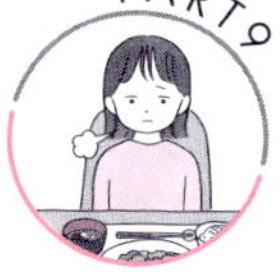

少食に効く小児推拿

PART10

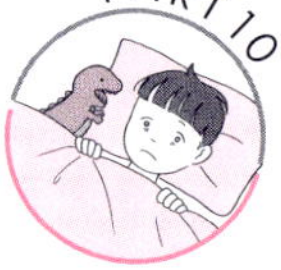

不眠・寝付きの悪さに効く小児推拿

PART11

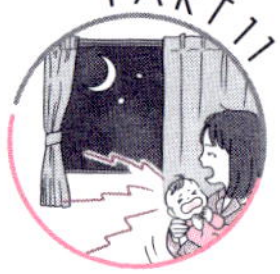

夜泣きに効く小児推拿

CONTENTS

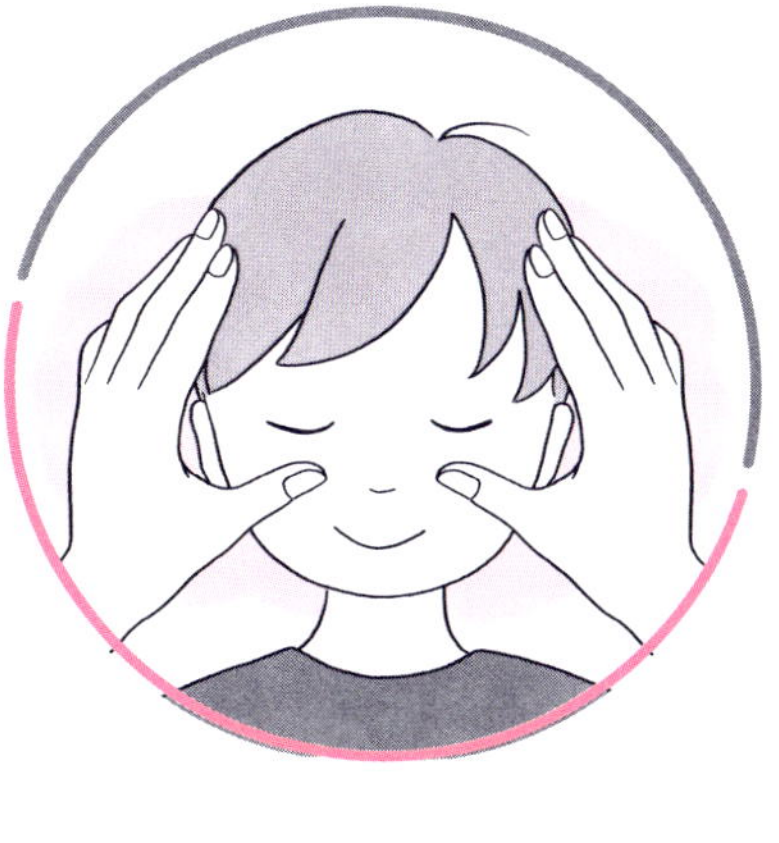

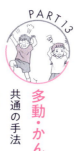

小児推拿キホンのQ&A

Q対象年齢は？
A生後6カ月から12歳くらいまで

対象年齢の目安を書いていますが、**子どもが望めばいくつになってもやってあげてOK**です。

Q用意するものは？
A特にありません

温かい手でやるのが基本なので、手が冷たい人は施術前に**手を擦り合わせて温めて**ください。カサカサした手で施術すると、子どもの皮膚を傷めることになるので、**保湿を心がけましょう。**

また、子どもの皮膚にベビーオイルやベビーパウダーなどを塗布してもよいでしょう。

Q1回に何分？　いつやればいいの？
A1回約10分。時間帯はいつでもOK

ただし、**食後1時間は避けて**ください。また、**施術後1時間は入浴禁止**なので、毎日やる場合は夜寝る前などがいいかもしれません。

Qどこでやったらいいの？
Aどこでも大丈夫

落ち着ける場所ならどこでも大丈夫です。子どもにうつ伏せになってもらうこともあるので、そういう場合はお布団やソファの上でどうぞ。

Q服の上からやっていいの？
A薄着ならOK

化繊ではなく、**自然素材の服**のほうが静電気が起きにくいのでお勧めです。

Qどのくらいの力でやるの？

A優しく撫でるように

優しく撫でるようにやるのが基本です。子どもが痛がったら、無理強いせずにすぐにやめましょう。

Qどのくらいで効果が出るの？

A気長にやりましょう

即効性のあるものから、気長に体質改善を狙うものまで、小児推拿の種類はさまざまです。基本的には、**子どもとのコミュニケーションとして気長に**やりましょう。

Qツボの位置って難しそう……

Aこだわらなくても大丈夫

正しいツボの位置に、**こだわらなくても大丈夫**です。特に子どもの場合は、箇所が大体合えばきちんと効果を発揮します。

Q手や腕などの推拿は両方やるの？

A左側だけで大丈夫

この本で取り上げている推拿は、頭や顔、おなかなどを除いて、**左側のみに施します。**大事なことなので、本書20ページの「小児推拿の注意点」にも記載しています。

Q「揉む」「さする」の速さは？

A1分間に200回が目安

ですが、あまり**神経質にならなくて大丈夫**です。

Qどの指で施術したらいい？

A決まりはありません

症状別マッサージのイラスト通りにやると楽ですが、さすったり押したりしやすい指で大丈夫です。また、「親指で」などと記載していても、**やりにくければ自分流でOK**です。

全身のツボ（正面）

ツボMAP 1

子どものツボの位置を
ひとめでわかりやすく
描きました。

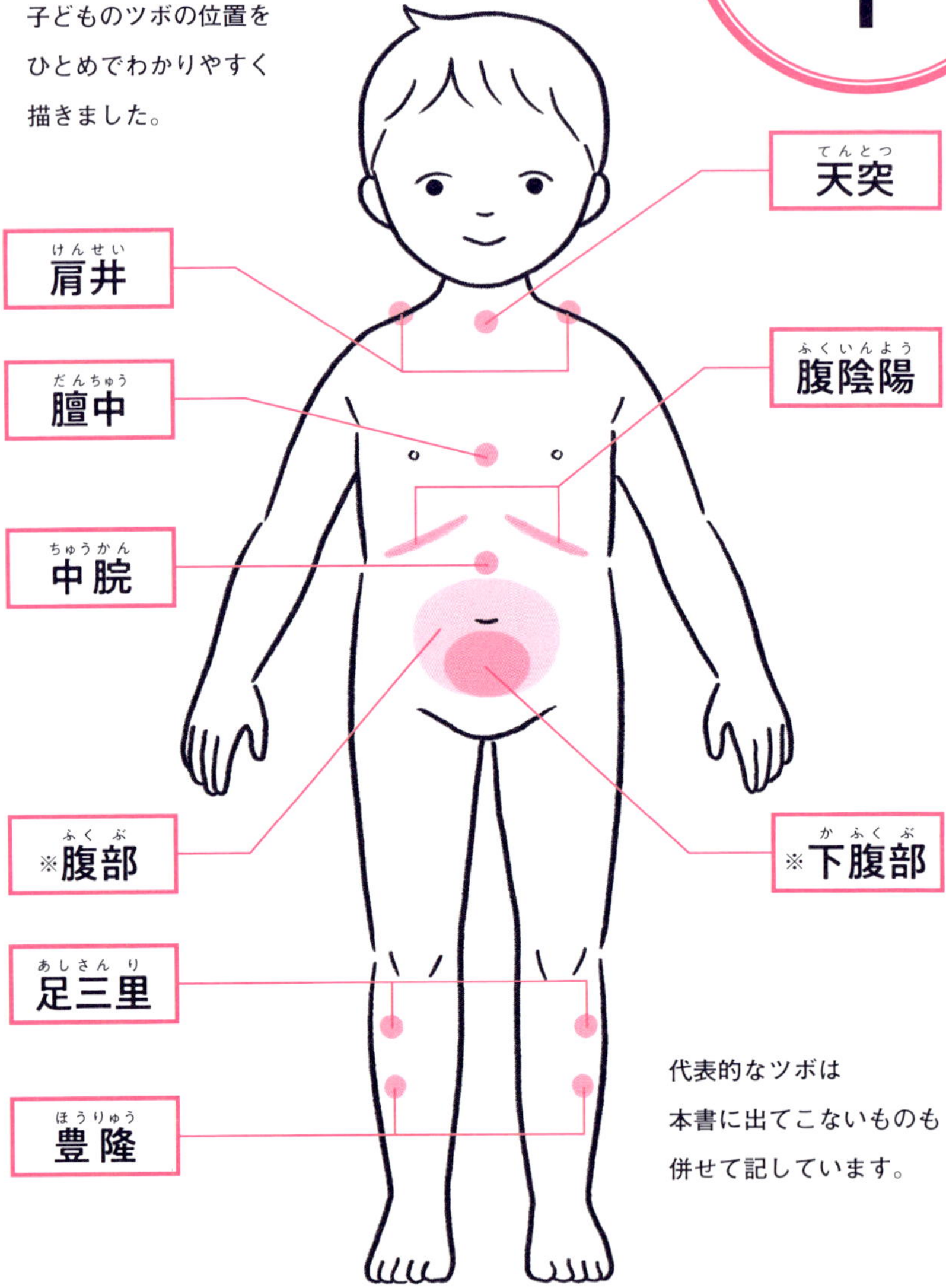

代表的なツボは
本書に出てこないものも
併せて記しています。

※腹部、下腹部は小児推拿では面に当たるツボです

全身のツボ（背面）

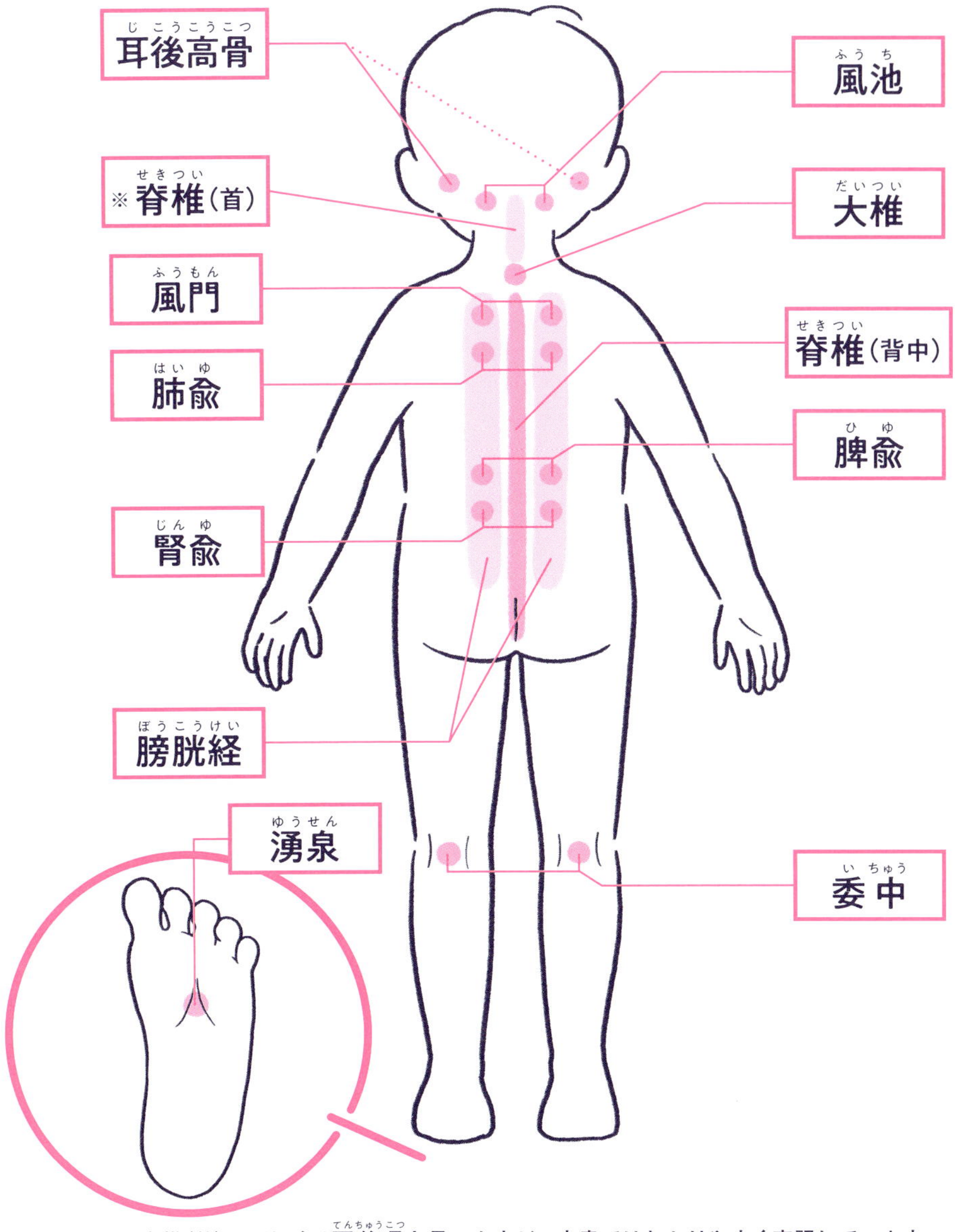

※脊椎（首）は正しくは天柱骨《てんちゅうこつ》と言いますが、本書ではわかりやすく表記しています

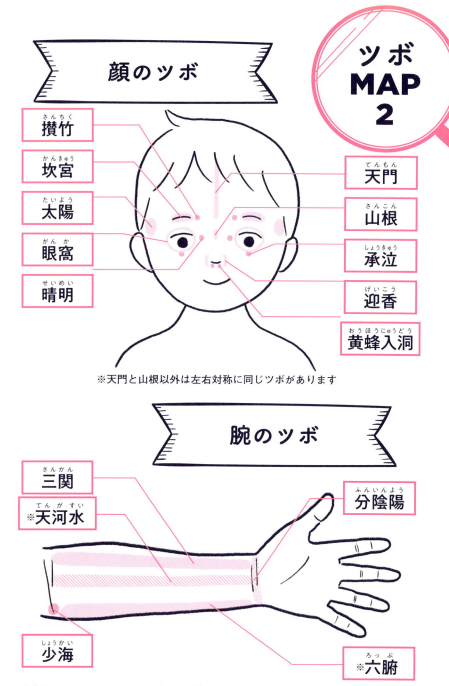

ツボ MAP 2

顔のツボ

※天門と山根以外は左右対称に同じツボがあります

腕のツボ

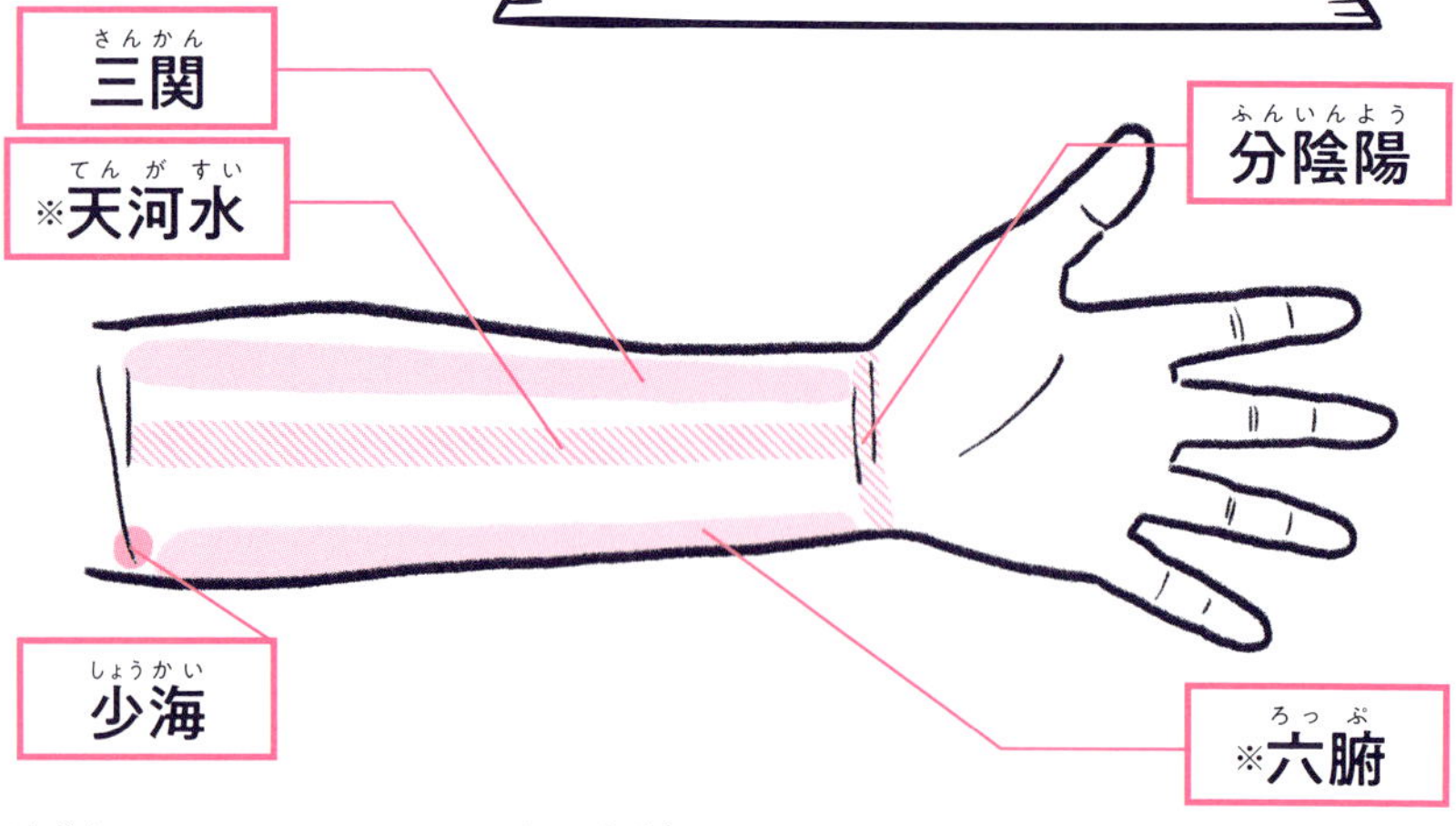

※ 天河水《てんがすい》は手首側にさする場合は取天河水《しゅてんがすい》、肘側にさする場合は清天河水《せいてんがすい》と表現されます
※ 六腑《ろっぷ》は腕の小指側の側面のラインです

手のツボ

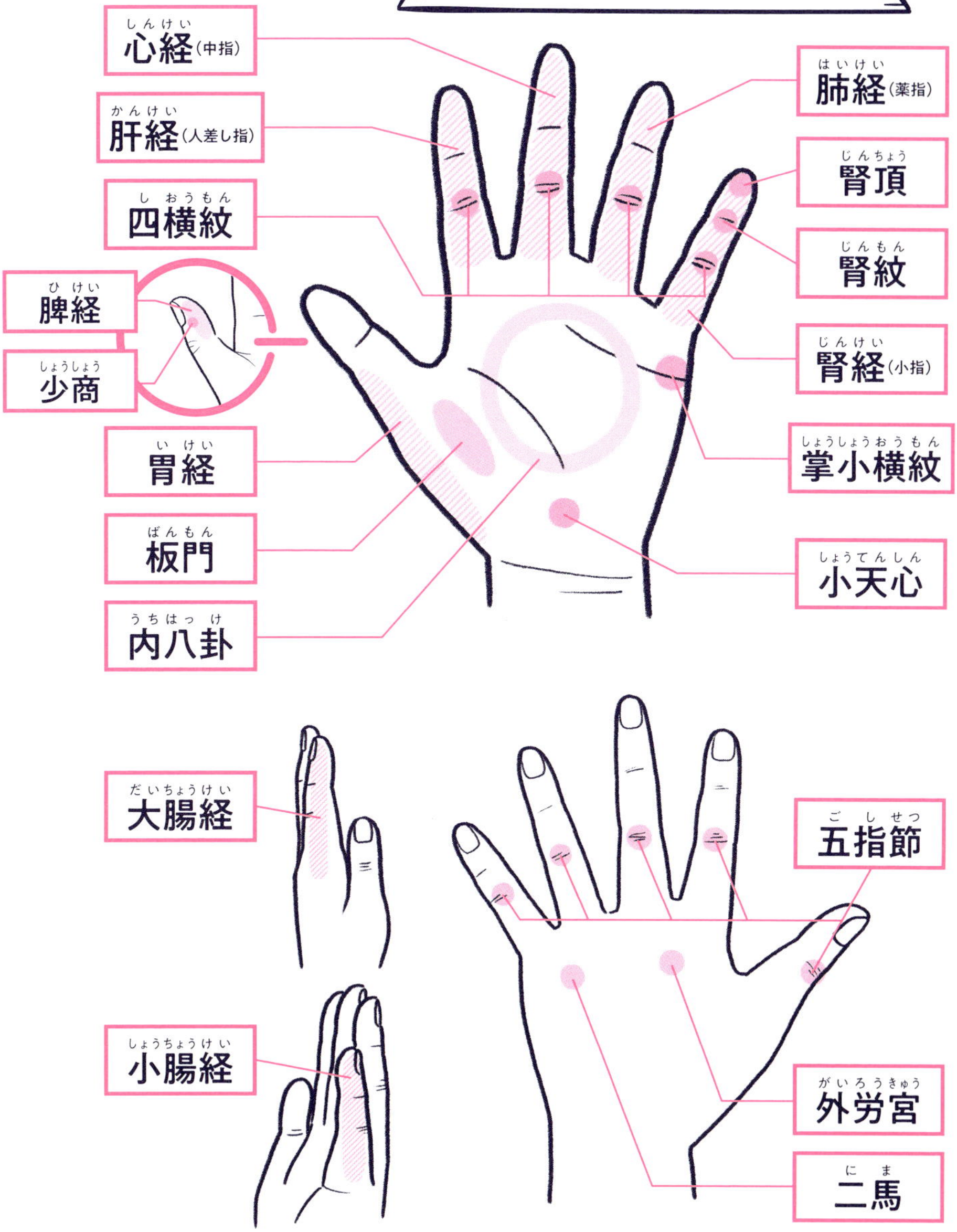
心経《しんけい》(中指)
肝経《かんけい》(人差し指)
四横紋《しおうもん》
脾経《ひけい》
少商《しょうしょう》
胃経《いけい》
板門《ばんもん》
内八卦《うちはっけ》
肺経《はいけい》(薬指)
腎頂《じんちょう》
腎紋《じんもん》
腎経《じんけい》(小指)
掌小横紋《しょうしょうおうもん》
小天心《しょうてんしん》
大腸経《だいちょうけい》
小腸経《しょうちょうけい》
五指節《ごしせつ》
外労宮《がいろうきゅう》
二馬《にま》

小児推拿の注意点

1. 肌トラブルがあるところは触らないようにしましょう。

2. 親（マッサージをする人）は爪を短くしましょう。
特に、ジェルネイルをしている人などは注意です。

3. 室内温度を調整しましょう。

4. 本に記載している分数は、だいたいの目安です。
子どもの年齢や体格に合わせて、増減させてもよいでしょう。

5. テレビやスマートフォンを見ながら、イライラしながらの施術はやめましょう。子どもと向き合う時間にしましょう。

6. 施術はリズムよく行いましょう。

7. 発熱など急性の症状の場合は、１日何回マッサージしてもよいのですが、慢性的な症状は１日１～３回くらいの施術にしましょう。

8.

マッサージするのはすべて左側

※頭・顔・腹部をのぞく

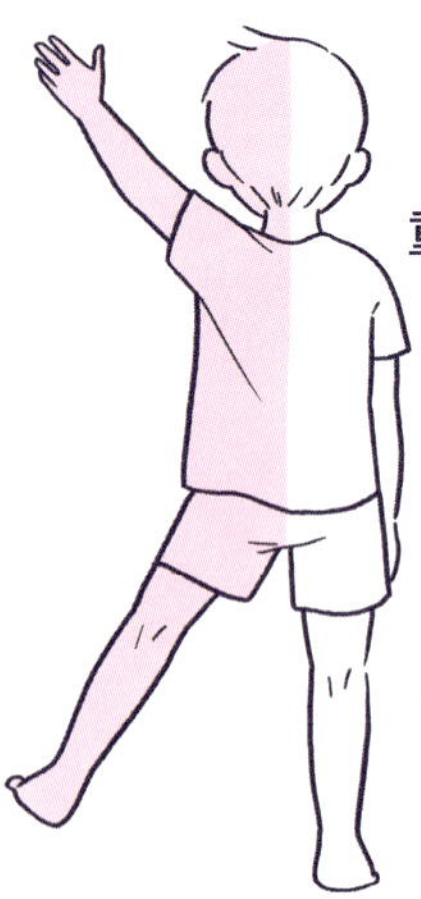

この本で紹介している推拿はすべて、
子どもの左手、左腕、左足に施します。

各ページには記載していませんが、
重要な基本なので必ず覚えておいてください。

また、本書で取り上げる
「揉む」「さする」は
1分に200回程度の速さで行います。

かなり速いと感じると思いますが、
頑張りすぎると疲れてしまうので、
最初はそんなに気にしなくても大丈夫です。

小児推拿は、続けることこそ大事
なのです。

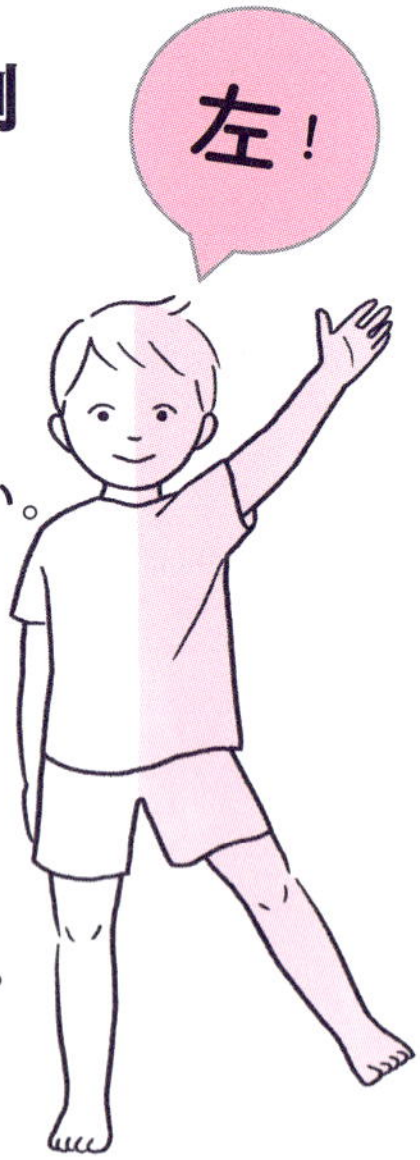

PART 1

発熱に効く小児推拿

子どもはさまざまな理由でよく熱を出します。また、繊細な子どもは、溜め込んだ感情が発熱へとつながってしまうことも。

熱以外に取り立てて重篤な症状がない場合には、ぜひ発熱に効く小児推拿をやってみましょう。

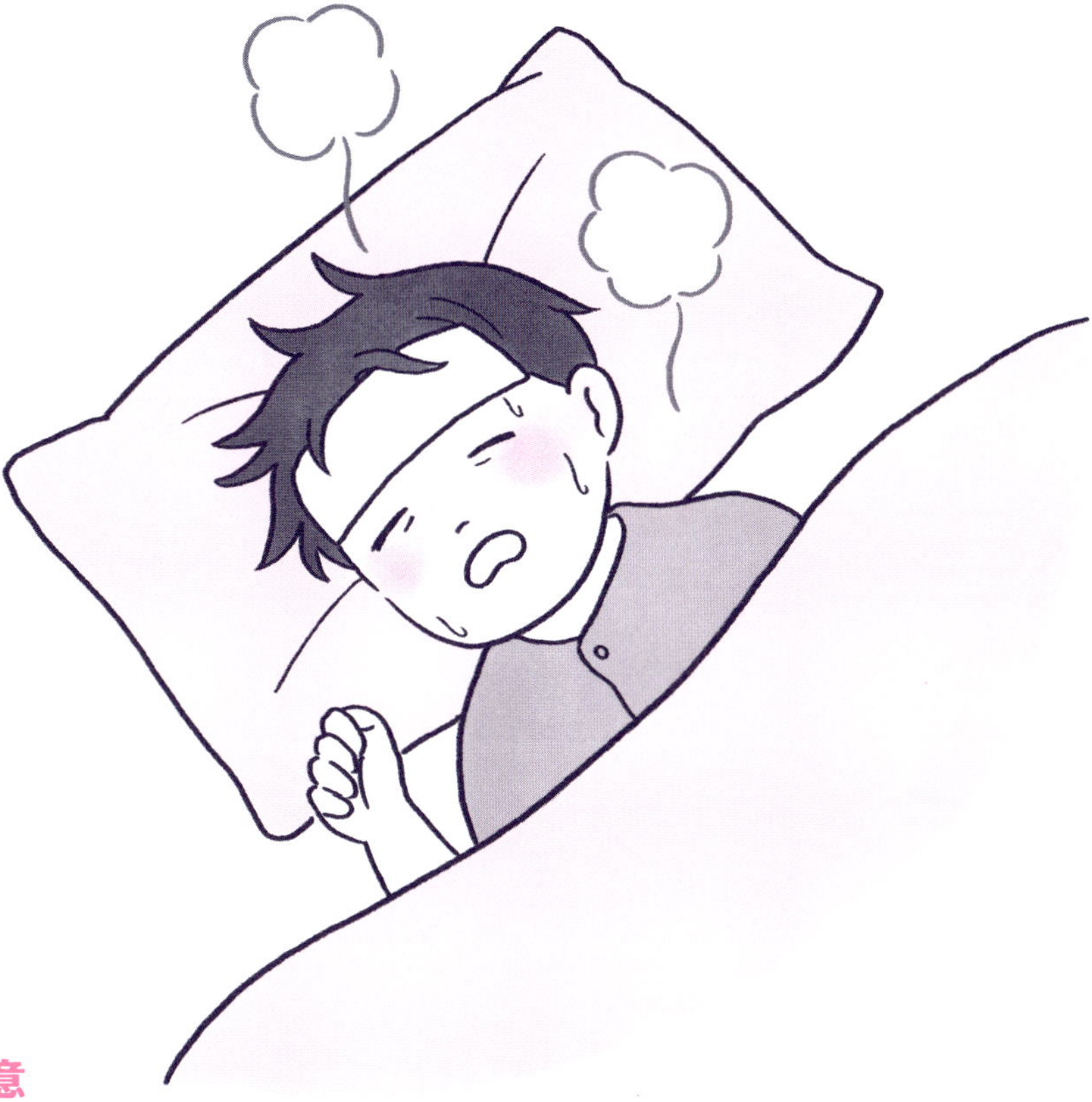

注意

８時間以上続く熱、耳や喉の痛みや腫れ、ぐったりしていて泣き声が弱々しい、激しくぐずる、呼吸が苦しそう、発疹、などの気になる症状が見られる場合にはすぐに病院に連れていきましょう。また、風邪による発熱の場合にはこちらではなく、PART ２「風邪に効く小児推拿」を試しましょう。

発熱時の手足の冷えに

共通の手法

手足の温め

子どもが熱を出したときに手足が冷たい場合には、温くなるまで下記のマッサージをやってみましょう。
手足が冷たくないようなら、この工程は飛ばしてかまいません。

手が冷たいとき

三関を手首から肘裏に向けてさする

使うツボ

三関《さんかん》
腕の側面よりやや内側
親指側から肘裏にかけてのライン

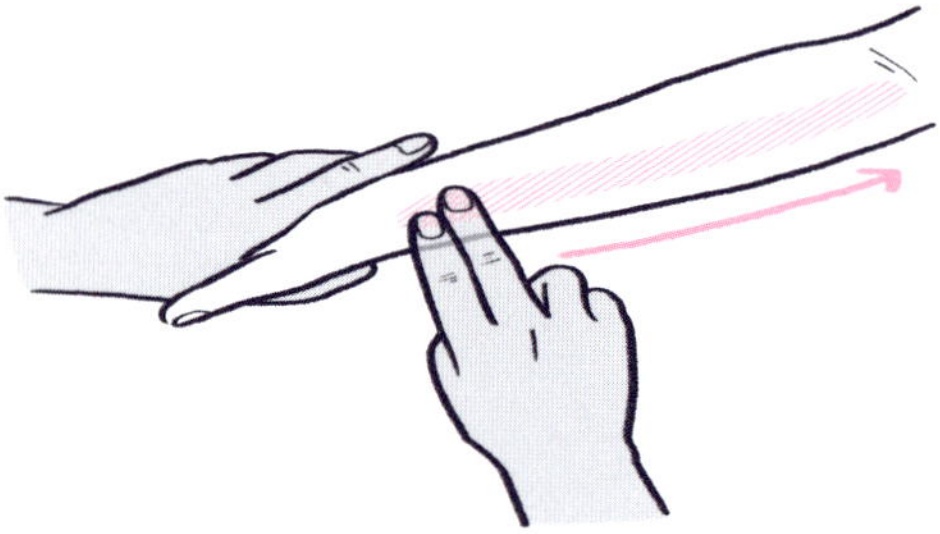

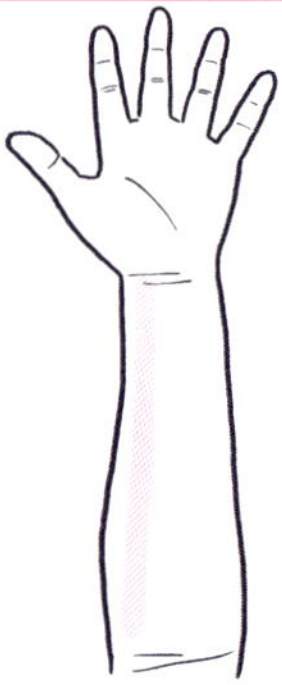

足が冷たいとき

湧泉を押す

使うツボ

湧泉《ゆうせん》
足の裏、土踏まずの斜め上
足を丸めたときに一番凹む場所

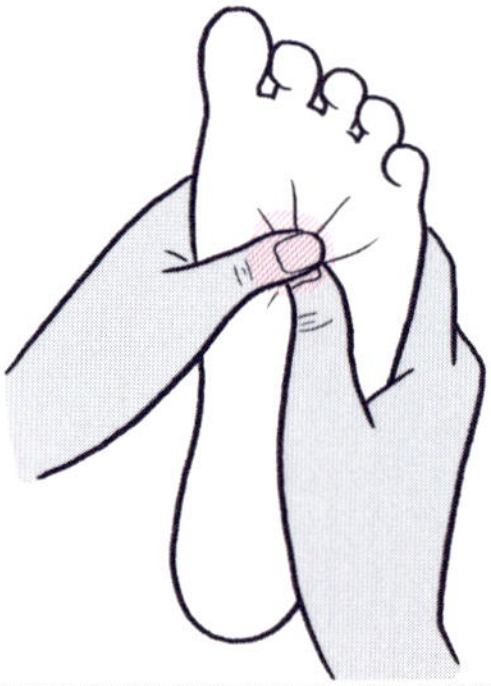

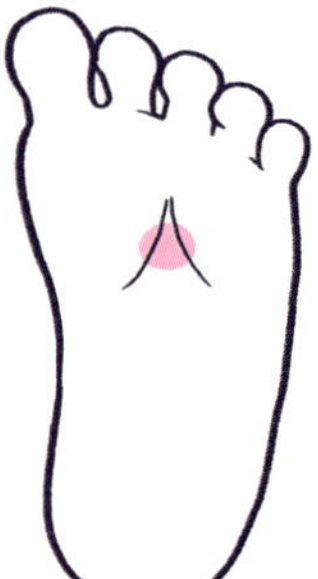

CASE
症状：1

急な発熱

所要時間
計3分

咳や鼻水、頭痛、腹痛などがない原因不明の熱

出勤前や登校・登園前の忙しい朝に子の発熱に気づいて、慌てた経験のある親ごさんは多いはず。
そんなときには、即効性のある解熱のツボをマッサージしてみましょう。

手順は1つだけ

大椎を揉む

使うツボ

大椎《だいつい》
うつむいたとき、首のつけ根でいちばん出っ張っている骨のすぐ下のくぼみ

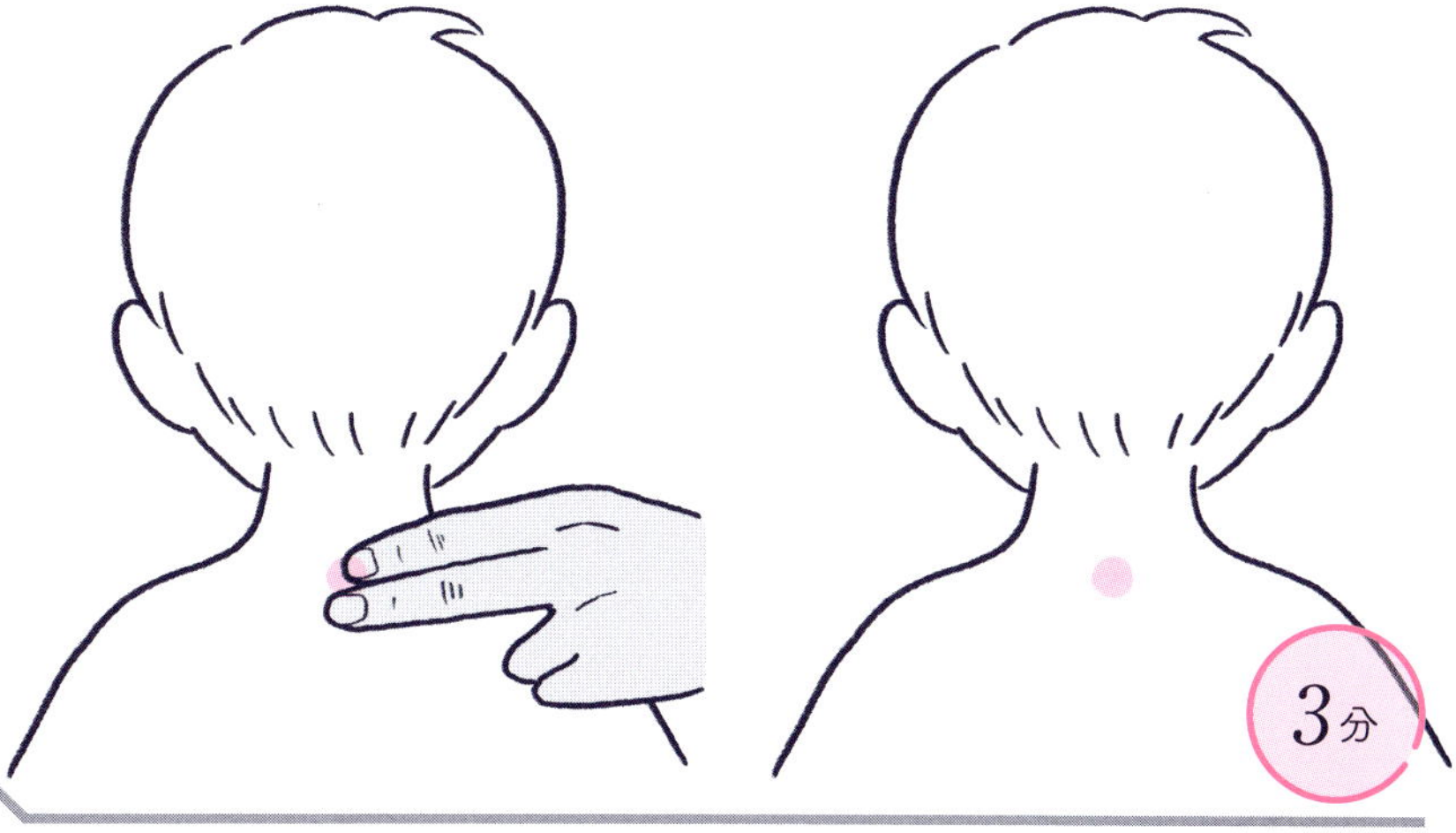

下がらなければ3回繰り返す

優しく、痛みを感じさせない程度に、大椎のあたりを指で揉みましょう。その後、10分くらいで熱が下がってくるので様子を見ます。

下がらない場合は、10分間隔で3回マッサージをしてみましょう。それでも下がらなければ、無理せず病院に連れて行きましょう。

風邪のときには痛がることがあるので、その場合はすぐにやめましょう。

CASE
症状：2

繊細っ子特有の発熱

所要時間
計9分

怒りやパニックなどによる精神性の発熱

繊細っ子はとても敏感で、感情を溜め込みやすく、それが原因で発熱することも珍しくありません。コミュニケーションを取りながら、優しくマッサージをして落ちつかせてあげましょう。

1

肝経、心経を指先に向けてさする

使うツボ

肝経《かんけい》
人差し指の手のひら側のライン

心経《しんけい》
中指の手のひら側のライン

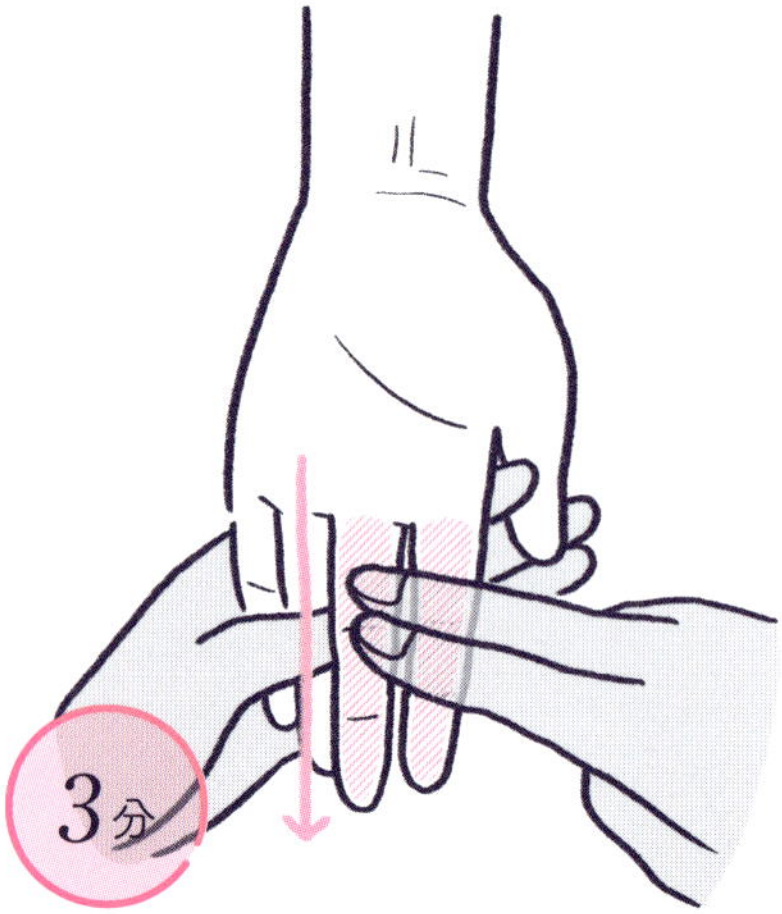

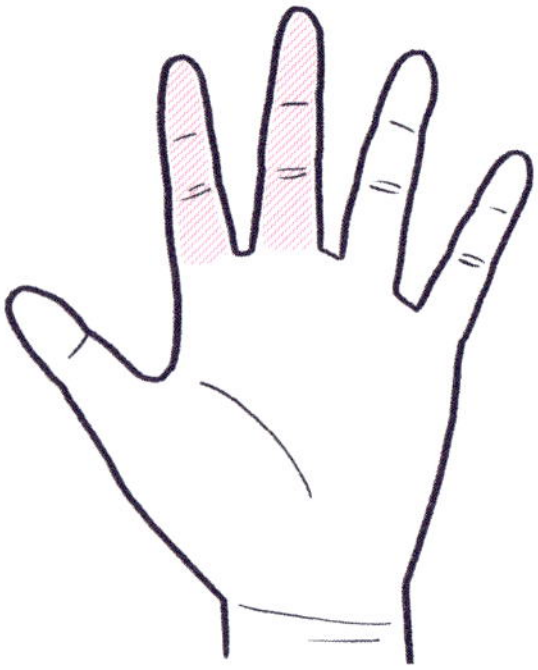

余分な熱の発散が発熱を予防する

中医学的には、イライラやパニック、ストレスなどの負の感情が高まると、体内に余分な熱が溜まると考えます。汗をかくことで熱が放散されるので、日常的な運動は大事です。

繊細な子どもの場合、毎日やってあげるとよいでしょう。普段から余計な熱を溜め込まず、適宜発散させることで、急な発熱の予防になります。子どもが嫌がる場合は、全体で5分以内に切り上げてもかまいません。

2

五指節を指の腹で押す

使うツボ

五指節《ごしせつ》

手の甲のすべての指の第二関節

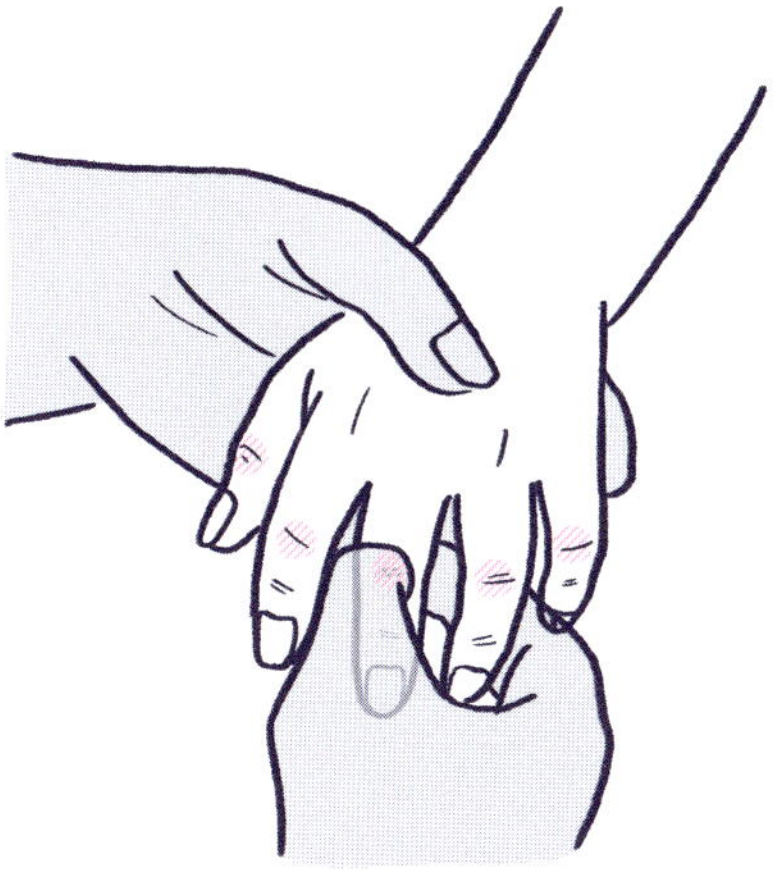

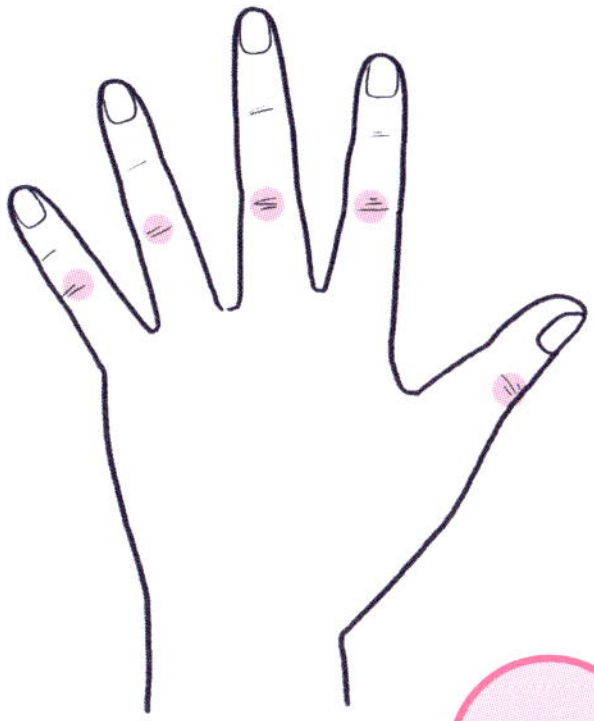

3分

3

三関と天河水を同時に上下にさする

使うツボ

三関《さんかん》

腕の側面よりやや内側
親指側から肘裏にかけてのライン

天河水《てんがすい》

腕の内側、肘裏から
手首にかけてのライン

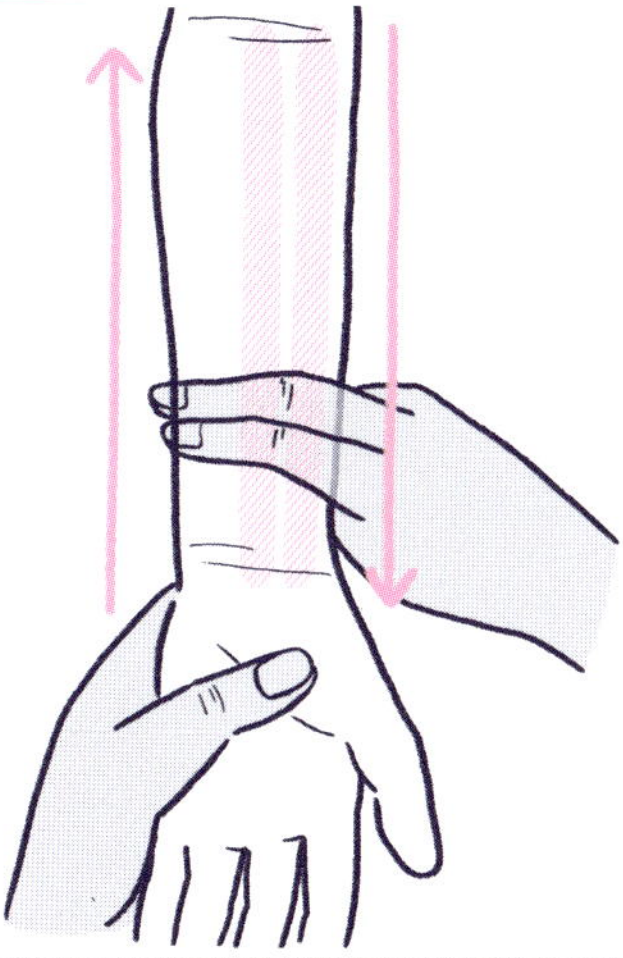

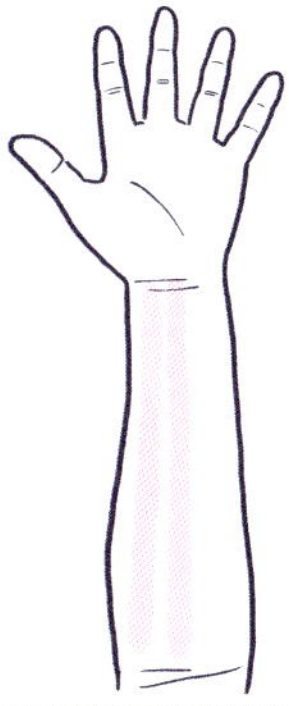

3分

Column

体験談 1

多忙なママにもうってつけ！愛情たっぷりの親子時間で腹痛、悪心、不登校が治った！

福原真奈美さん（仮名）40代女性（娘6歳）

娘が5歳の頃、ひどくおなかを痛がったり、気持ち悪くなったりすることがありました。尋常な苦しみようではなく、一度は救急車を呼んだこともあったほど。

しかし、病院に連れて行っても、特に悪いところは見つかりませんでした。

卒園を控えた時期だったので、お遊戯会の練習のプレッシャーや新しい環境への不安など、いろいろとストレスがあったのだと思います。

当時、私は稲葉さんの鍼治療を受けていたので、娘のことを相談し、小児推拿を教えてもらいました。

寝かしつけるときにさっそくやってみたところ、腹痛や悪心《おしん》が出る間隔が長くなっていき、症状も軽快したのです！

また、普段は明るい娘ですが、一時的に保育園に行きたがらないことがありました。推拿をしながらお喋りをしていると、ぽつぽつと「今日ね、お友達に嫌なこと言われたの」と話してくれました。なかなか弱音を吐かない子なのでこんなことは珍しく、触れ合いの大切さを感じました。

私はフルタイムで働いているので、子どもとの充分な時間を取れずに申し訳なく思うことがあります。小児推拿は寝かしつけながらでもできるし、コミュニケーションも取れるのでとても重宝しています。

娘も気持ちがいいと喜んでいて、今でも自分のほうから「マッサージして」と言ってきてくれます。

PART 2

風邪に効く小児推拿

子どもの体はとってもデリケート。まだ大人ほど強い免疫を持っていないので、寒暖差により風邪を引きやすいのです。

小児推拿で風邪からの回復を早めたり、症状を軽快させたりすることができます。

共通の手法として紹介している「解熱三法《げねつさんぼう》」は使い勝手がよく、即効性も期待できるのでぜひ覚えておきましょう。

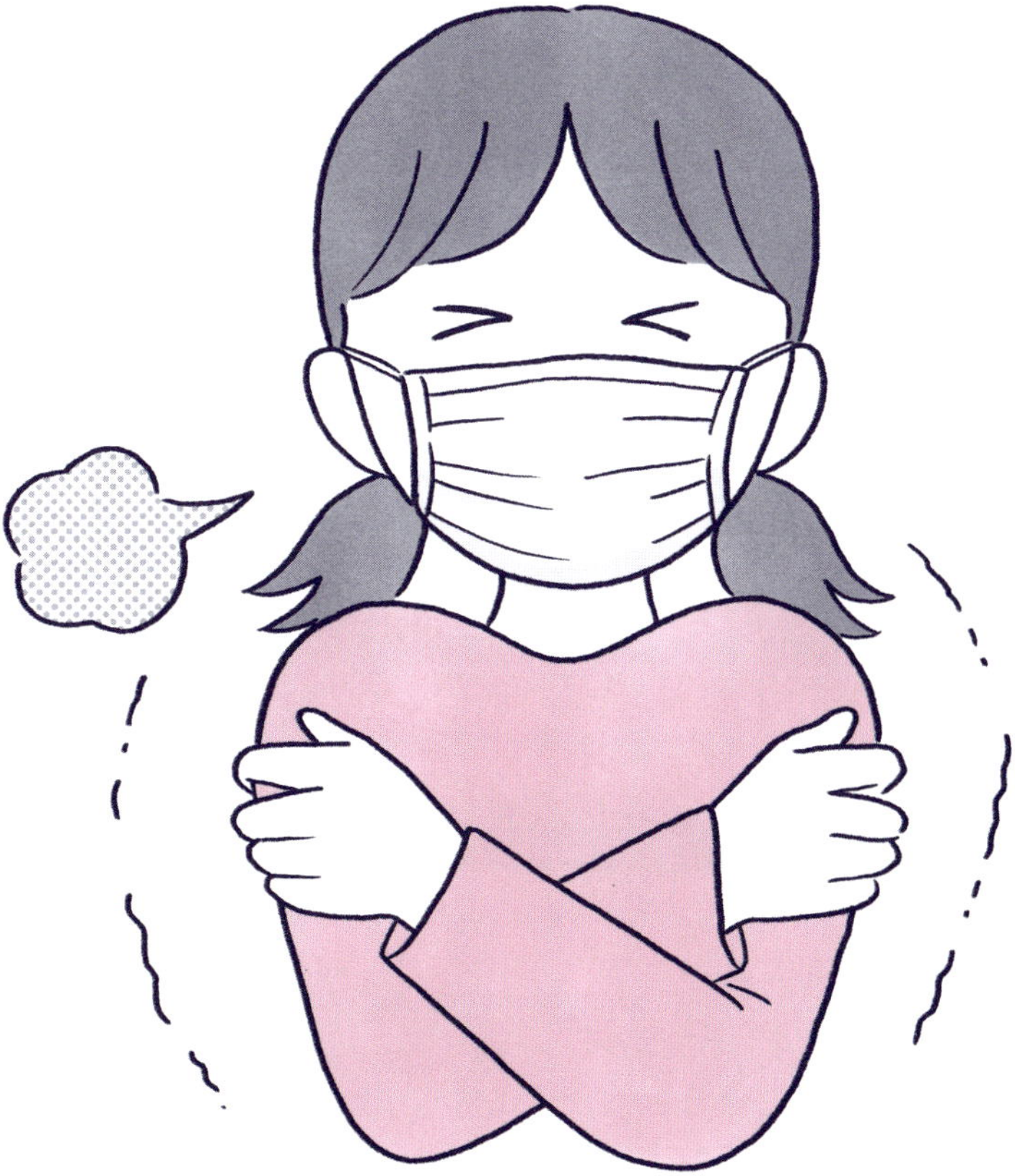

熱のある風邪にはまずこれを！

共通の手法

所要時間
計5分

解熱三法

熱がある風邪の場合、症状別マッサージをする前に必ずこの「解熱三法《げねつさんぽう》」を施しましょう。その後に、風邪の諸症状に合ったマッサージを選びましょう。

1

天門を髪の生え際に向けてさする

使うツボ

天門《てんもん》
眉間の真ん中から
髪の生え際にかけてのライン

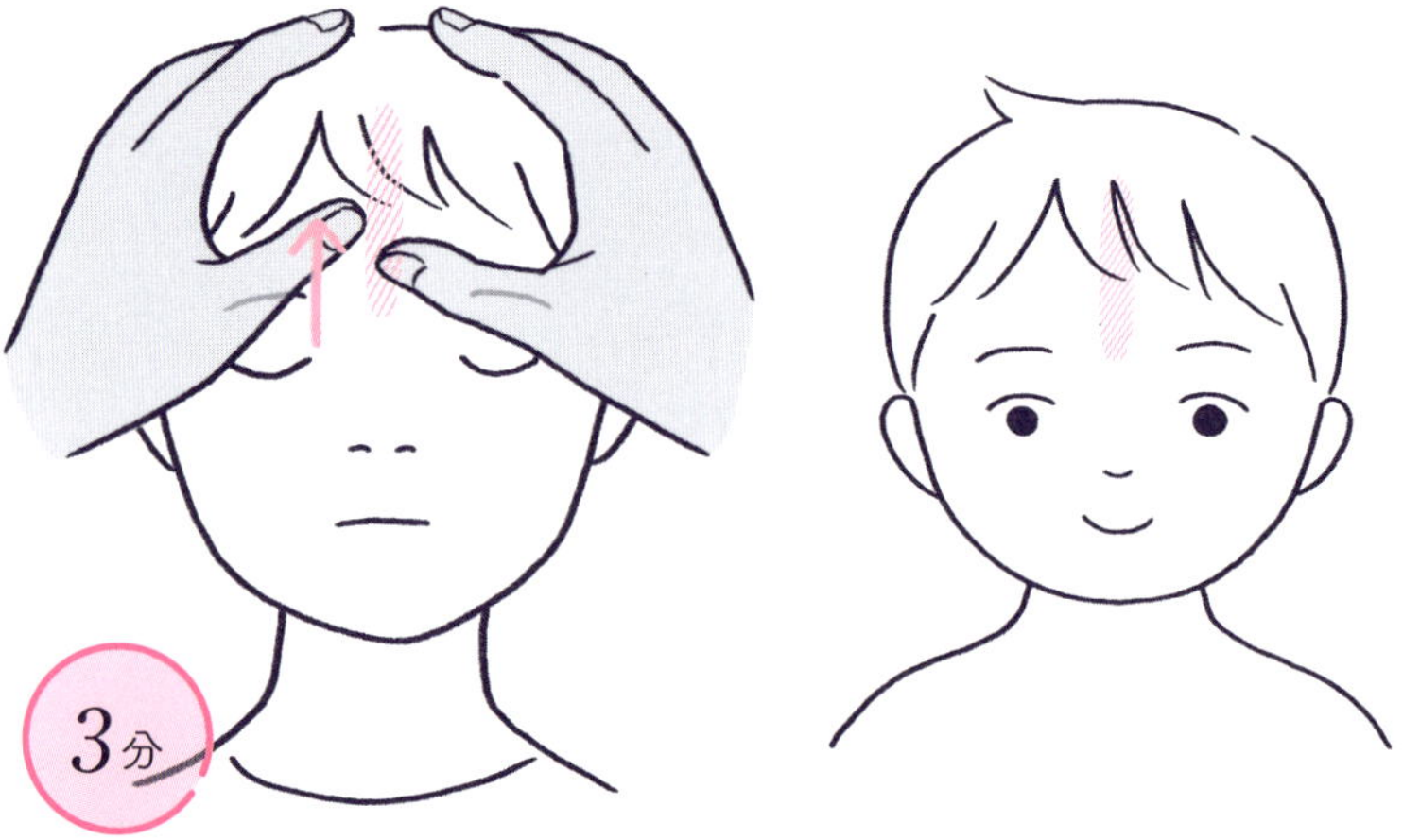

太陽の触り方の重要ポイント

太陽のツボは2歳まではごくごく弱く触るよう気をつけましょう。赤ちゃんのこめかみ周辺の骨は特に薄くて脆いため、強く触ると陥没することがあります。

中医学では、幼い子の太陽は「揉む」よりも「運ぶ」と表現されることが多いのですが、これはツボの上に指の腹を乗せて、優しく回すようなイメージです。そのくらいソフトに触れても、効果は充分に得られます。

2 坎宮を両端に向けてさする

使うツボ

坎宮《かんきゅう》

眉毛のライン

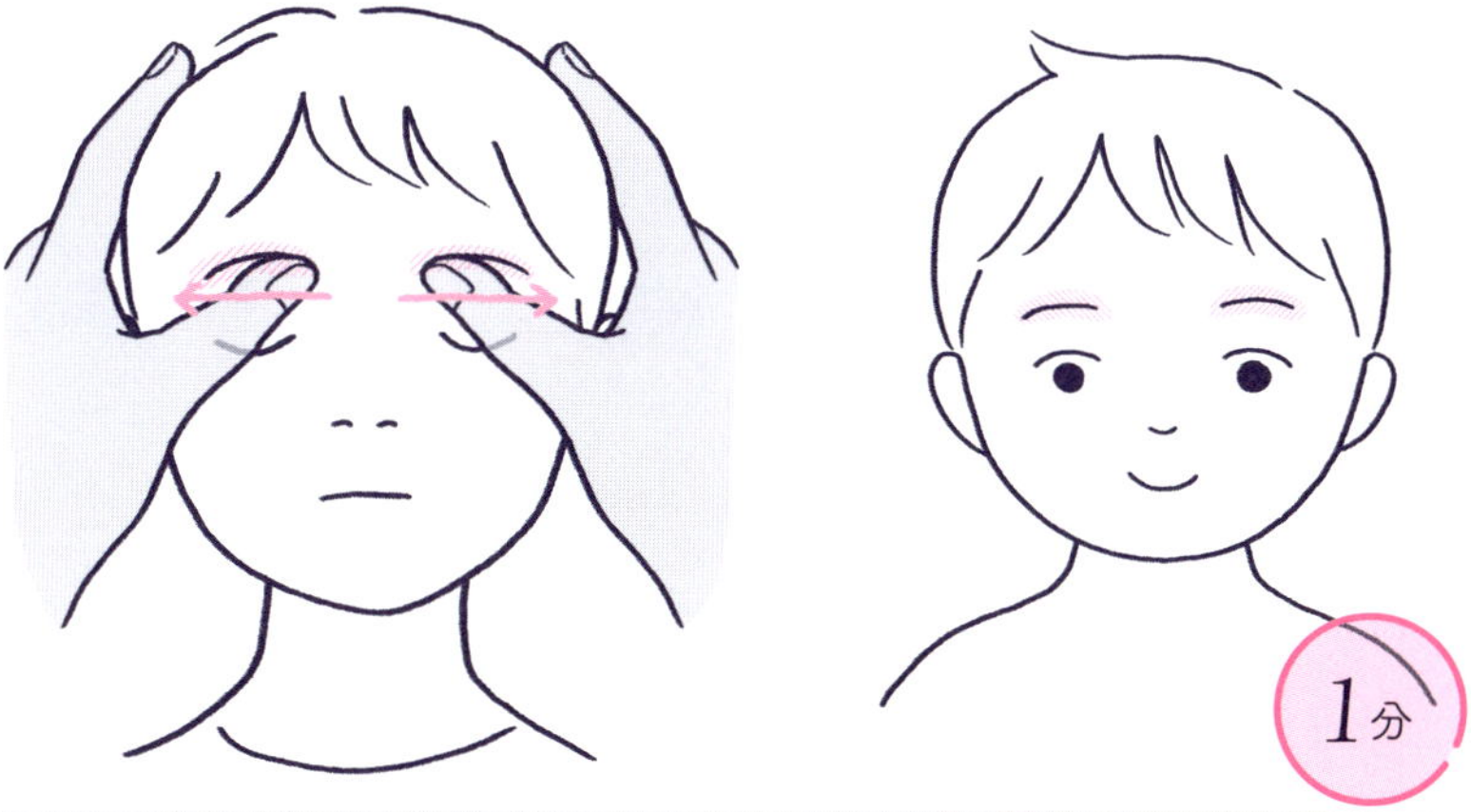

3 太陽を押し揉む

※2歳まではごく弱く触ること

使うツボ

太陽《たいよう》

眉と目の間から、ややこめかみ寄りにあるくぼんだところ

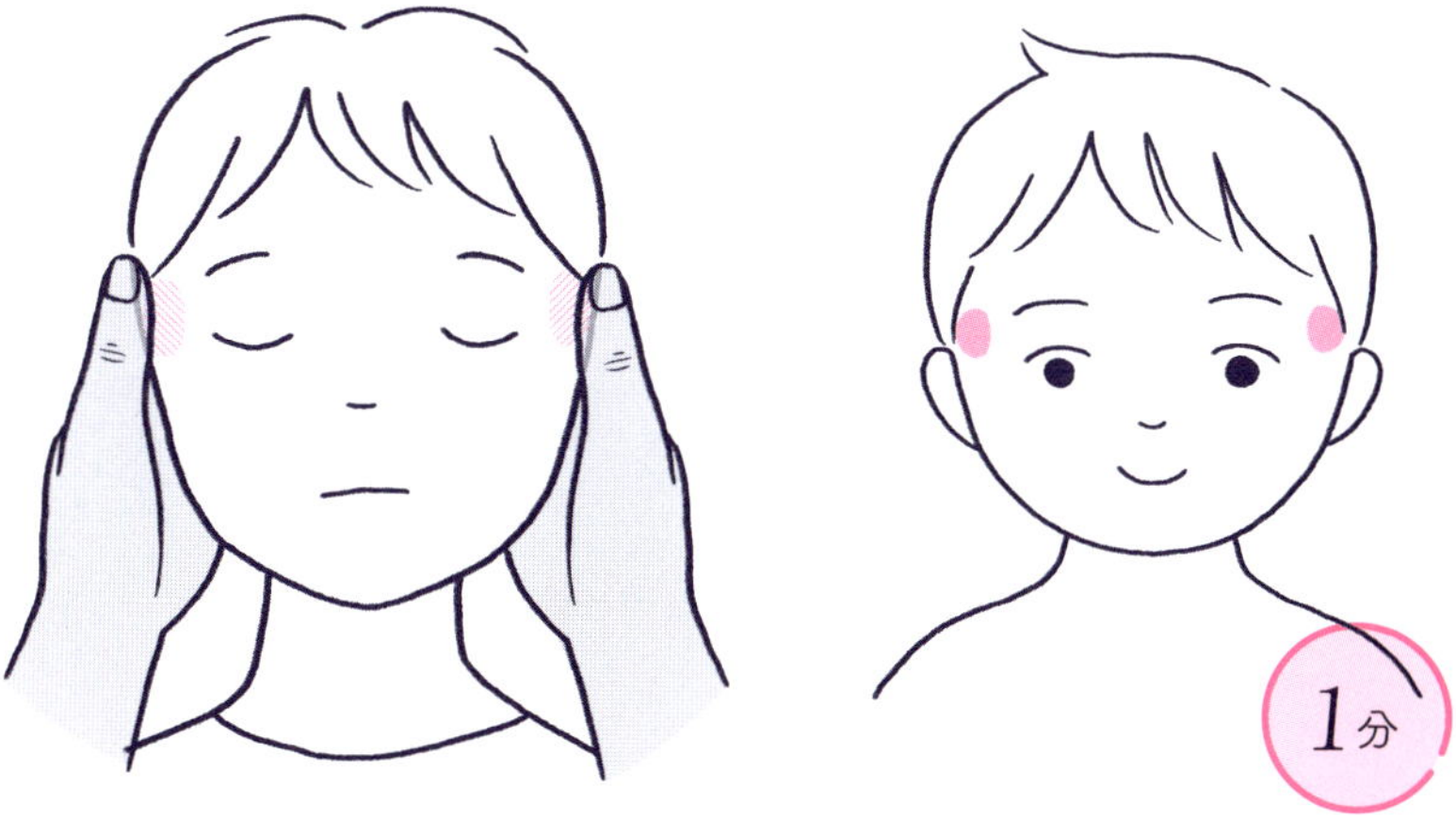

CASE
症状：1

風邪の初期症状

所要時間
計11分

微熱、寒気、水っぽい鼻水やくしゃみ、
頭痛や喉の違和感など

初期症状の際に見逃さなければ、たった一回のマッサージで完治することも可能です。
症状が軽く、負担の少ないうちに、風邪を治すよう努めましょう。

まずこれ！ ※28ページ参照 **解熱三法を行う**（5分）

1

三関を手首から肘裏に向けてさする

使うツボ
三関《さんかん》
腕の側面よりやや内側
親指側から肘裏にかけてのライン

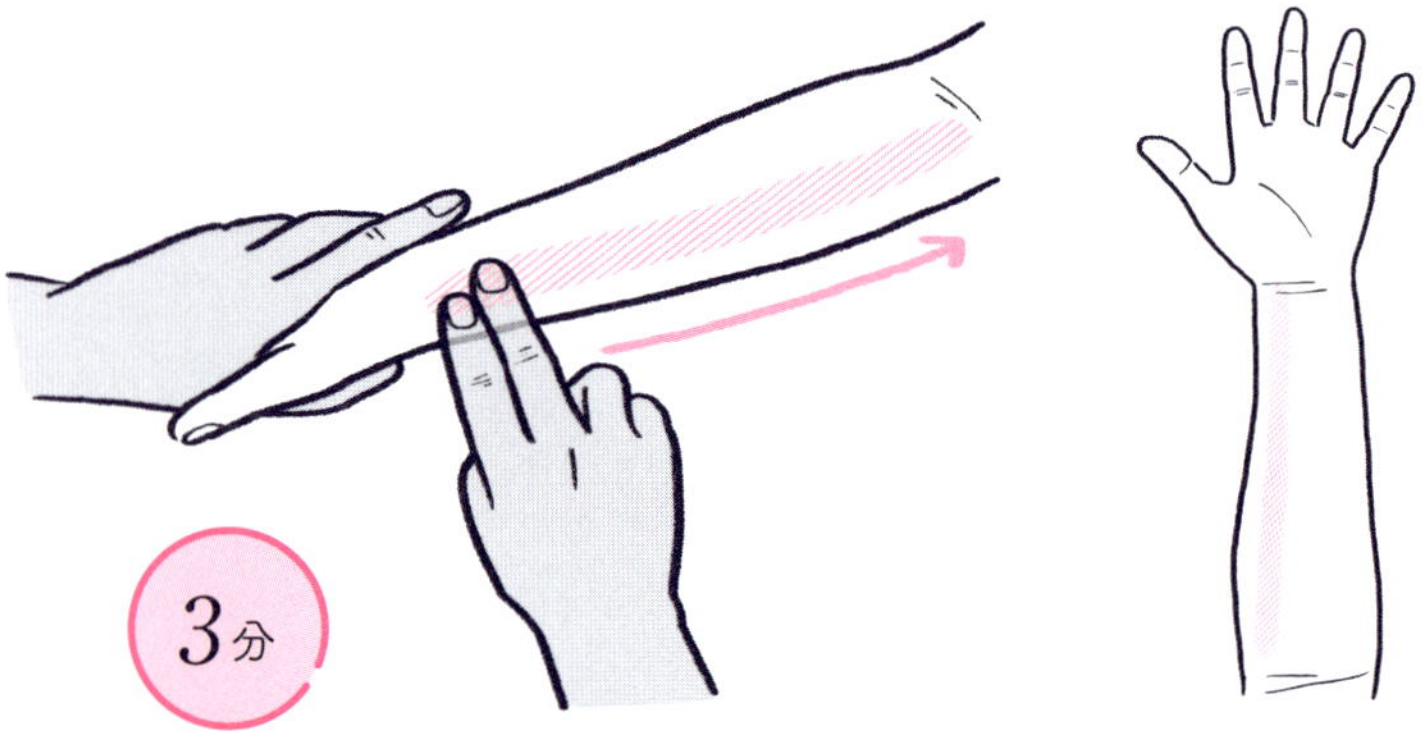

3分

初期症状のうちに早期回復を

風邪の初期症状を見逃さないことが、回復への近道です。初期には鼻水が水っぽく、舌の色がまだ薄いことが多いものです。

鼻水がねばねばしてきたり、舌が赤くなってきたりしていると、すでに進行しています。

このマッサージを1時間おきに3回やって、それでも熱が下がらなければ、すみやかに病院に連れて行きましょう。病院の治療と並行してやってもOKです。

2 親指の腹で風池を押し揉む

使うツボ

風池《ふうち》

首の後ろの生え際、筋肉の外側のいちばん凹んでいるところ

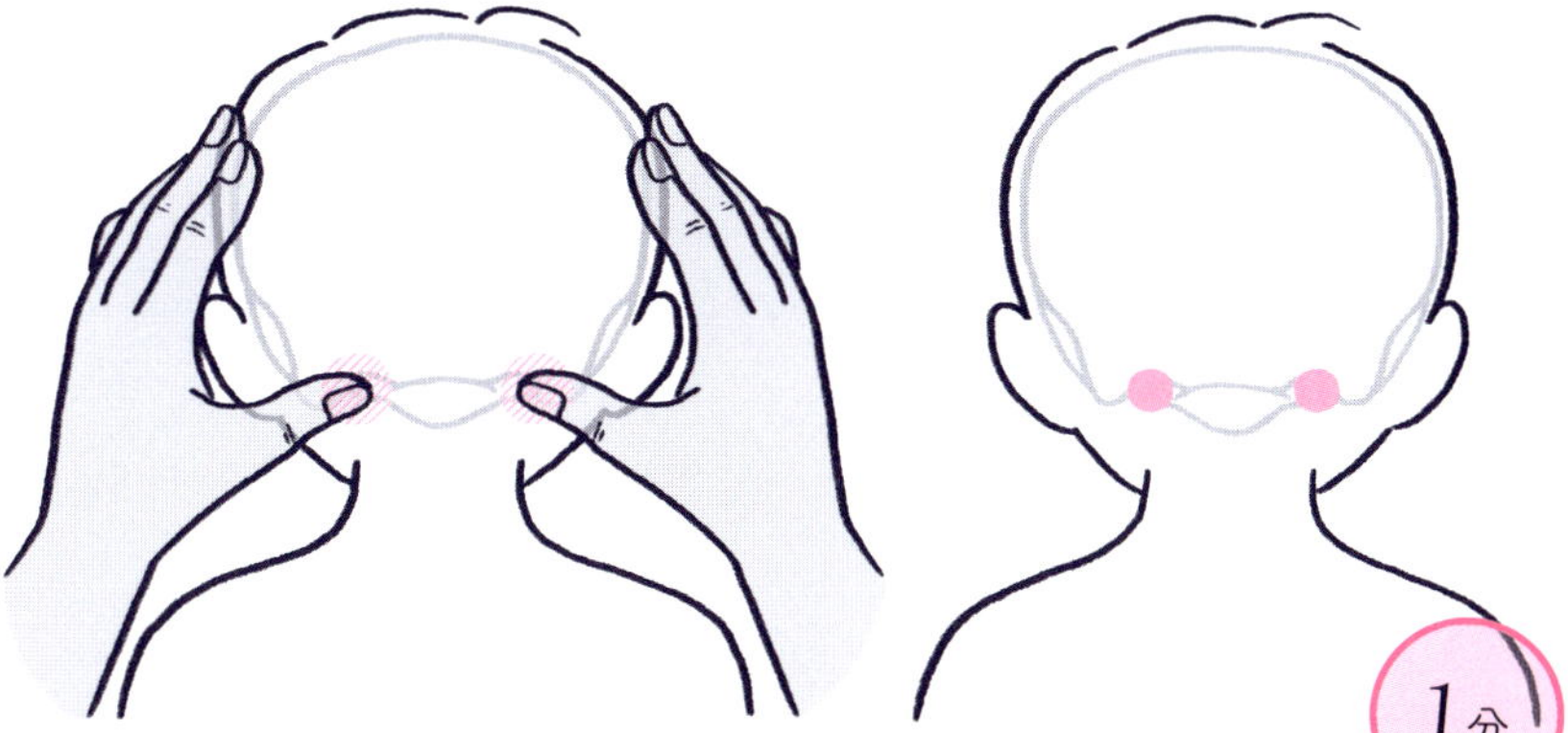

1分

3 脊椎をやや強めに下に向けてさする

使うツボ

脊椎《せきつい》（首）

首の後ろの骨のライン

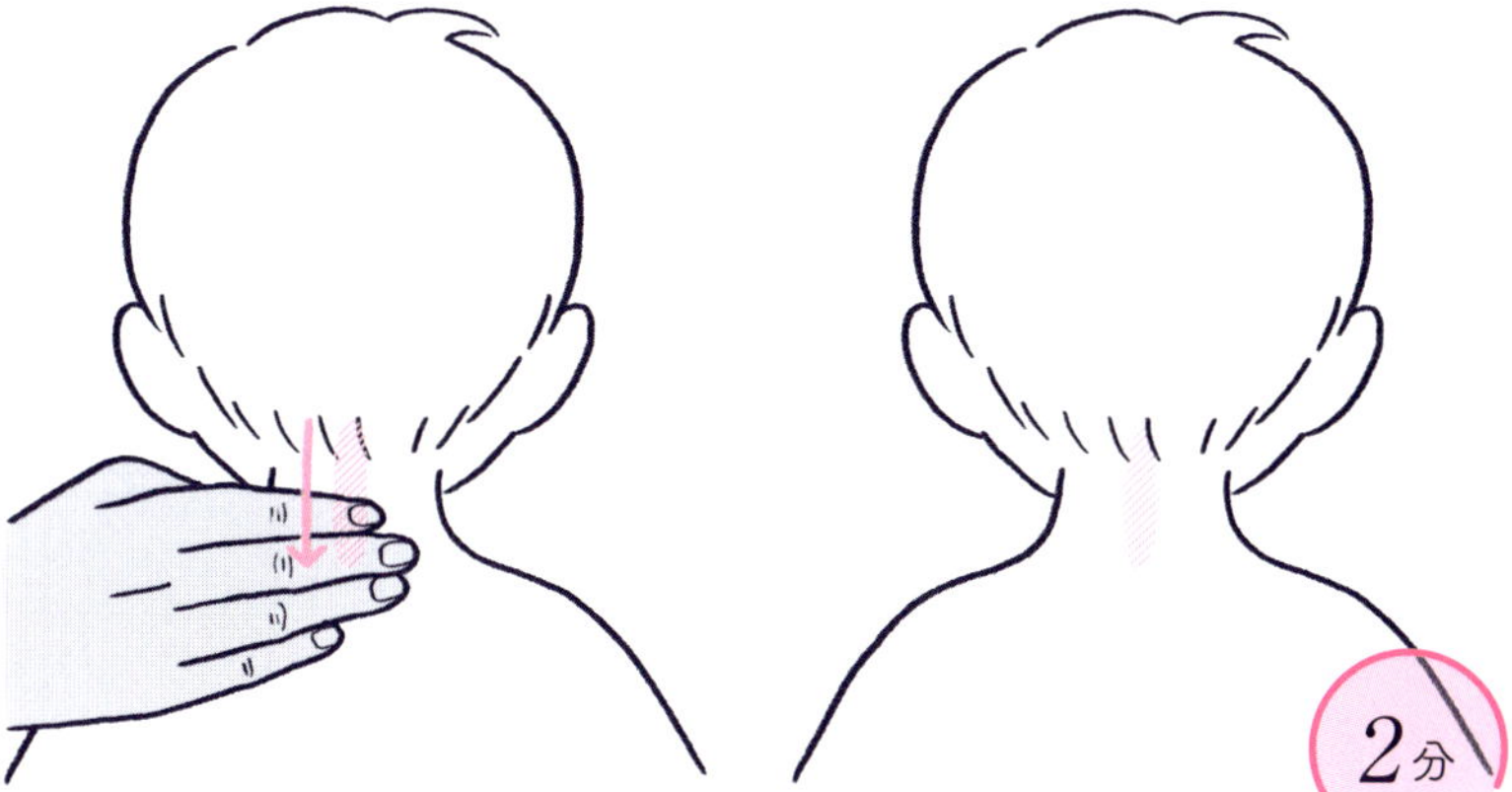

2分

CASE
症状：2

重い風邪

所要時間
計12分

38.5℃以上の熱、鼻詰まり、ねばねばした鼻水、黄色い痰、頭痛など

初期で完治せず、重症化した風邪はなかなかつらいもの。
こじらせると大変なので、病院治療と並行しつつ、愛情込めたマッサージで子どもを労ってあげましょう。

まずこれ！　※28ページ参照　**解熱三法を行う**（5分）

1

天河水を手首から肘裏に向けてさする

使うツボ
天河水《てんがすい》
腕の内側、手首から肘裏にかけてのライン

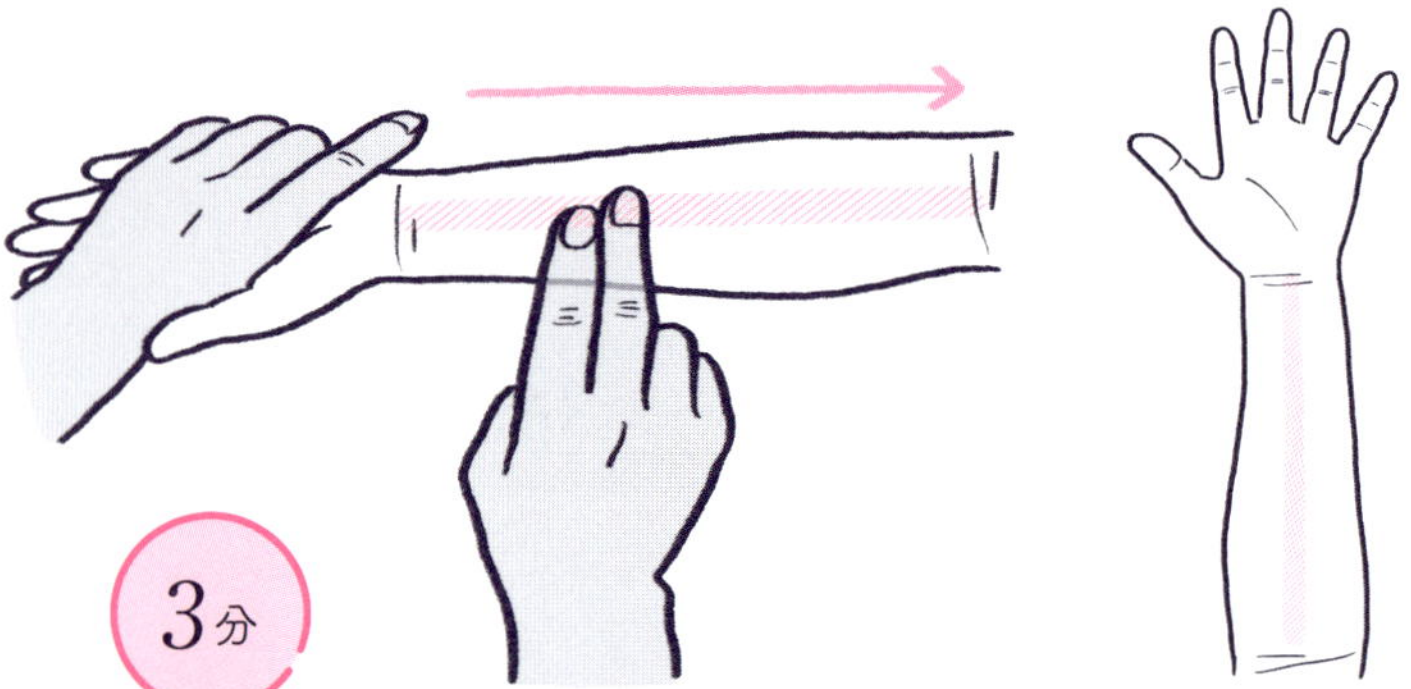

3分

軽く汗ばむのは効いている証

重い風邪の場合は、まず病院を受診し、マッサージはあくまで回復を早める補助として使います。熱が高いと皮膚が敏感になり、痛がることがあるので、普段より注意しましょう。

マッサージ中にうっすらと汗をかくのは、きちんと効いている証拠です。子どもが汗ばんできたら、一旦やめます。その後3時間は様子を見ましょう。汗をかかなかった場合は、1時間に1回繰り返します。

2

肝経と肺経を同時に指先に向けてさする

使うツボ

肝経《かんけい》
人差し指の手のひら側のライン

肺経《はいけい》
薬指の手のひら側のライン

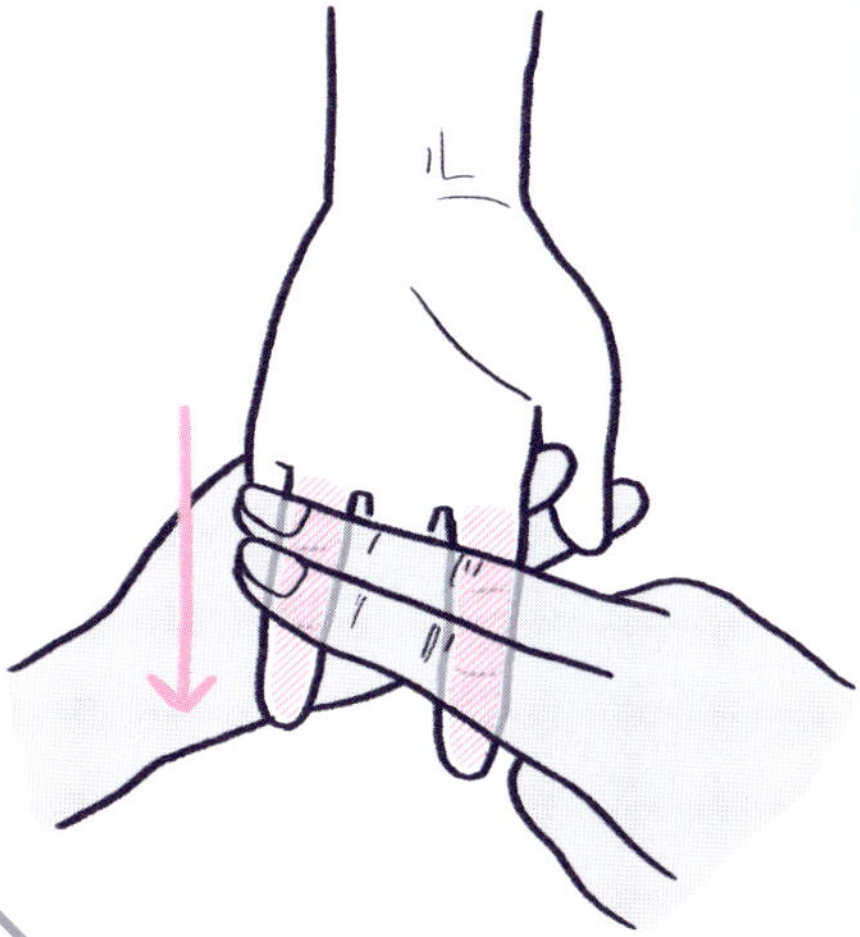

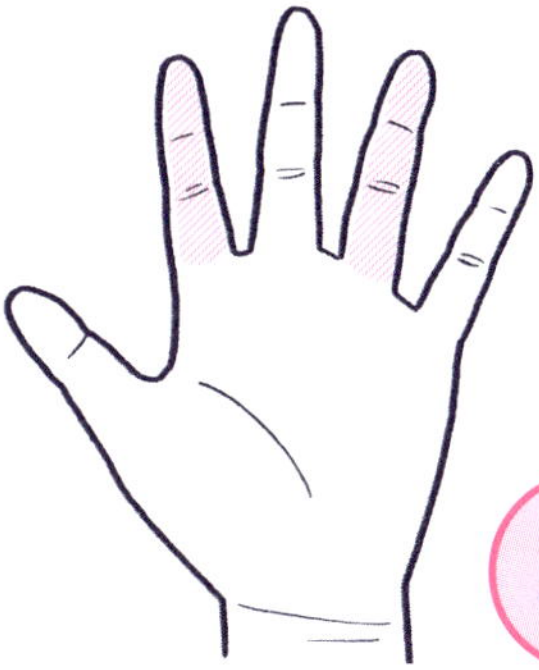

3分

3

親指の腹で風池を押し揉む

使うツボ

風池《ふうち》
首の後ろの生え際、筋肉の外側のいちばん凹んでいるところ

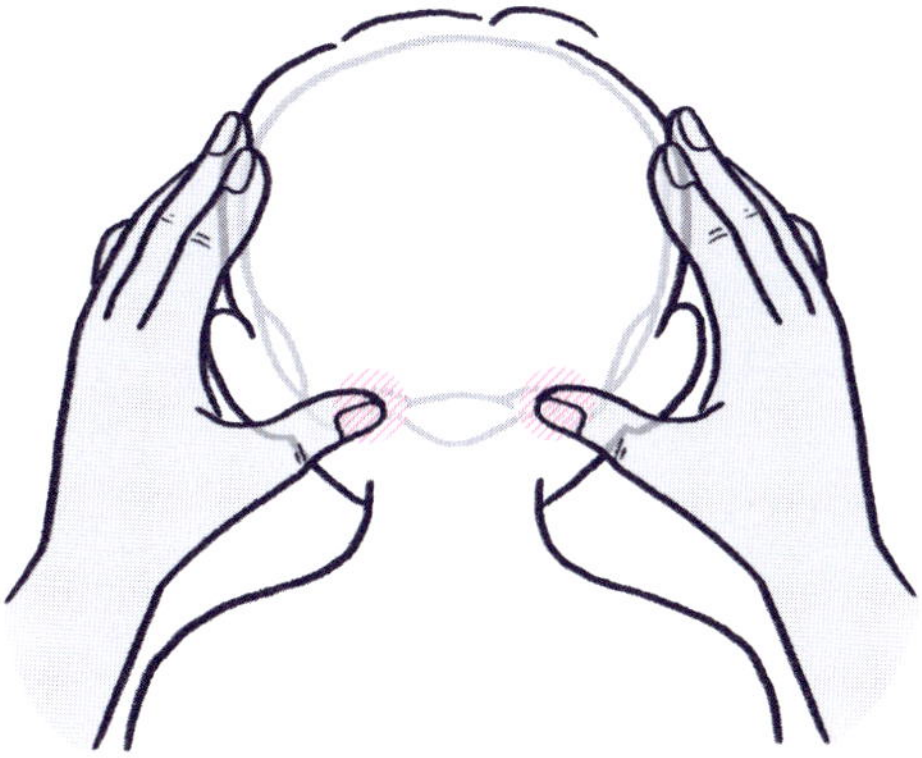

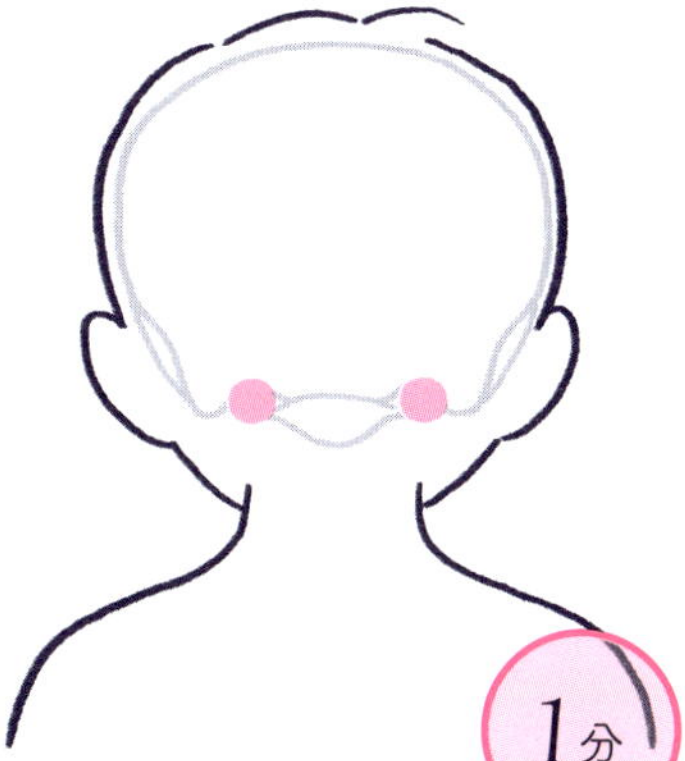

1分

CASE
症状：3

夏に引く風邪

所要時間
計約11分

一般的な風邪症状だが、冬に比べて水分を欲しがち

汗をかいたままエアコンや扇風機の風を浴びて、冷えると引きやすくなる夏風邪。
進行が早いので、初期症状のうちに治しましょう。

まずこれ！ ※28ページ参照 **解熱三法を行う**（5分）

1

天河水を手首から肘裏に向けてさする

使うツボ
天河水《てんがすい》
腕の内側、手首から肘裏にかけてのライン

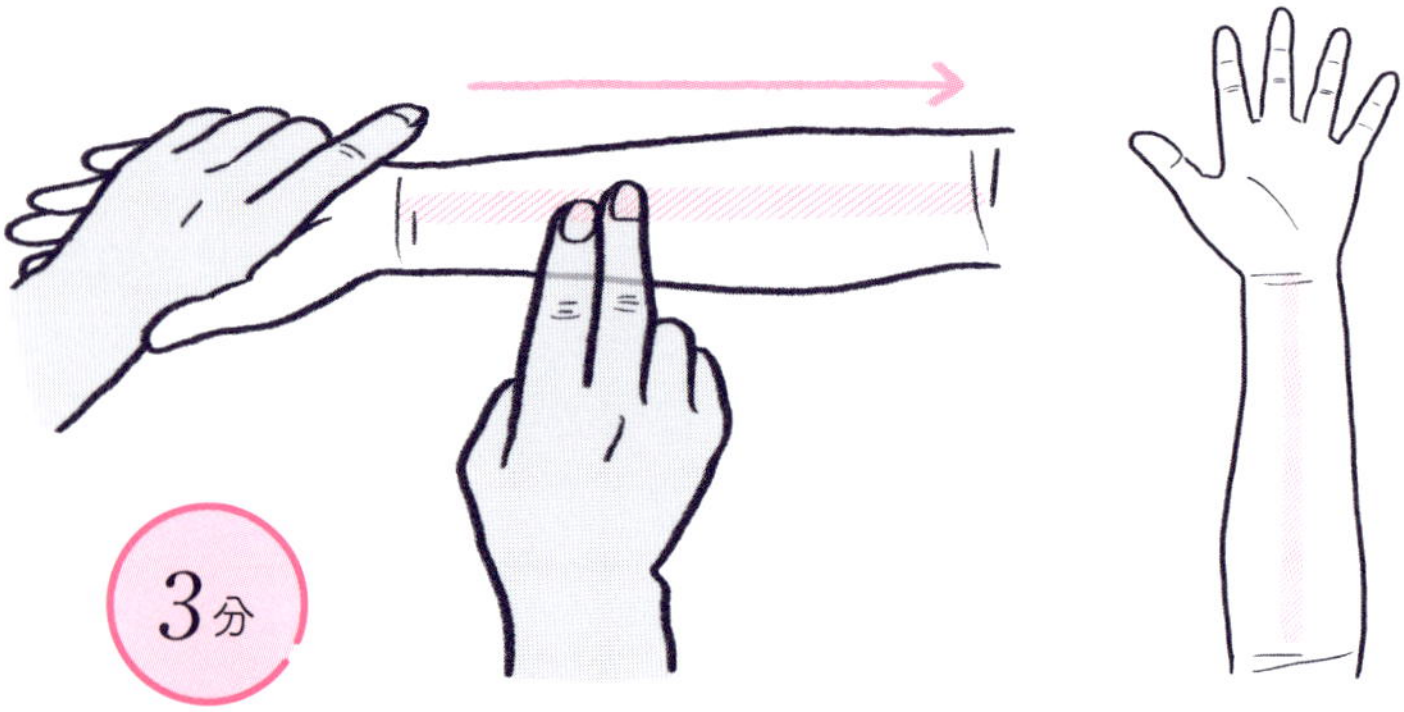

3分

肩井は揉まずに持ち上げる

夏は冷たいものを飲み食いしたり、エアコンや扇風機を使ったりと、意外に冷えやすい状況が揃っています。冷房や扇風機の直風を避け、気温28度を心がけて、たくさん水分を取らせましょう。また、肩井のツボは揉むのではなくて、子どもの背後から肩をつかみ、軽く持ち上げる感覚で刺激します。
蓮《はす》の葉のお茶は夏風邪予防によく、熱を鎮める効果が期待できます。

2 三関を手首から肘裏に向けてさする

使うツボ

三関《さんかん》

腕の側面よりやや内側
親指側から肘裏にかけてのライン

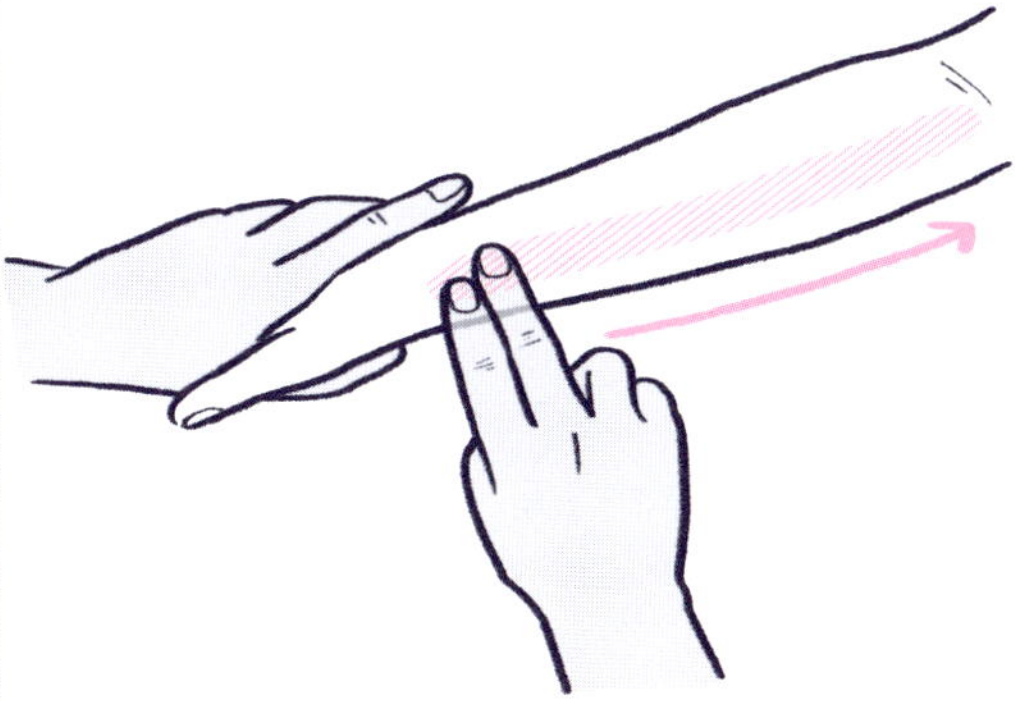

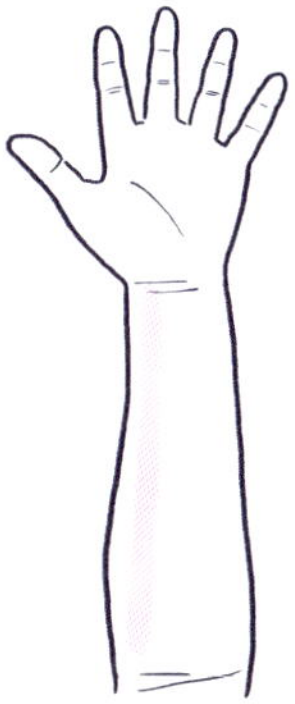

3分

3 肩の筋肉をつかみ持ち上げる

使うツボ

肩井《けんせい》

肩の筋肉の真ん中

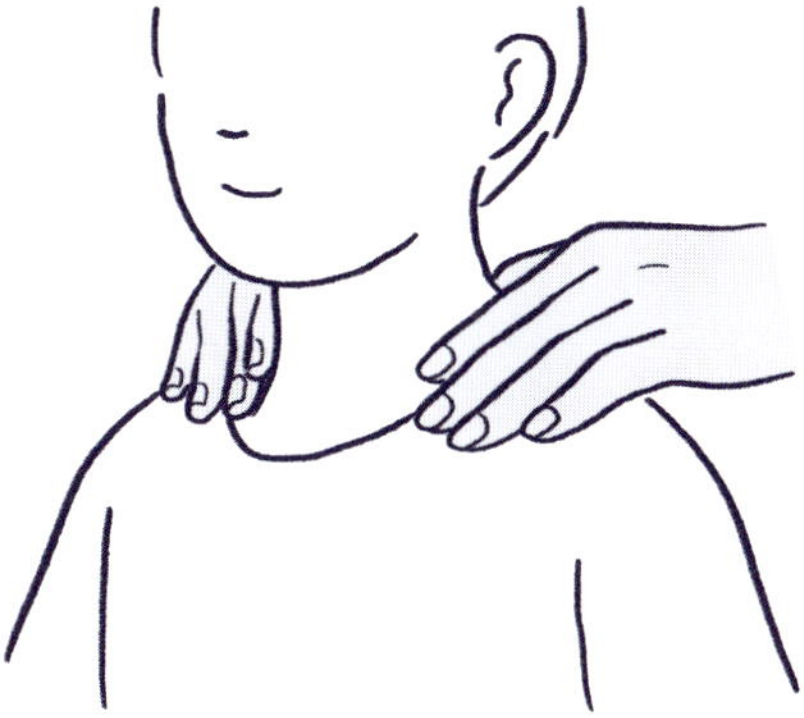

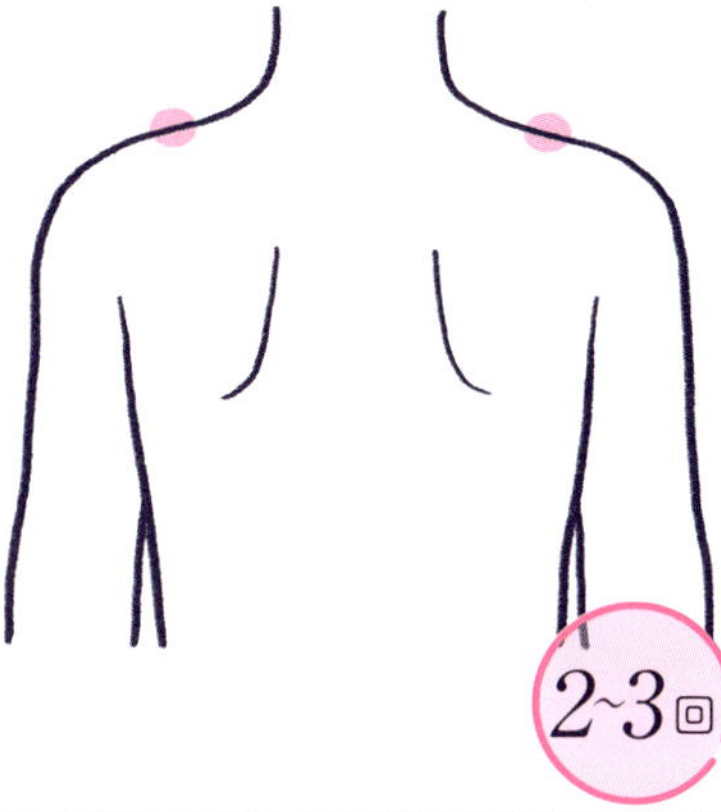

2~3回

CASE 症状：4

インフルエンザ

所要時間 計15分

急な高熱、強い寒気、頭痛、イライラ、筋肉痛など

高熱と筋肉痛が特徴。発症 12 時間以降、48 時間以内に通院し、検査を受けて適切な薬を処方してもらいましょう。
マッサージはあくまで補助として考えます。

まずこれ！ ※28ページ参照 **解熱三法を行う**（5分）

1 天河水を手首から肘裏に向けてさする

使うツボ
天河水《てんがすい》
腕の内側、手首から肘裏にかけてのライン

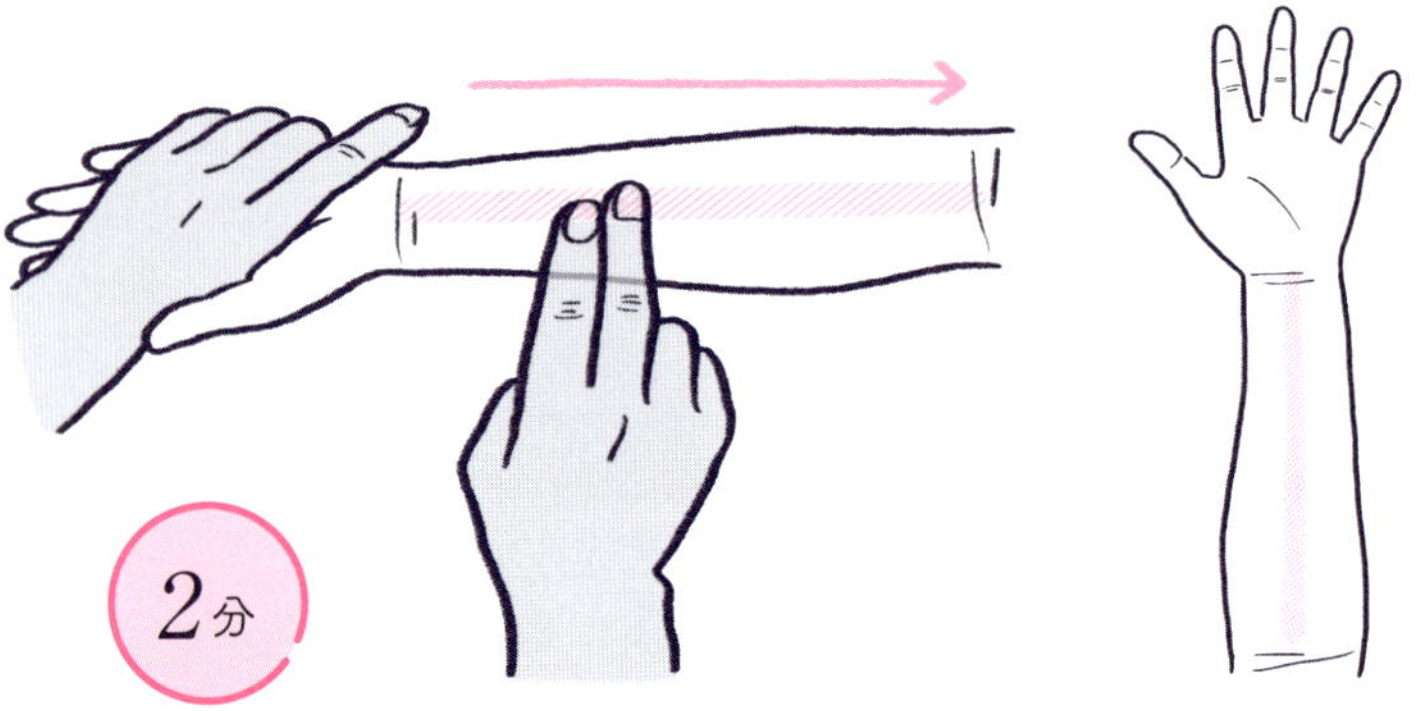

2分

背中をさすって免疫力アップ！

インフルエンザの症状は劇的で、なおかつ季節を問わず罹患《りかん》する可能性があります。

子どもは大人より免疫力が低いので、学校で流行することもしばしばです。

背中には免疫の重要なツボが集中しているので、毎日さすってあげるだけでも効果的です。揚げ物や冷たいもの、砂糖がたくさん入っているものは消化不良につながり、免疫力を低下させるので要注意です。

2 六腑を肘から手首に向けてさする

使うツボ

六腑《ろっぷ》

腕の側面、肘から
小指側にかけてのライン

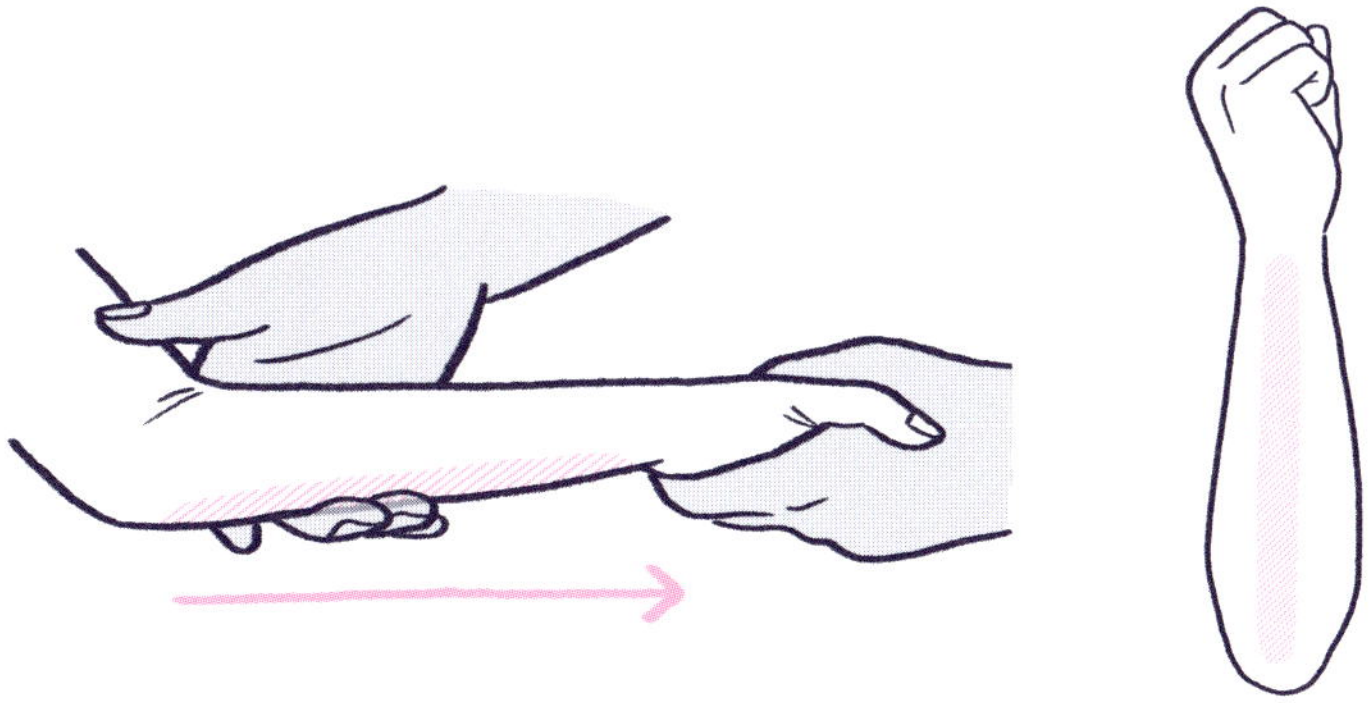

3分

3 三関を手首から肘裏に向けてさする

使うツボ

三関《さんかん》

腕の側面よりやや内側
親指側から肘裏にかけてのライン

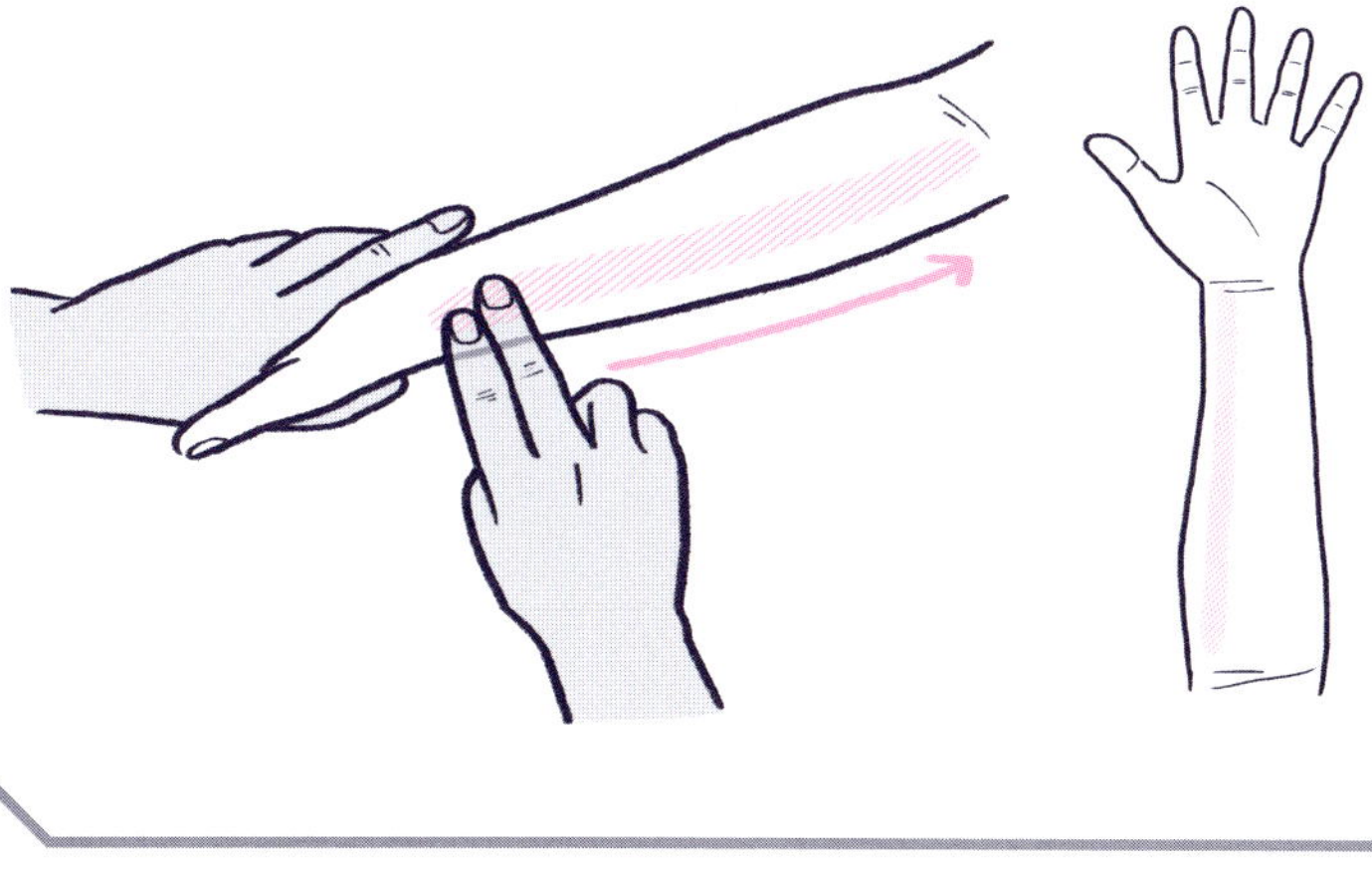

5分

Column

中医学コラム

健康に影響を与える「七情」前編

喜びの感情も ネガティブに作用する!?

病気の原因はさまざまです。中医学では、生活習慣や気温などの環境はもちろん、感情も健康に影響すると考えます。

激しい怒りや悲しみが体によくないことは想像がつきますが、実は喜びも度を越すとよくありません。あまりに激しく長く続く感情は、それがネガティブなものであっても、ポジティブなものであっても、体の負担になることがあるのです。

中医学では、体に影響する感情を7つに分け、「七情《しちじょう》」と呼びます。七つの内訳は、次の通りです。

怒りは「怒」。喜びは「喜」。思い悩むことは「思」。悲しみは「悲」。心配や不安を抱え込むことは「憂」。恐怖は「恐」。そして、驚きが「驚」です。

七情は「気」という生命エネルギーと深く関わっています。それが肝臓、心臓、脾臓、肺、腎臓といった各内臓にも影響を与えると考えるのです。

七情と影響する臓器

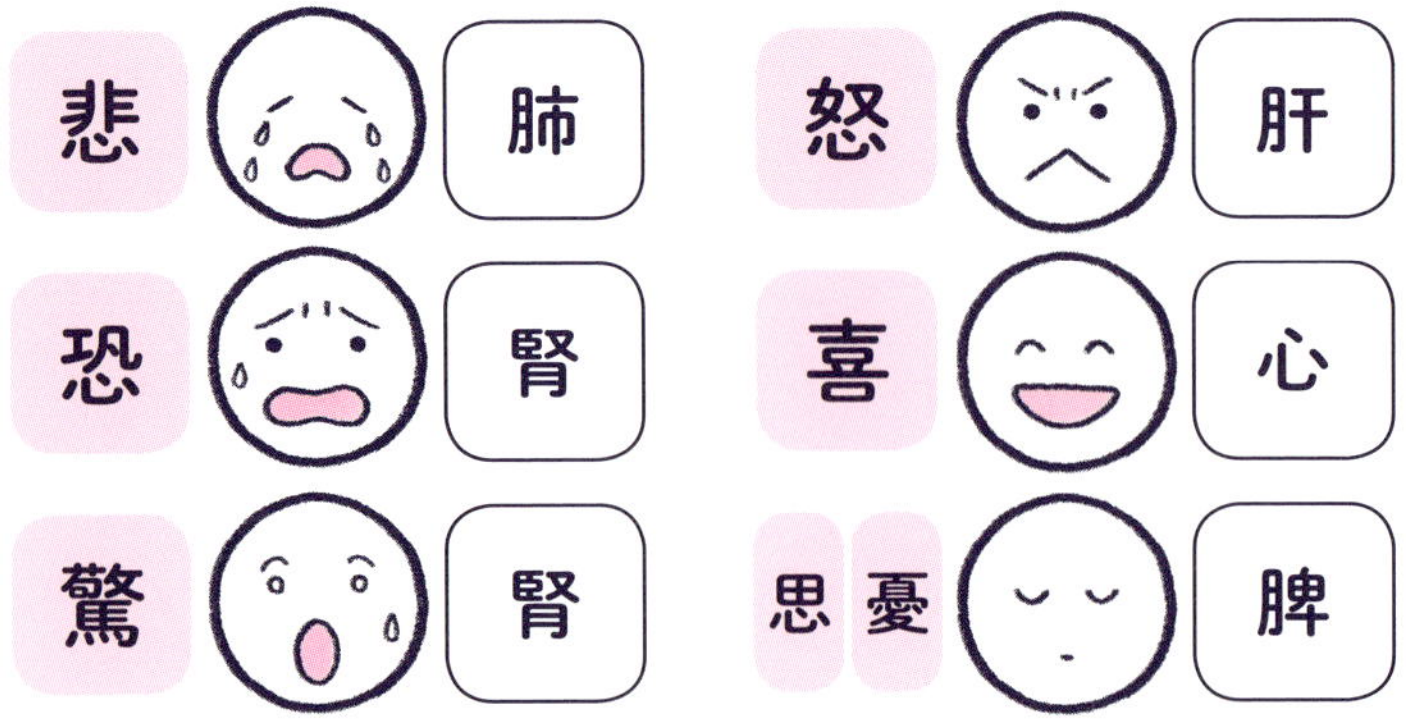

PART 3

鼻炎・鼻水・鼻詰まりに効く小児推拿

花粉アレルギーや風邪などによって引き起こされる、鼻炎・鼻水。

悩む機会の多い不調ですが、放っておくと長引きやすく、慢性化すると口呼吸になり、顔の骨が変形して見た目にも影響することがあります。

甘く見ずにしっかりと治していきましょう。

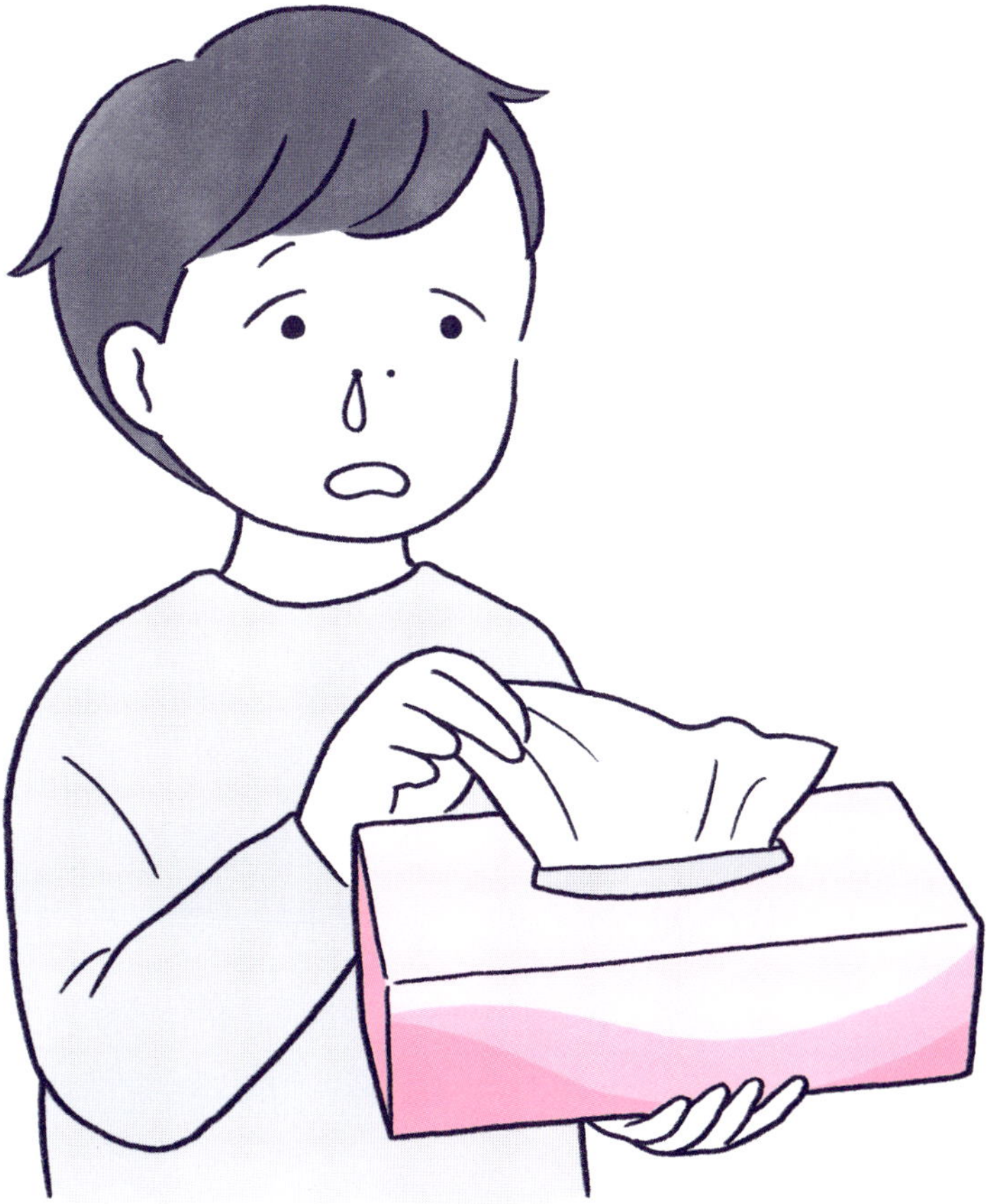

つらい鼻の不調全般を癒やす！

共通の手法

所要時間
計5分

鼻炎の基本推拿

鼻の不調はストレスになりやすく、集中力も低下します。
子どもが鼻をぐずぐずさせているときには、まず症状別マッサージの前にこの基本の推拿を施しましょう。

手順は1つだけ

耳後高骨のあたりを手のひらでさする

使うツボ

耳後高骨《じこうこうこつ》
後ろ頭と首の境目の両端

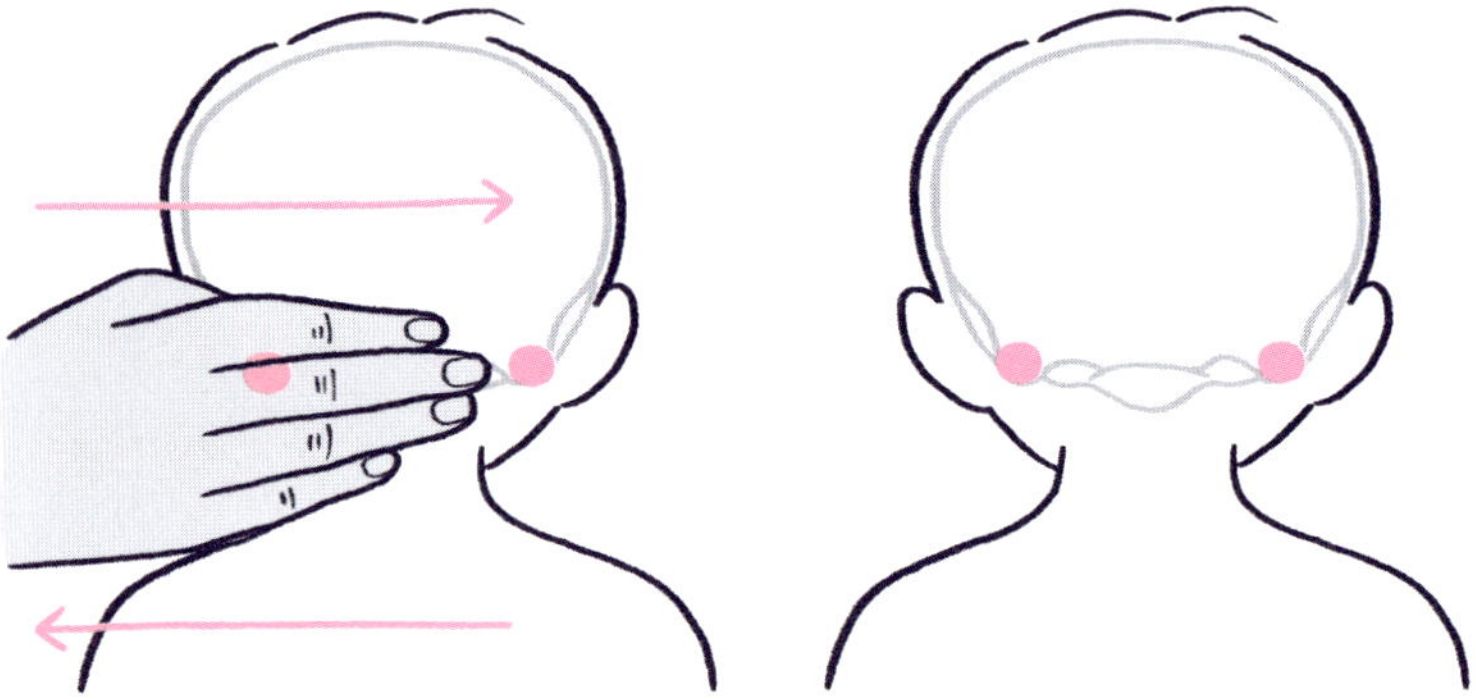

5分

※同時に風池（31ページ参照）もさすることになります

すぐに覚えられる簡単推拿

親の中指が、子どもの頭の骨と首の骨の間に当たるようにしてさするのがポイントです。この基本の推拿を5分ほどやって、子の鼻が通った場合は、もう症状別マッサージは必要ありません。

首の後ろを軽くさするだけの簡単な推拿なので、子が鼻をずるずるさせているときには、すぐにやってあげましょう。

ちなみに、首が座る前の赤ちゃんには施してはいけません。

中医学の知恵 1

冷えからくる鼻炎対策

日本では鼻炎というとアレルギーや風邪の名残のイメージが強いようですが、中国では冷えによって免疫力が低下したときや弱っているときにもなると考えます。ここでは、冷えからくる鼻炎対策をお伝えします。

❶生姜足湯をする

40℃くらいのお湯をたらいに張って、親指大の生姜《しょうが》のスライスを入れ、5～10分足を浸けます。本当は差し湯をして、冷めないよう温度を一定にするのがいいのですが、面倒であれば冷めた段階でやめてもかまいません。

生姜の薬効で頭からじわっと汗が出てくることがありますが、効いている証拠です。

❷足裏に生姜を貼る

1円玉くらいの大きさの生姜をやや薄めにスライスし、サージカルテープなどで足裏の湧泉に貼ります。貼るのは夜の就寝中だけでOK。ちなみに、肌が敏感な子やアトピーなど肌に持病のある子には控えましょう。

3日ほど試してみて、鼻炎が軽くなったらその子の体質に合っていたということです。軽快しなければ合っていないので、やめましょう。

❸マンゴー、パイナップル、キウイなどのフルーツを控える

この3つは、特に体を冷やすと考えられる果物です。アイス、かき氷、氷入りの飲み物同様、控えたほうがよいでしょう。

現代人は夏に冷房を入れたり、一年中冷たいものを食べたりするので、冷えがちです。鼻炎の裏には冷えがあるかも？　と覚えておきましょう。

CASE
症状：1

風邪の引きかけ・治りかけの鼻水

所要時間
計11分

鼻息が熱い、鼻水が少ないか水っぽい、咳があるなど

風邪の初期の透明な鼻水にも、治りかけの少し粘り気のある鼻水にも、効果てきめんの手法です。
慢性化させないよう、早期の回復を目指しましょう。

まずこれ！ ※40ページ参照 **鼻炎の基本推拿を行う**（5分）

1

天河水を手首から肘裏に向けてさする

使うツボ
天河水《てんがすい》
腕の内側、手首から肘裏にかけてのライン

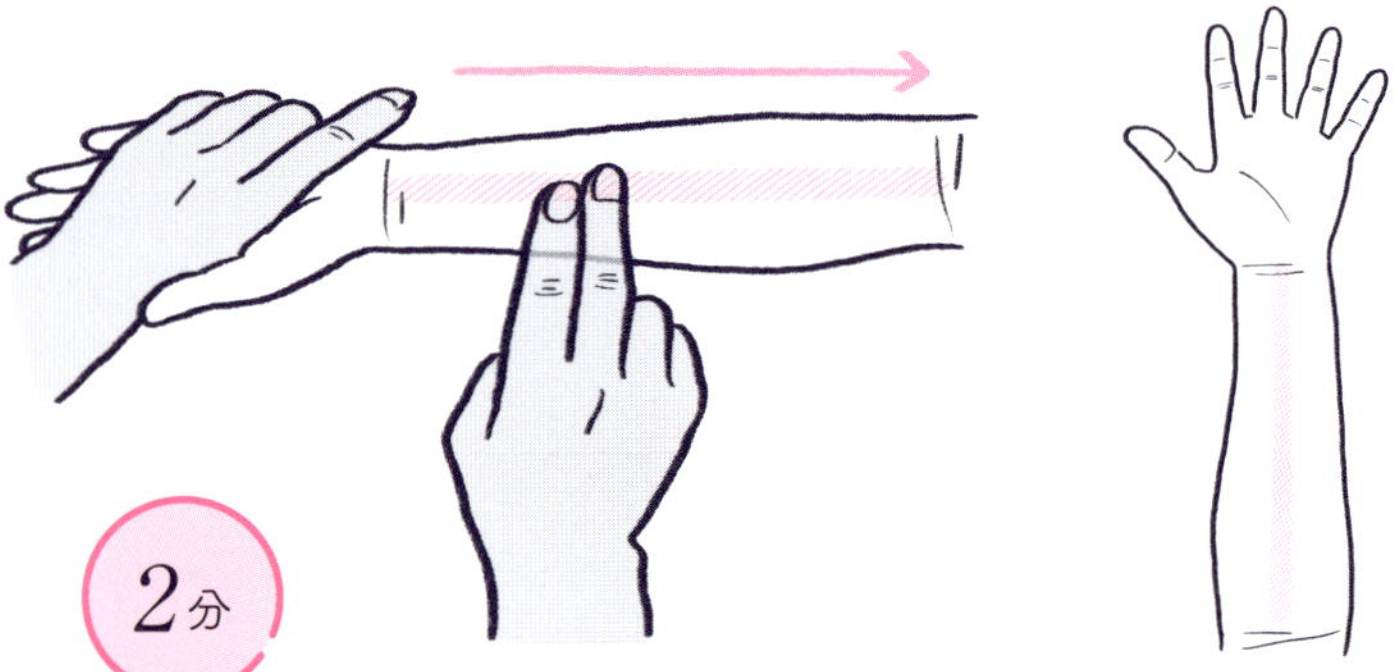

2分

ペパーミントは鼻炎にお勧め

風邪の初期には水っぽい鼻水、治りかけの場合は多少ねばねばした鼻水が出がちですが、どちらもこのマッサージで対応できます。効き目の高いツボは顔に集中しているのですが、炎症のせいで子どもが痛がる可能性があるので、刺激少なくマッサージできるツボを集めました。

また、鼻炎にはペパーミントティーがお勧めです。ハッカのオイルをティッシュに垂らして、枕元に置くのもよいでしょう。

2 肝経と肺経を同時に指先に向けてさする

使うツボ

肝経《かんけい》
人差し指の手のひら側のライン

肺経《はいけい》
薬指の手のひら側のライン

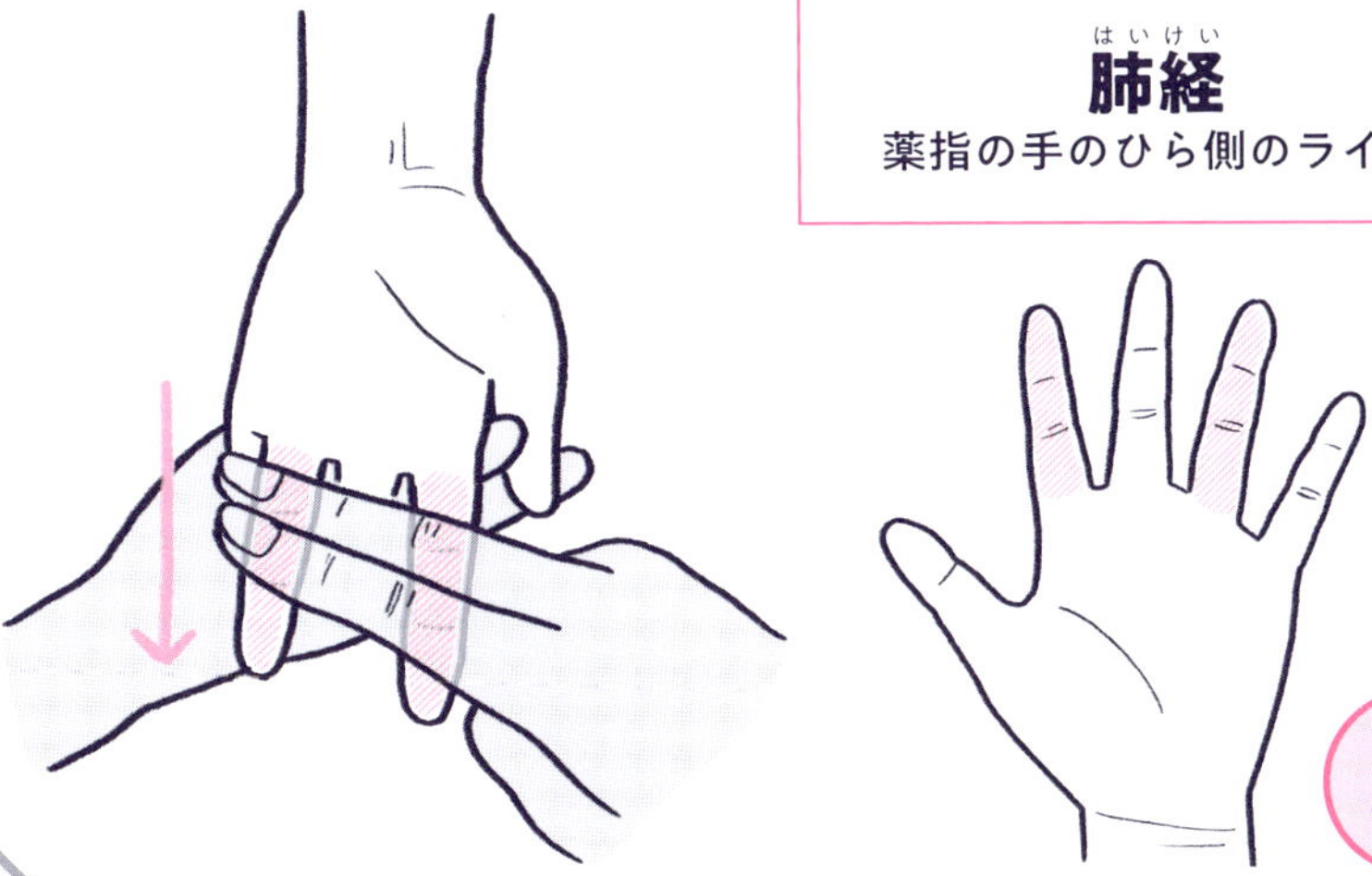

2分

3 三関を手首から肘裏に向けてさする

使うツボ

三関《さんかん》
腕の側面よりやや内側
親指側から肘裏にかけてのライン

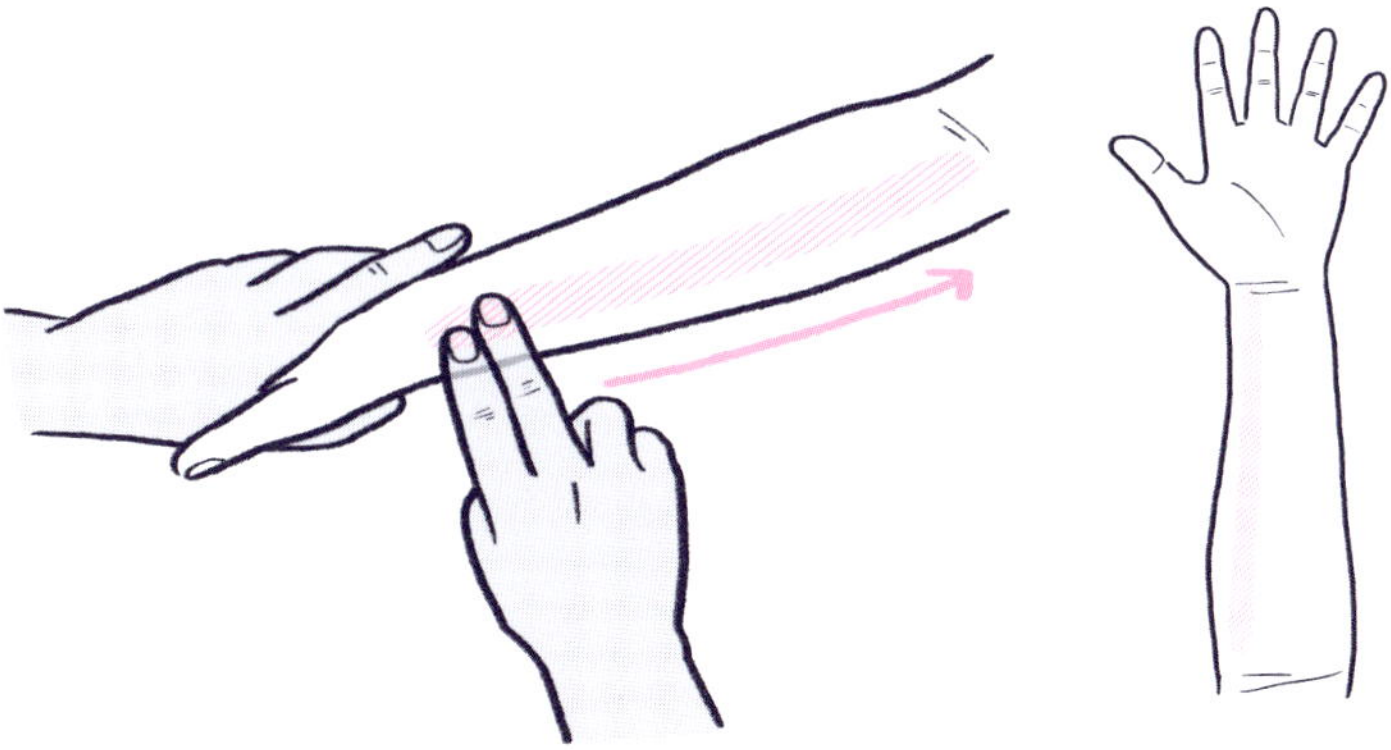

2分

CASE 症状：2

日常的な鼻詰まり・慢性鼻炎

所要時間 計8分

長期間の鼻炎、軽快したり重くなったりを繰り返す、左右交互に鼻が詰まるなど

日常的に鼻が詰まっていたり、鼻水が出たりするようならば、ぜひこのマッサージを試してみましょう。
お子さんをつらいストレスから解放してあげましょう。

まずこれ！ ※40ページ参照 **鼻炎の基本推拿を行う**（5分）

1

腎頂を強めに揉む

使うツボ
腎頂《じんちょう》
小指の腹の頂き

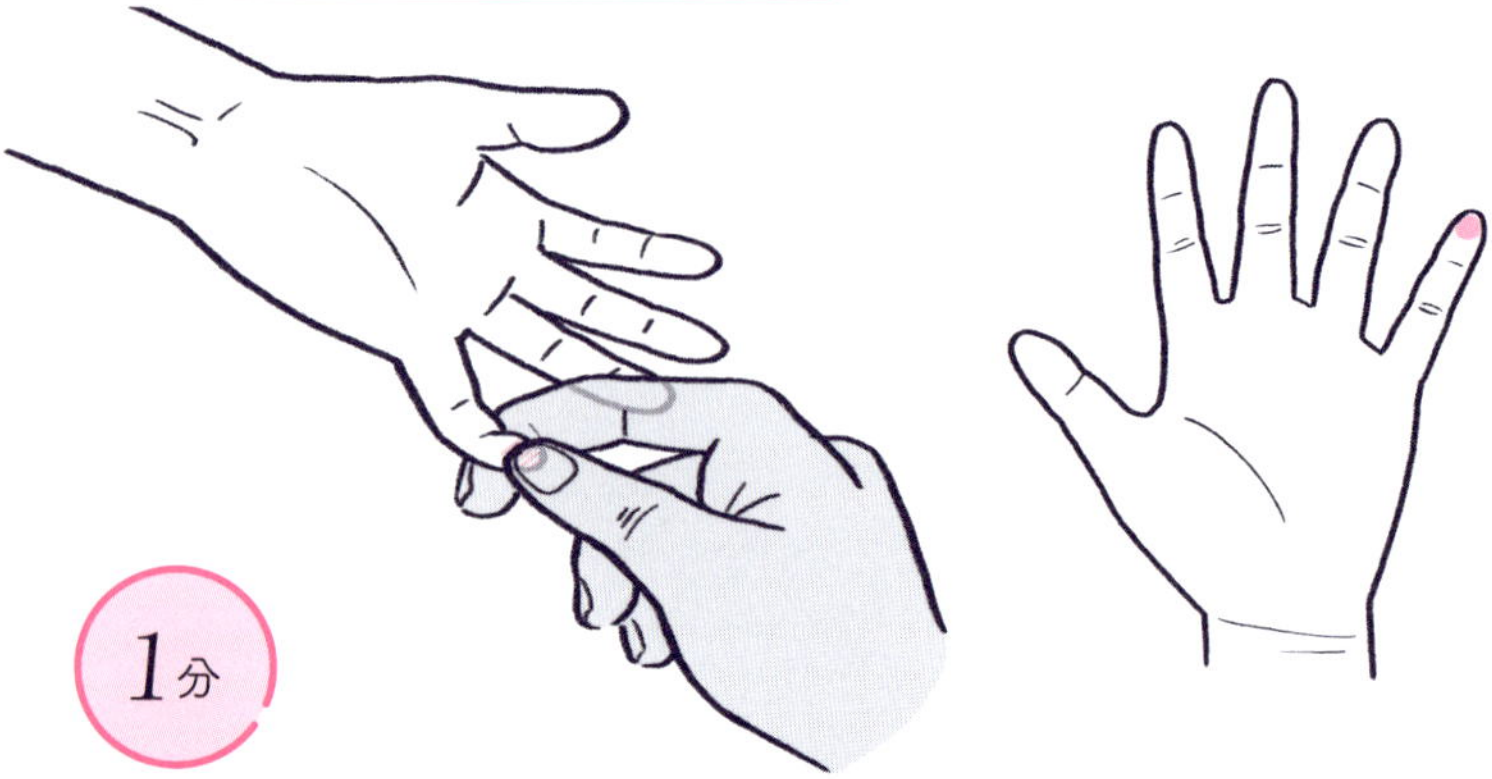

1分

体質的な不調は焦らず気長に対処

慢性鼻炎は、遺伝による体質的な疾患であることが多いものです。こういう子は消化不良を起こしやすく、体に余分な熱を溜め込みやすいと考えられます。

いちばんつらいのは本人ですから、責めることなく、体質改善を目標に、根気強くマッサージを続けましょう。

また、42ページで紹介しているように、日常的にペパーミントを取り入れる生活をするのもよいでしょう。

2 肺経を指先に向けてさする

使うツボ

肺経《はいけい》

薬指の手のひら側のライン

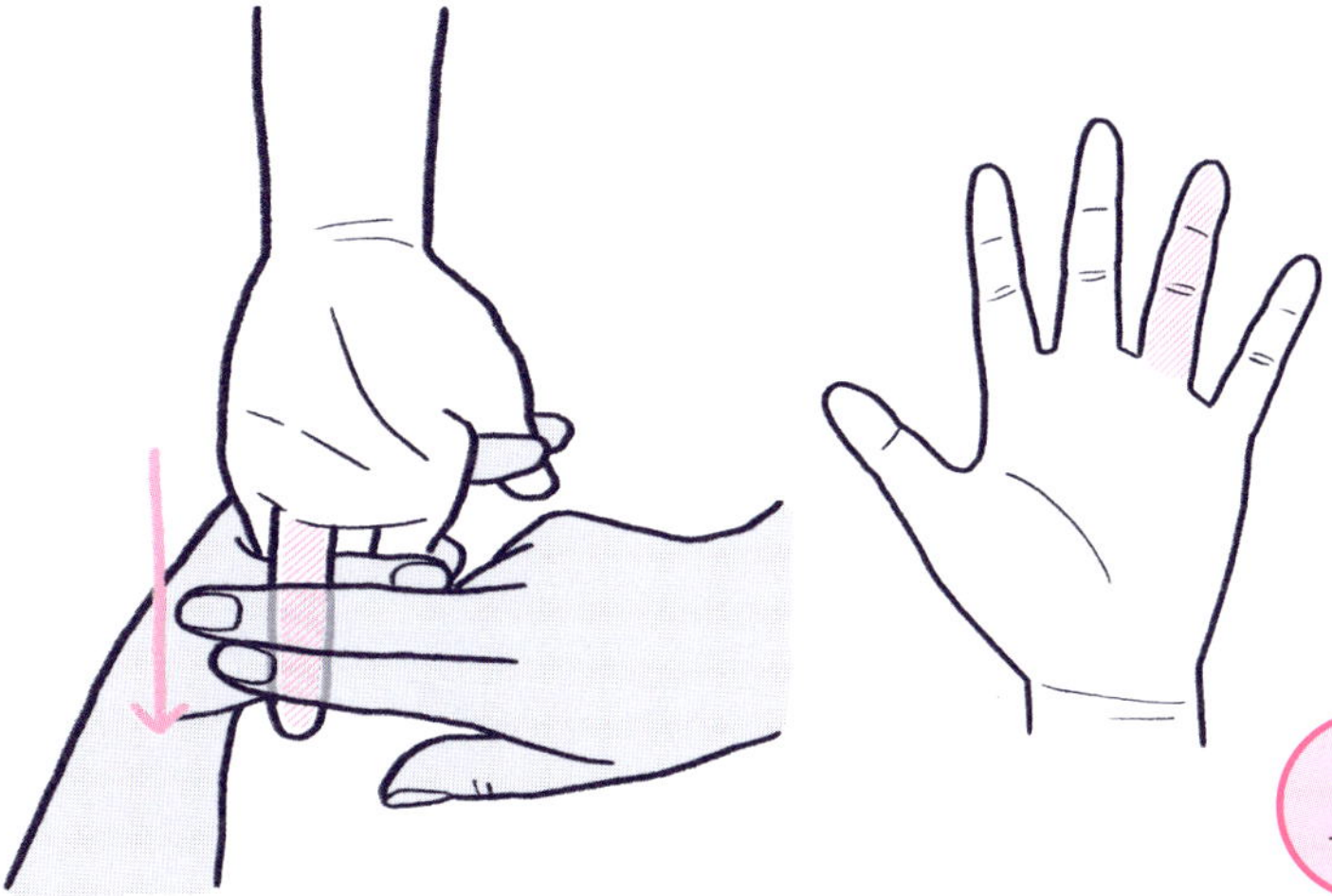

1分

3 脾経を上下にさする

使うツボ

脾経《ひけい》

親指の爪の右横から
第一関節にかけてのライン

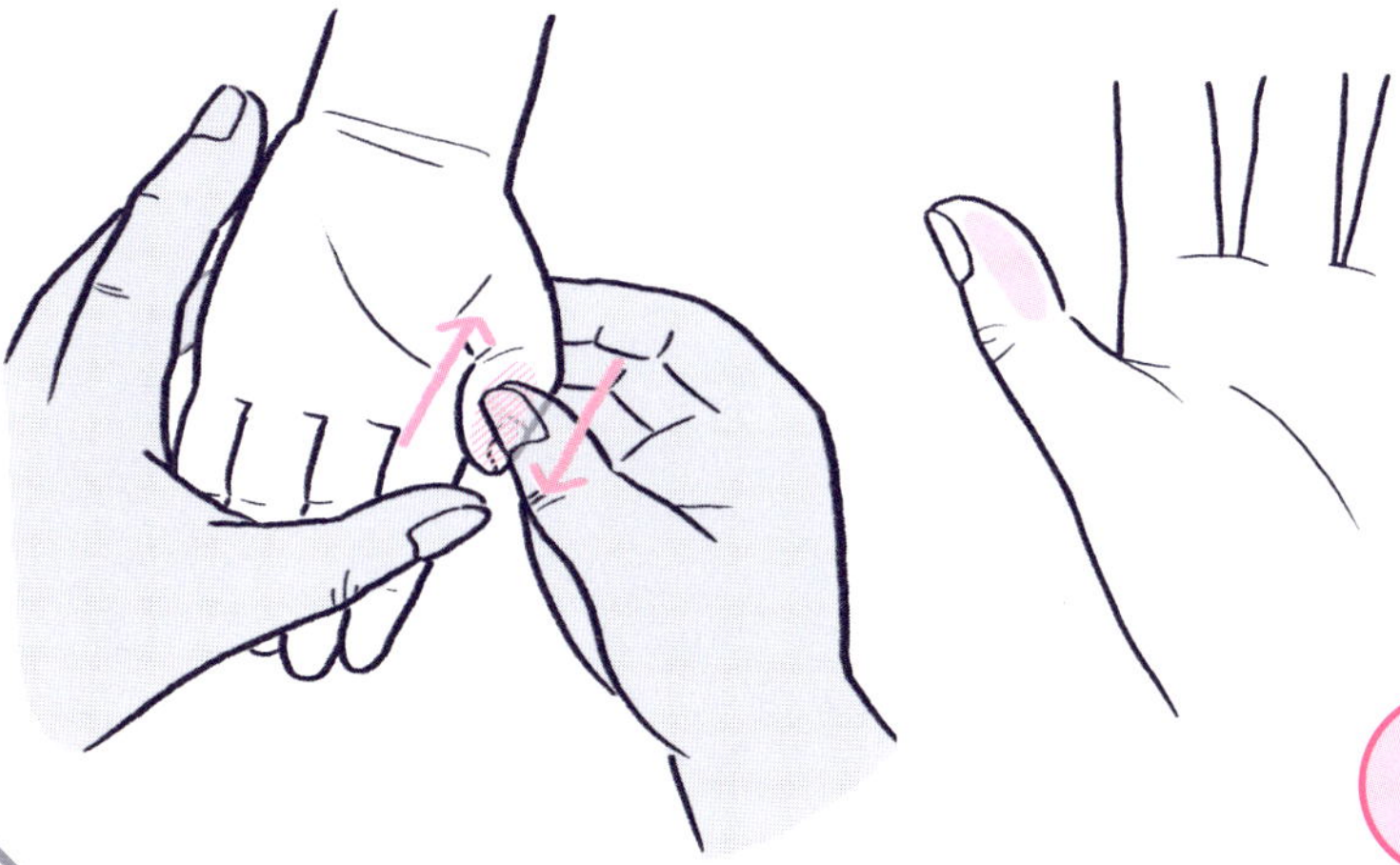

1分

CASE

症状：3

重い風邪の鼻水・鼻詰まり

所要時間 計10分

完全に鼻が詰まっている、鼻水が出づらい、匂いがわからないなど

風邪が悪化し、体から水分が減ってしまうと鼻水が出てこなくなります。単なる鼻詰まりといえど、頭重感がひどく苦しいものですから、早めに癒やしてあげましょう。

まずこれ！ ※40ページ参照 **鼻炎の基本推拿を行う**（5分）

1

山根を上下にこする

使うツボ

山根《さんこん》
左右の目の間

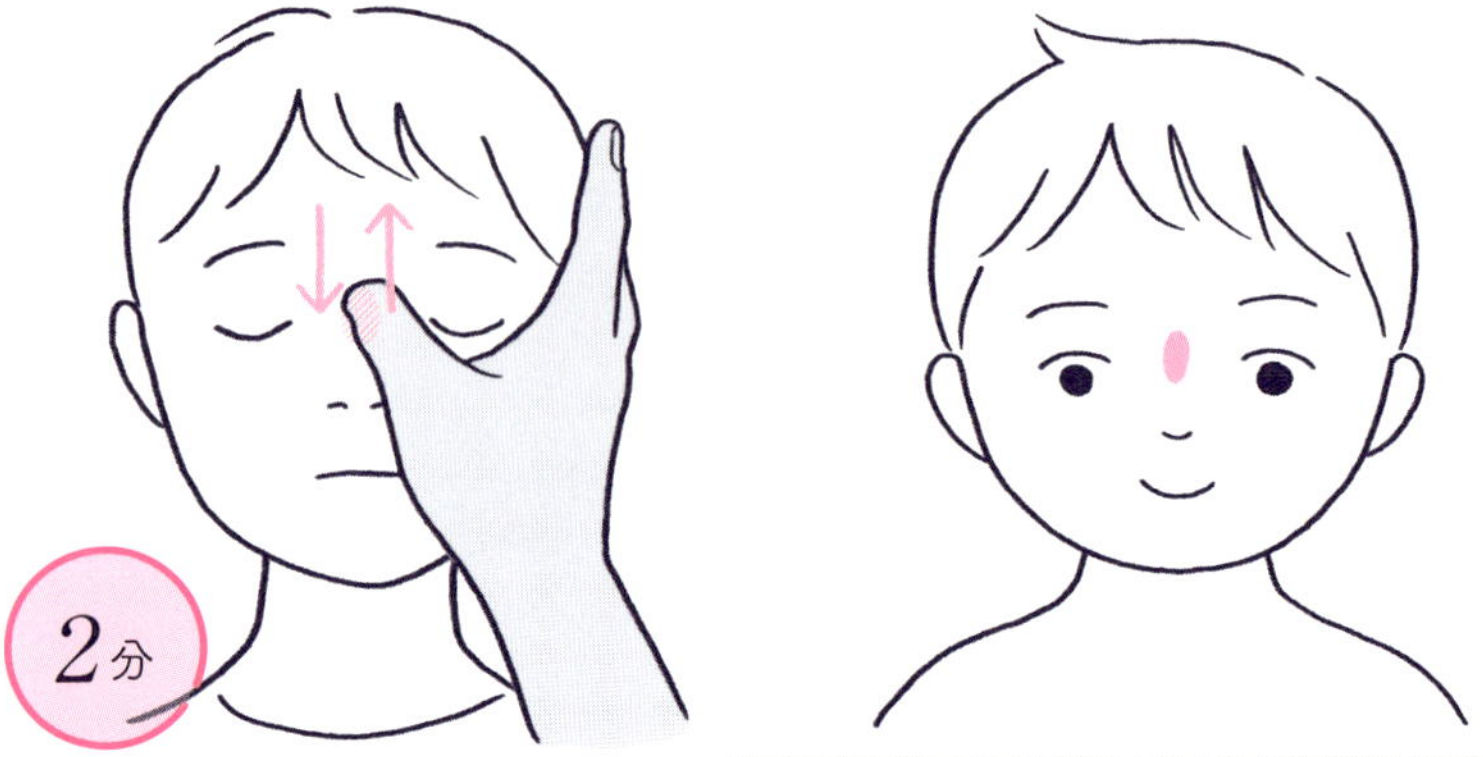

重い症状にはプロの力を借りる

風邪を重症化させず、初期のうちに治してしまうのがいちばんです。普段から免疫力が低下していると、風邪を引いたときにすぐに治らず、悪化しやすいので、日々の食事に気をつけることが重要です。

揚げ物、砂糖をたくさん使った甘いものは、控えたほうがいいでしょう。黄蜂《おうほう》入洞《にゅうどう》と承《しょう》泣《きゅう》（18ページ参照）というツボが効きやすいので、プロにお願いするのも手です。

2 迎香を押し揉む

使うツボ

迎香《げいこう》

小鼻の脇からやや上にかけて

※大人の場合は小鼻の脇

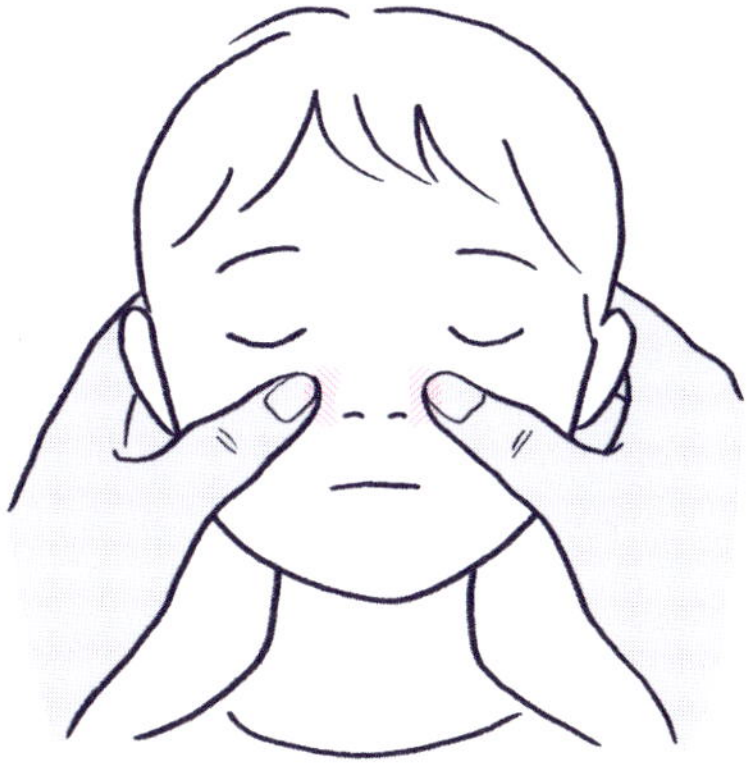

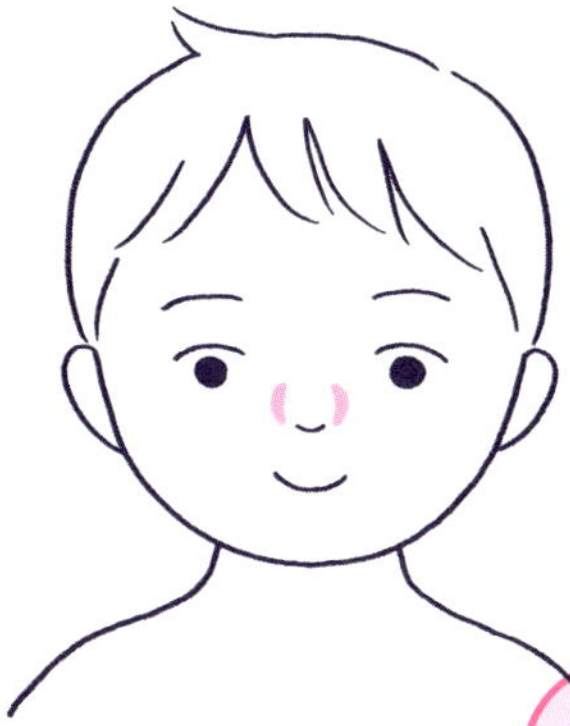

2分

3 脊椎を上から下にさする

使うツボ

脊椎（背中）

背骨のライン

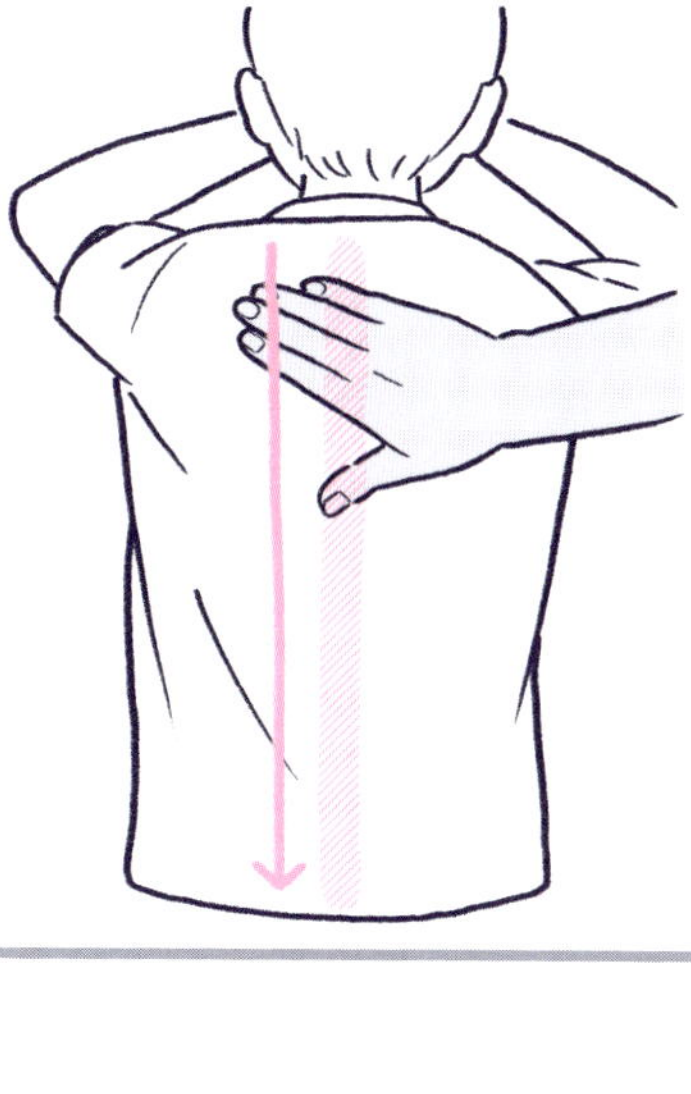

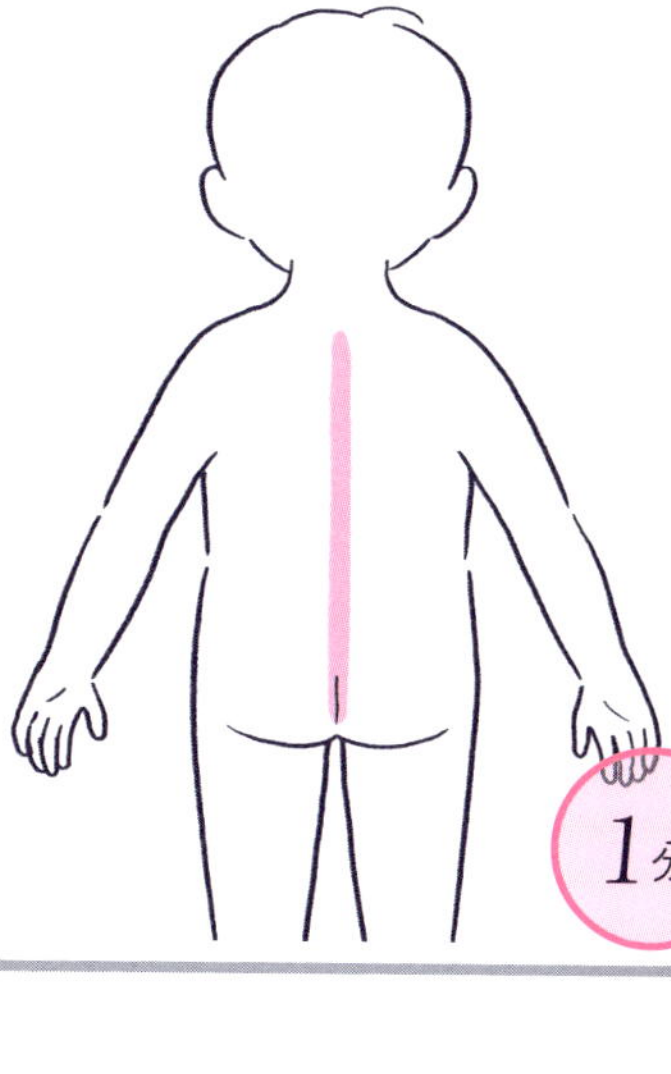

1分

Column

中医学コラム

健康に影響を与える「七情」後編

強すぎる感情が引き起こす困った症状あれこれ

前編では、七情が各臓器に影響しているというお話をしました。後編では、各感情と対応する臓器の関係をもう少し詳しく見ていきましょう。

❶怒りと肝（肝臓）

激しい怒りは、肝の気を上げ、頭に血を上らせます。イライラ、多動、不眠症を引き起こします。

❷喜びと心（心臓）

激しい喜びは、心の気を緩ませ、精神を安定しにくくします。入眠困難や集中力の低下が考えられます。

❸思い悩み&憂いと脾（胃腸）

不安や心配などの憂い、悩みすぎは、脾の気の鬱結《うっけつ》を招き、胃腸の働きを悪くします。消化機能が落ちてしまい、筋力は低下し、疲労感が増します。

❹悲しみと肺（肺）

激しい悲しみは、肺の気を抑え込み、肺を損なわせます。呼吸が浅くなり、元気がなくなってしまいます。

❺恐怖&驚きと腎（腎臓）

激しい恐怖は腎の気を下げ、寝言や寝不足、尿失禁を引き起こします。また、激しい驚きも腎の気を乱し、心臓と腎臓に悪影響を与えます。その結果、骨格の成長や知能の発達にも影響することがあるのです。

このように、激しい感情はいずれも体の負担になるので、中医学では避けるよう推奨されています。

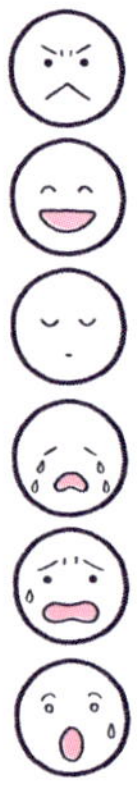

PART 4

喉の腫れ・痛みに効く小児推拿

咽頭痛はポピュラーな風邪の症状の一つですが、慢性的な疾患となる場合もあります。

喉が痛いと栄養が取れなくなり、不調の回復も遅くなるので、適切なマッサージで苦痛を和らげましょう。

また、咽頭痛には基本の推拿はありませんので、直に症状別マッサージに進んでください。

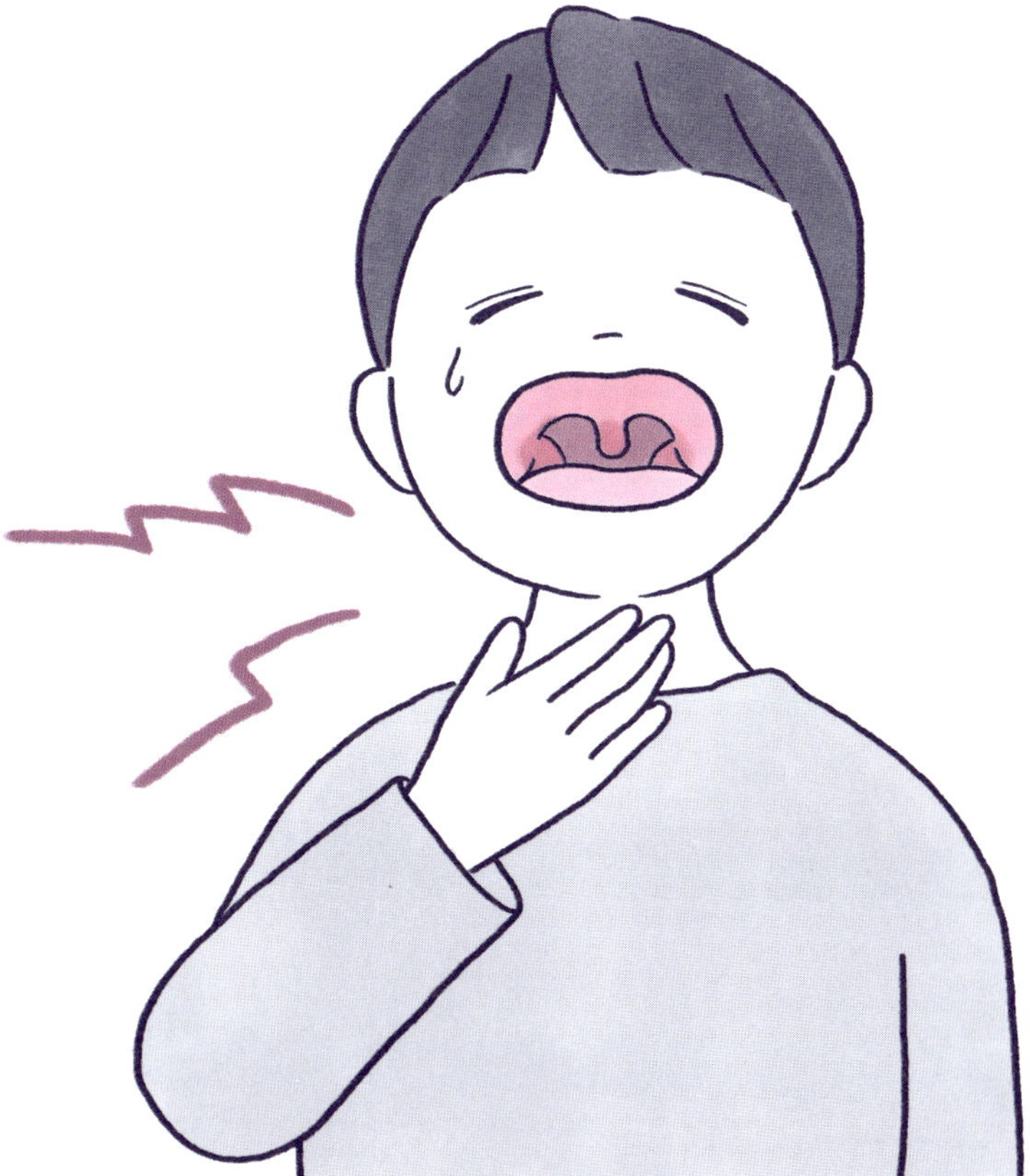

CASE
症状：1

風邪などによる急な喉の腫れ・痛み

所要時間
計約6分

イガイガ、喉粘膜が赤く腫れる、白く腫れるなど

感染症は西洋医学で治すのが基本なので、すぐに病院に連れて行くべきです。病院治療の補助としてマッサージを施しましょう。
診察の待ち時間にやるのもよいでしょう。

1

天突を人差し指の腹で時計回りに揉む

使うツボ
天突《てんとつ》
左右の鎖骨の間のくぼみ

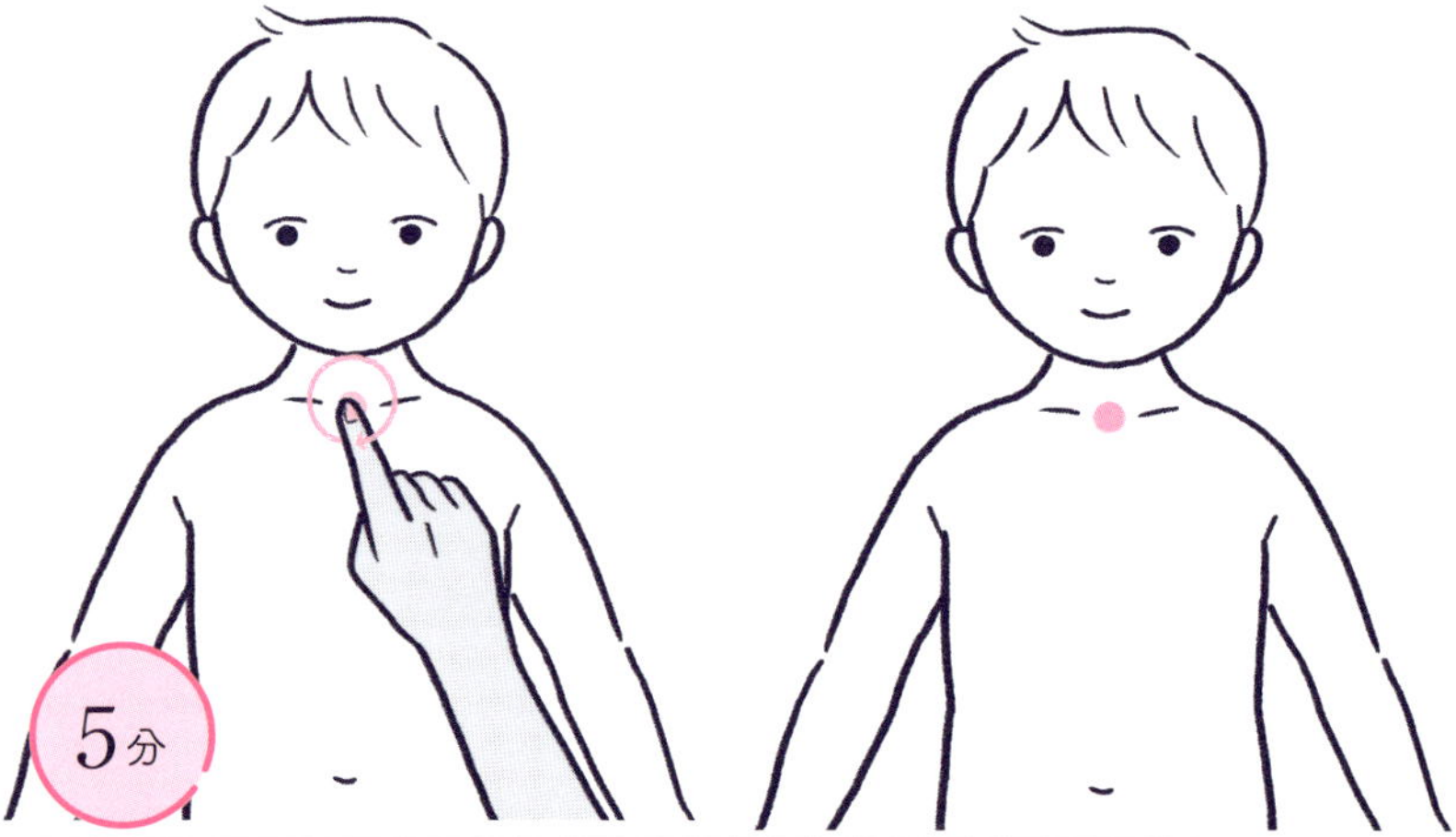

痛がる場合は天突のみでOK

少商はたった1回爪で強く押すだけで、効果を発揮する心強いツボです。また、委中をつねるときは、表皮だけでなく、皮下組織までしっかり刺激するようにします。

しかし、この2つのツボは、子どもが痛がって嫌がる可能性があります。私の息子も嫌がって、よく逃げ回っていました。そういうときには無理強いせず、痛くない天突を長めに刺激しましょう。

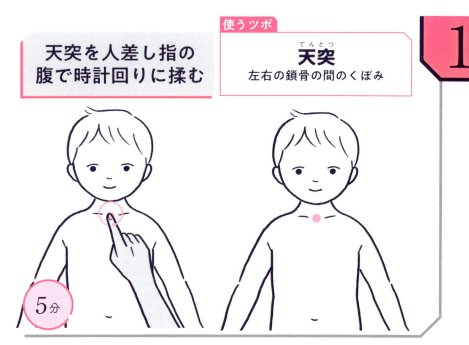

2 少商を爪で一瞬だけ強く押す

使うツボ

少商《しょうしょう》

親指の爪の生え際の右下部分

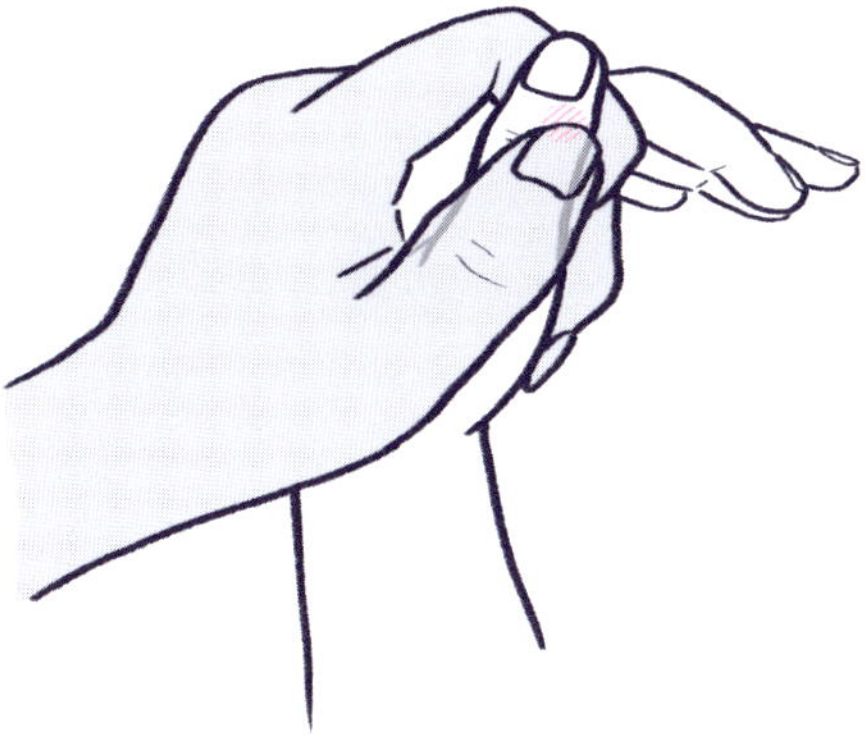

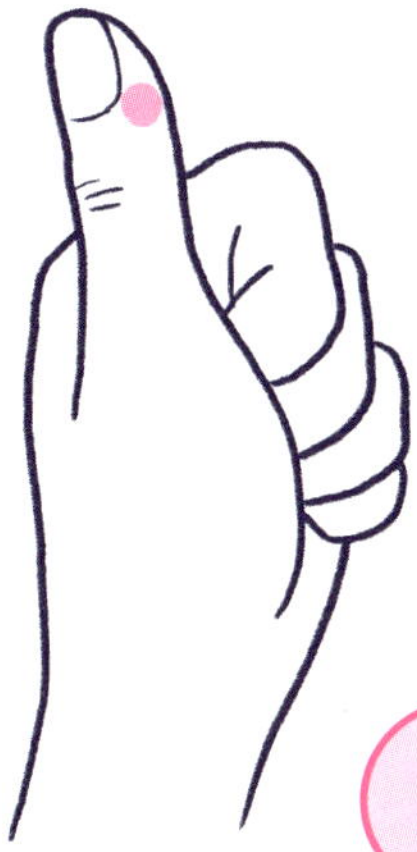

1回

3 委中を強めにぐいっと押す

使うツボ

委中《いちゅう》

膝裏の横じわの真ん中

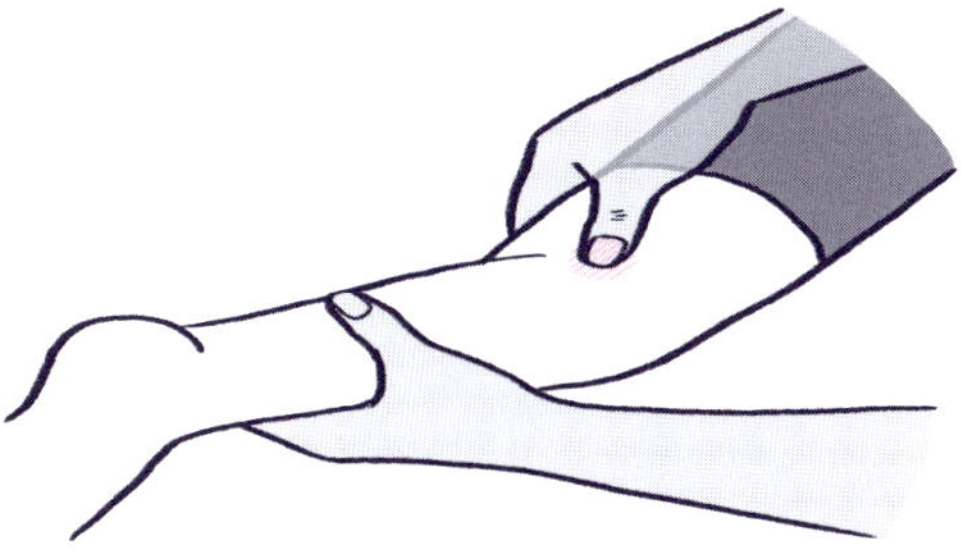

※左脚のみでOK

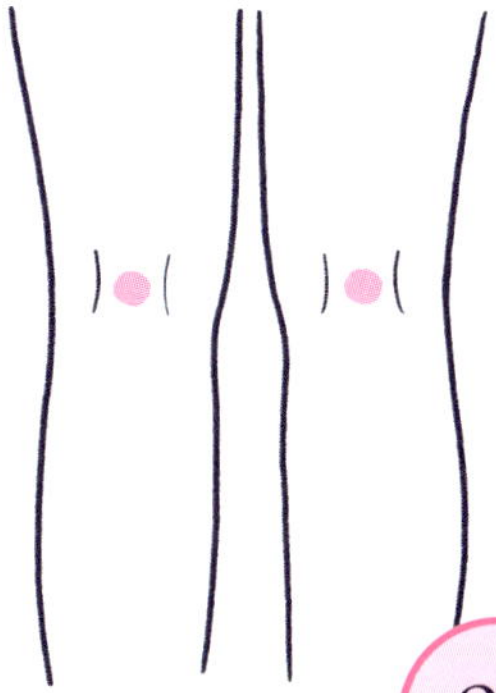

2回

CASE 症状：2

所要時間 計10分

慢性的な喉の腫れ・痛み

ヒリヒリする日常的な痛み、
起床時に声が枯れているなど

中医学では、腎陰《じんいん》という種類の気（生命エネルギー）が弱ると、余分な熱が喉に上がってきて炎症が起こると考えます。日々のマッサージで腎陰を補強しましょう。

1

腎経を付け根に向けてさする

使うツボ

腎経《じんけい》
小指の手のひら側のライン

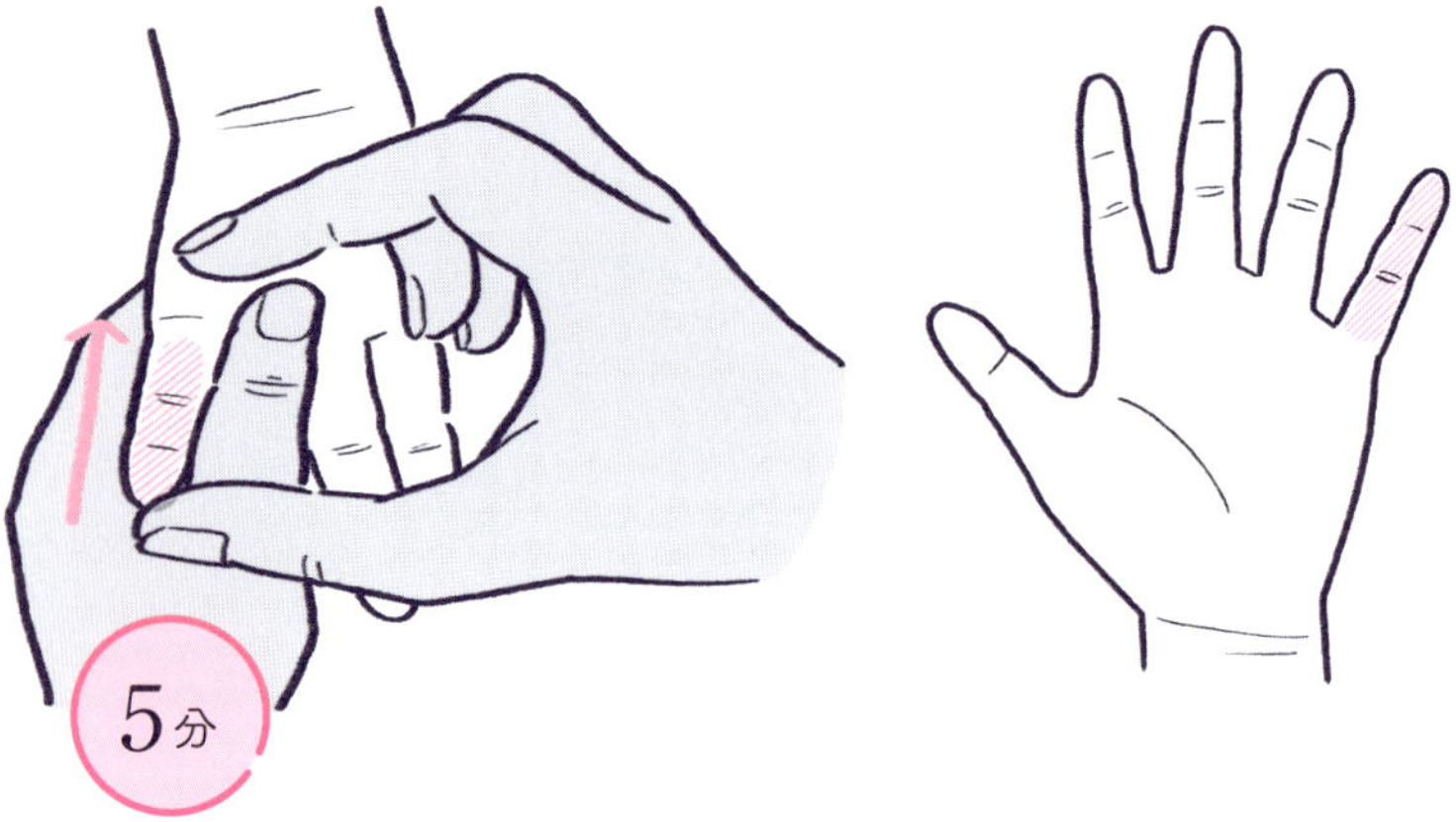

不安・心配性にも効果を発揮

喉の慢性的な痛みが起こりやすいのは、腎経が弱っている子です。刺激するツボを腎経に絞って、毎日15分ほどさすってあげるのもよいでしょう。気持ちよくなって、そのまま寝てしまう子もいますから、寝る前の習慣にするのもお勧めです。

腎経が弱いと、びくびくしたり心配性になったりもします。なので、臆病な子や不安がりな子にも向いているマッサージです。

2 二馬を親指の腹で揉む

使うツボ

二馬《にま》

手の甲側、小指と薬指の骨の間

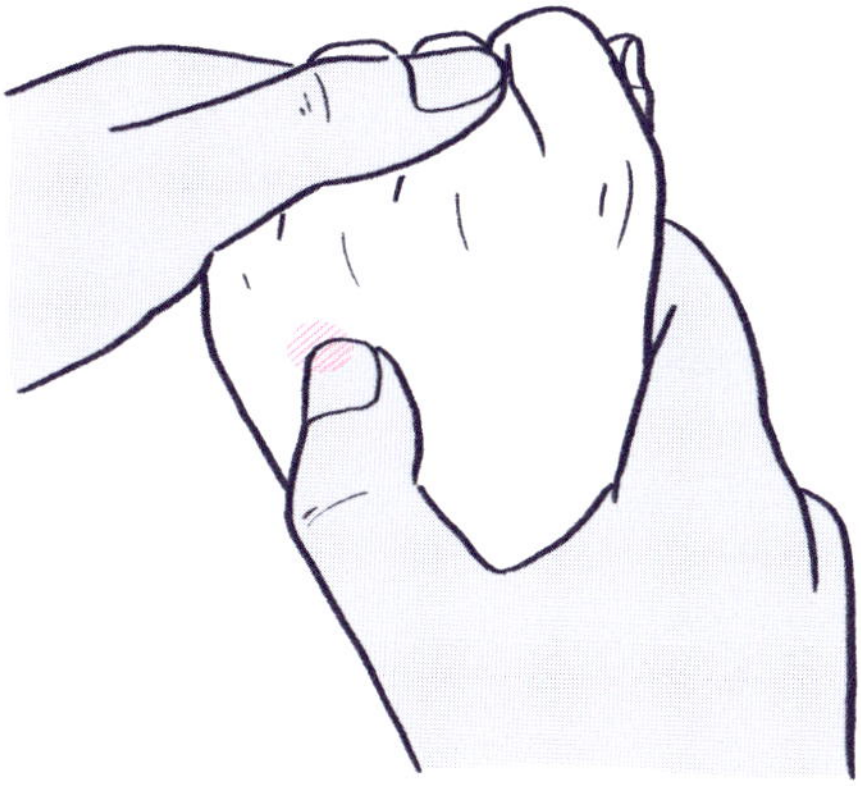

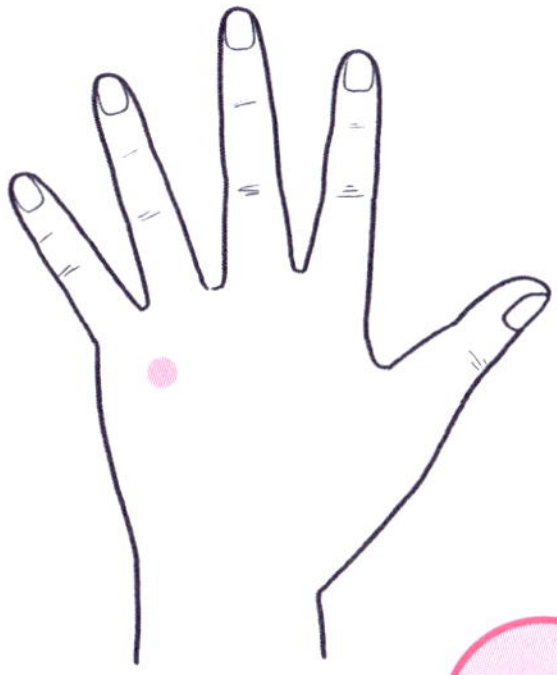

2分

3 小天心を親指の腹で揉む

使うツボ

小天心《しょうてんしん》

手首の内側の横じわの中心よりやや上

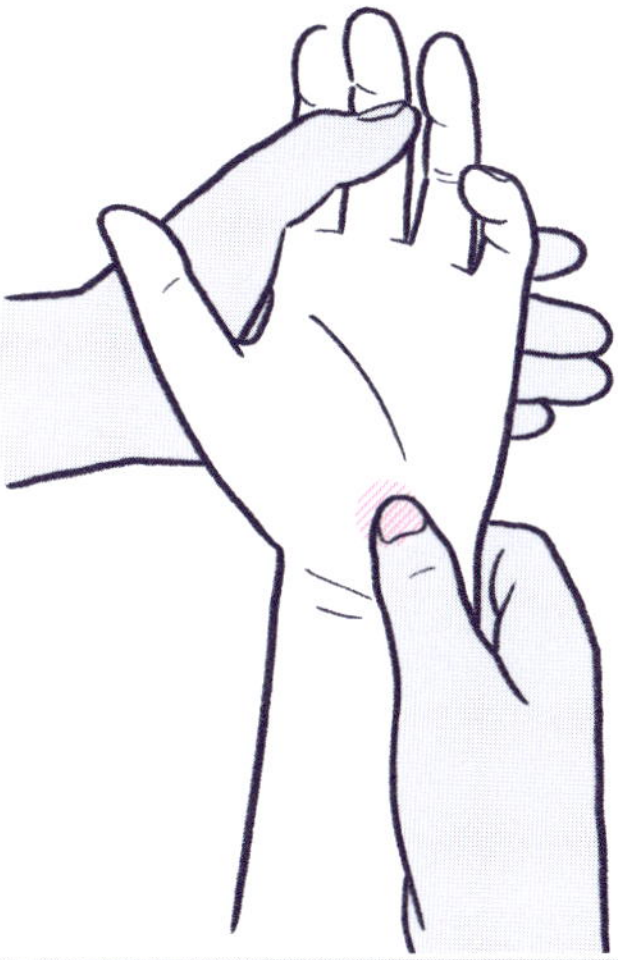

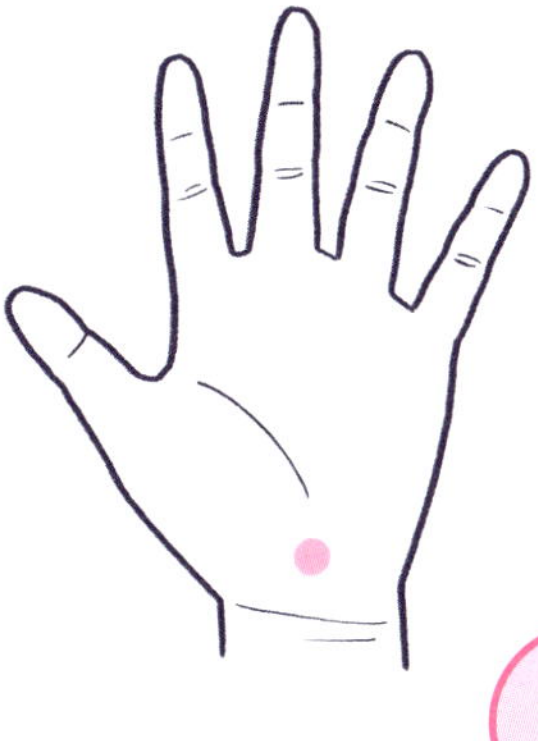

3分

Column

お役立ち推拿 1

お疲れママさんを癒やす
手首の横じわの真ん中「大陵」のツボが効く！

いつでもできるストレス解消法

イライラしている・ストレスが溜まってきていると感じたら、ぜひ「手首拍手」を試してください。

やり方は簡単。両手の手首を少し反らし、内側同士を打ちつけるだけです。こうするだけで、手首にある大陵《だいりょう》というツボを刺激することができます。

痛みを感じるほど強く打ちつけてはいけません。たんたんたん、と軽く音がする程度でよいので、1回2分ほどを目安にやってみましょう。やりすぎていけないことはないので、気づいたときにいつでも、何回でもやってOKです。

大陵は、ストレスと密接に関わっている心包《しんぽう》経のツボです。そのため、ここを刺激してあげるとストレスを和らげることができるのです。

片方の手首を、もう片方の手のひらで叩いてもよいのですが、その場合は手首がぴりぴりすることがあります。これは心包経の経絡に触れている感覚なので、気にする必要はありません。

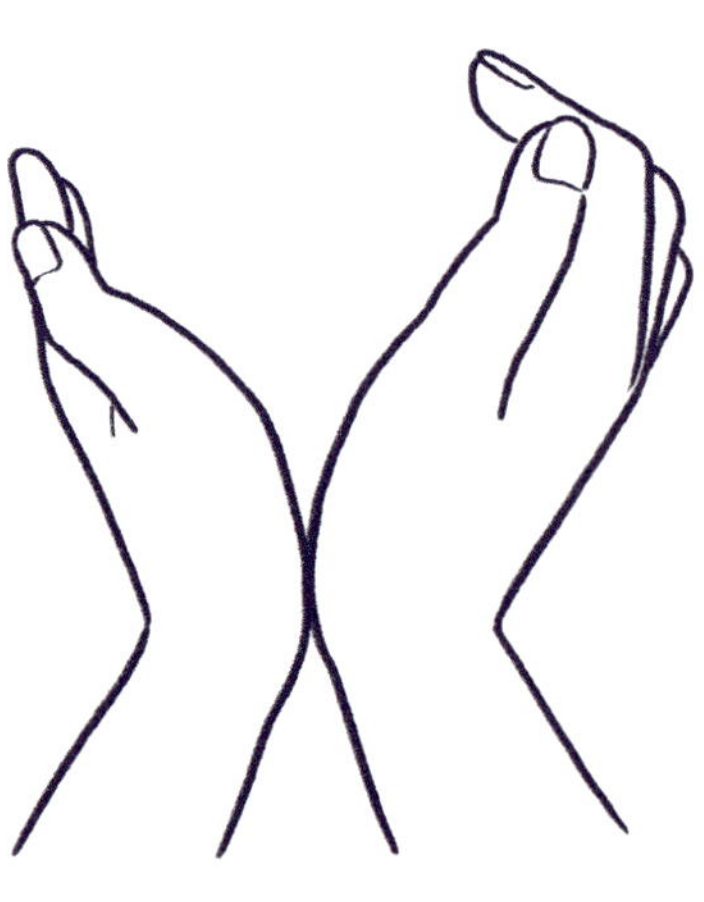

PART 5

下痢・腹痛に効く小児推拿

食中毒やおなかの風邪などによる強い腹痛がある場合は、すぐに病院に行き、マッサージは補助的に使いましょう。

下痢の原因は、冷えと熱に分けられます。どちらも消化機能が弱まると起こりやすくなり、冷えが原因の場合は両目の間がうっすらと青くなることがあります。

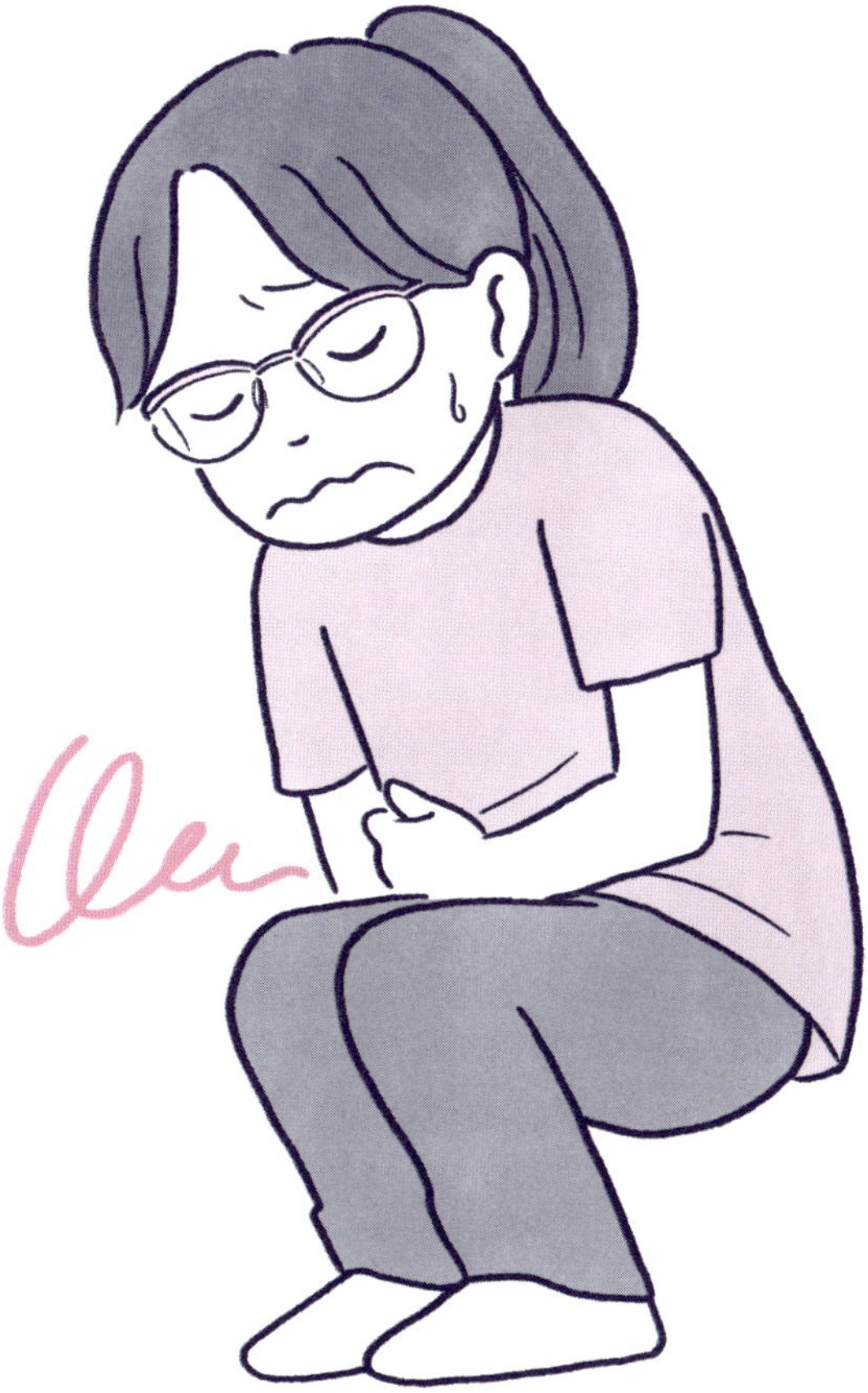

おなかを温めて癒やす優しい手法

共通の手法

所要時間 計5分

下痢・腹痛の基本推拿

すべての下痢・腹痛の症状に使える、優しくて気持ちのいい万能のマッサージです。これを施したあと、子どもの症状に合ったマッサージを選びましょう。

1

腹陰陽を親指で「ハ」の字にさする

使うツボ

腹陰陽《ふくいんよう》
肋骨のハの字に沿った骨の際のライン

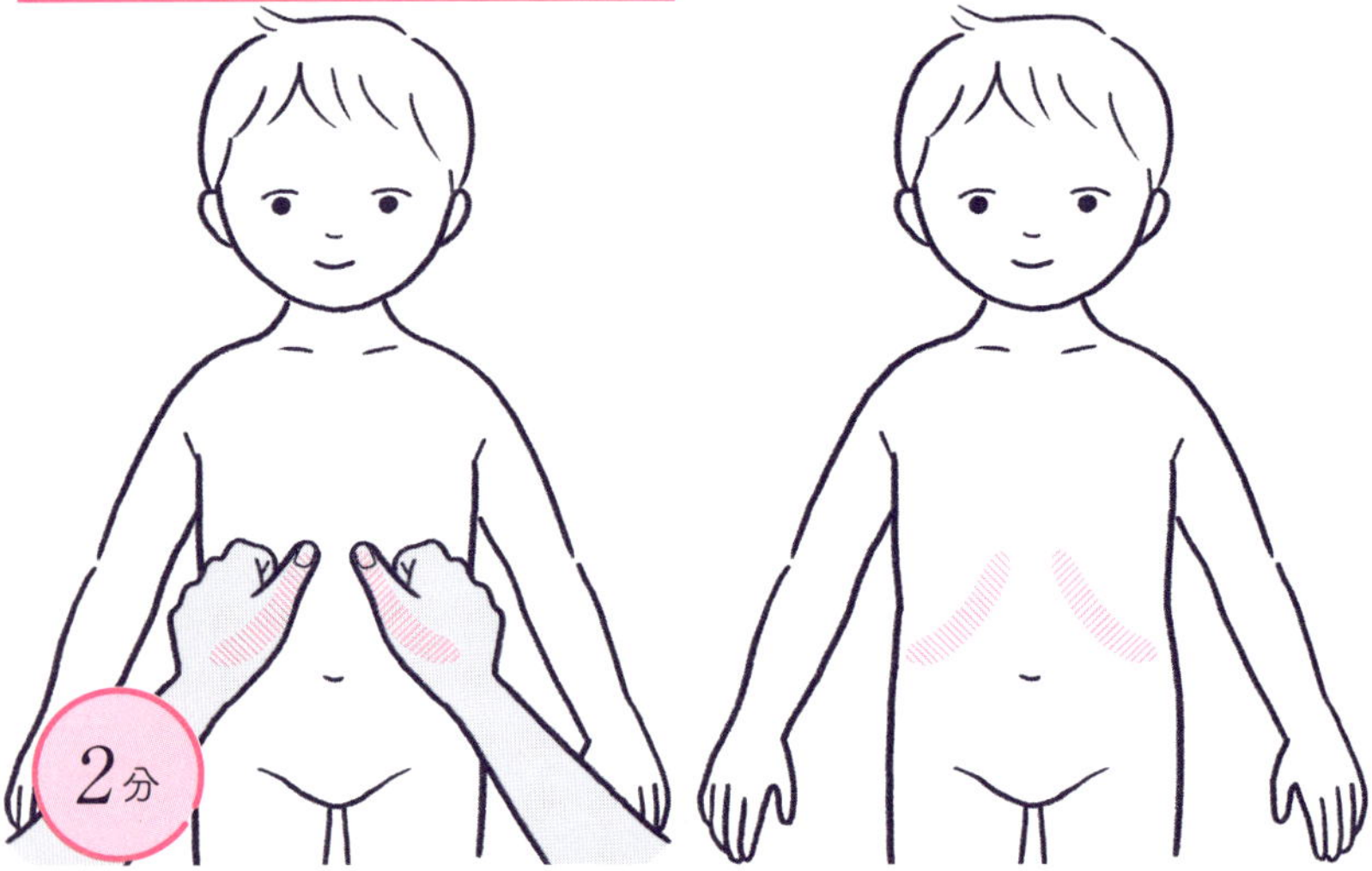

音がするまで長めにやるのも◎

この基本の推拿は、子が薄着の場合は服の上からやっても大丈夫です。

その場合、化繊のものだと静電気が起こることがあるので、素材は綿などの自然のものが望ましいでしょう。

親の手のひらで腹部を温めると、子のおなかがころころと音を立てることがあります。上には3分と書いていますが、時間があるときは音がするまで長めにやってあげるとよいでしょう。

2 両手を擦り合わせ温め、子のおへその上に置く

使うツボ

腹部
おなか
（薄着ならば着衣でOK）

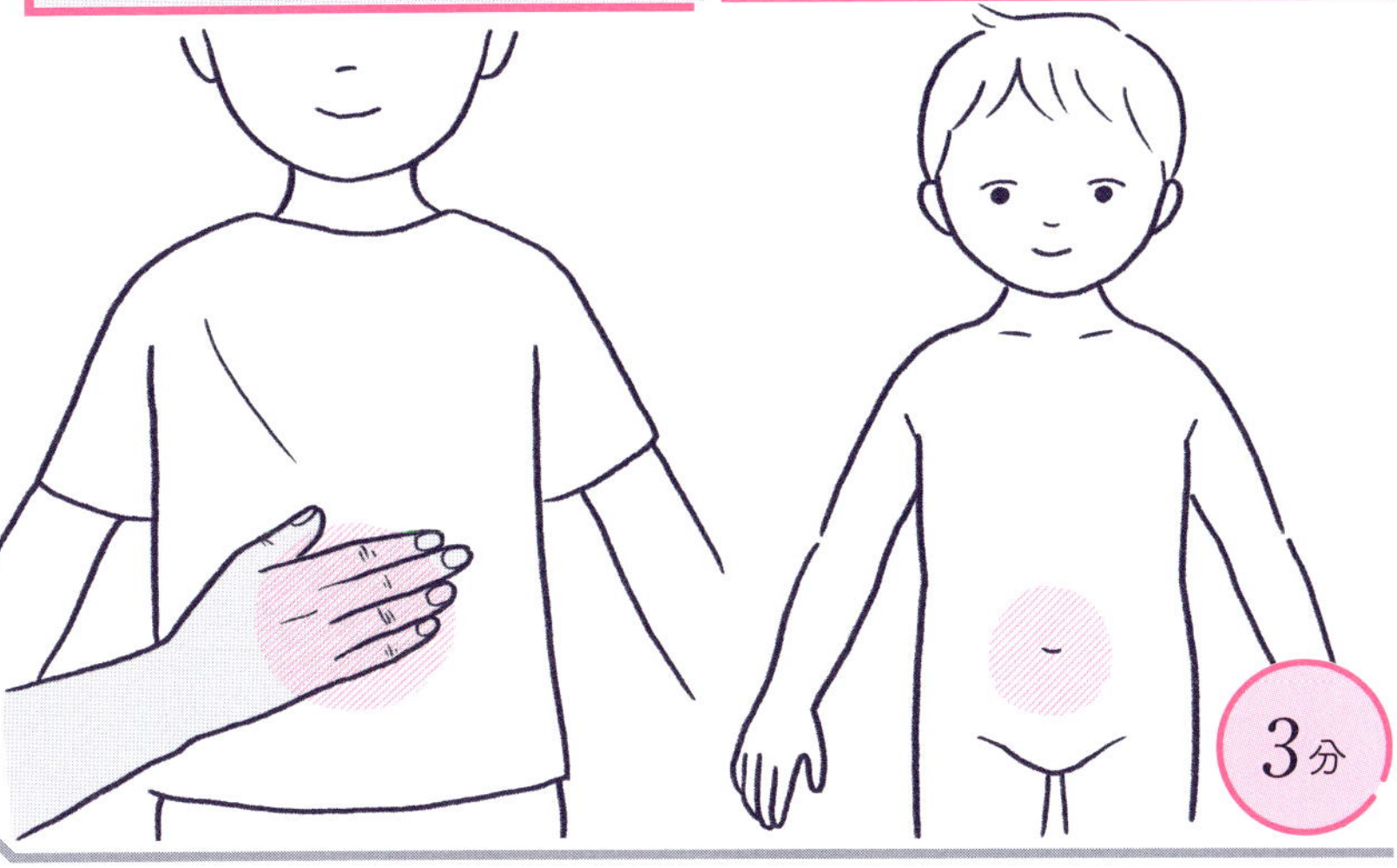

中医学の知恵 2

おなかと舌の不思議な関係

中医学では舌の状態を重視します。特に消化器との関わりが深く、健康的な舌は透き通ったピンク色に見えます。消化不良の場合は舌の苔《こけ》が厚くなり、口臭も強くなります。一般的に、夜になると臭いがより強まります。

舌に黄色い苔がびっしり生えている場合は、おなかに余分な熱が溜まっている状態です。こういう場合には、タンポポ茶を飲むとよいでしょう。苔が白っぽく見える場合は、消化機能が落ちていることが多いものです。主食をおかゆに切り替えて、胃腸を労りましょう。

また、おなかが冷えているので、温めることも大事です。生姜《しょうが》を使った料理をしたり、乾燥させた生姜のスライスを食べたりするのもよいでしょう。スーパーで手軽に手に入る、生姜パウダーを活用するのもお勧めです。

CASE
症状：1

食欲旺盛な子の下痢・腹痛

所要時間
計12分

便が酸っぱい匂いがして臭い、舌に水気がないなど

中医学的な見立てでは、消化がうまくできずに体内で腐り、炎症になるようなイメージです。痛みも強く、熱も上がりやすい状態なので、早めに癒やしてあげましょう。

まずこれ！ ※56ページ参照 **下痢・腹痛の基本推拿を行う**（5分）

1

大腸経と小腸経を同時に指先に向けてさする

使うツボ

大腸経《だいちょうけい》
人差し指の側面、親指側のライン

小腸経《しょうちょうけい》
小指の側面、掌外沿《しょうがいえん》側のライン

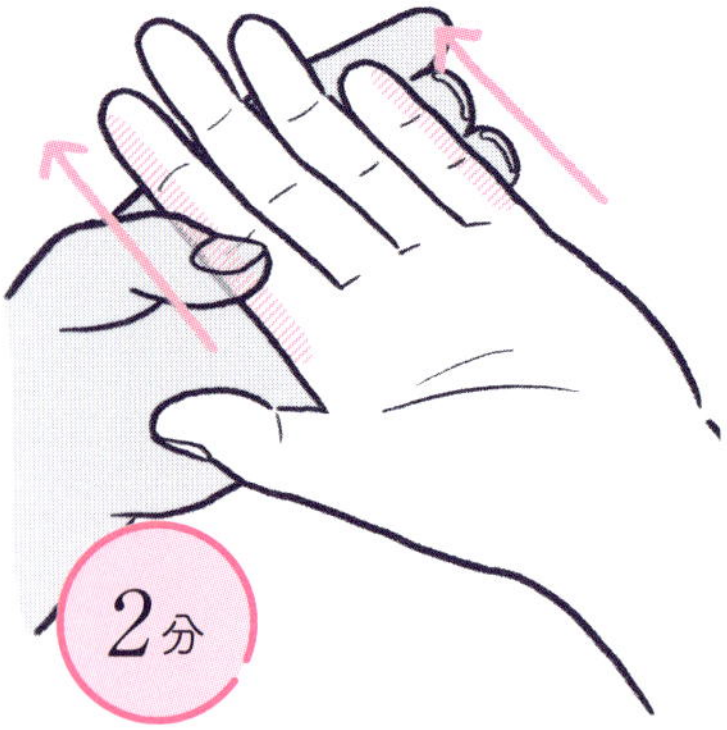

2分

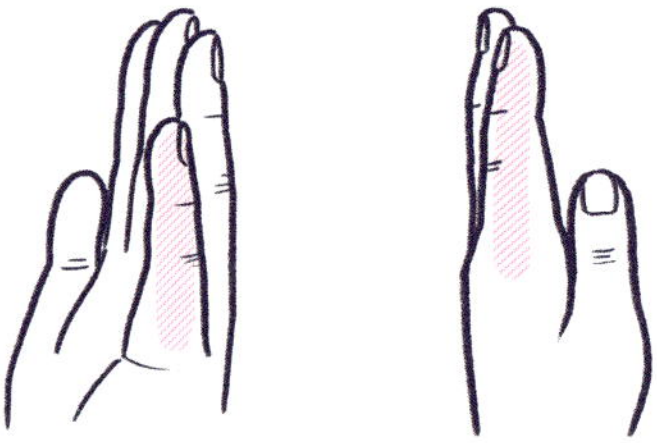

便が臭ければ風邪や食中毒にも

食欲旺盛で、食べ過ぎて腹痛を訴える傾向のある子に使えるマッサージですが、ウイルス性のおなかの風邪や食中毒のときにも、「いつもより便が臭い」という症状があれば適応になります。

六腑は本書でたくさん出てきますが、これは悪い熱を取るときに使うツボです。強い効き目があるので、六腑を刺激する場合は、必ず三関か清天河水で元気を補わなくてはなりません。

2

六腑を肘から手首に向けてさする

使うツボ

六腑《ろっぷ》
腕の側面、肘から小指側にかけてのライン

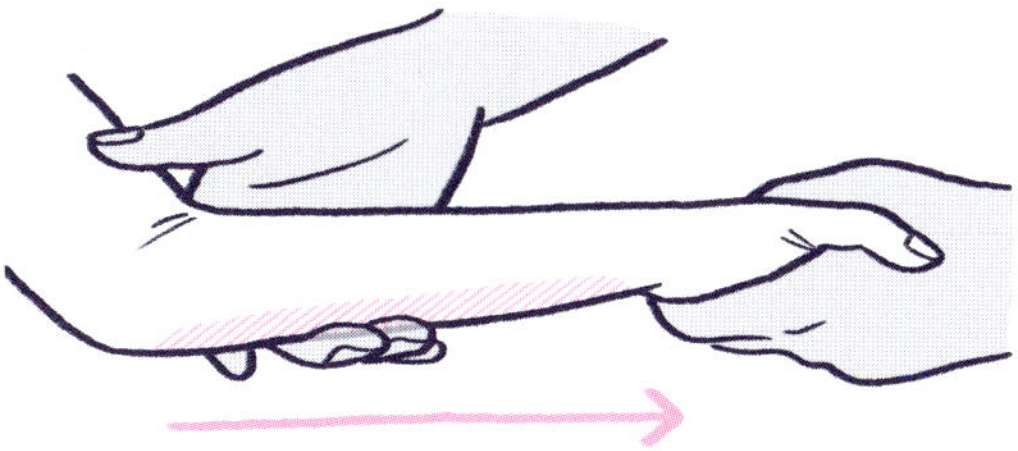

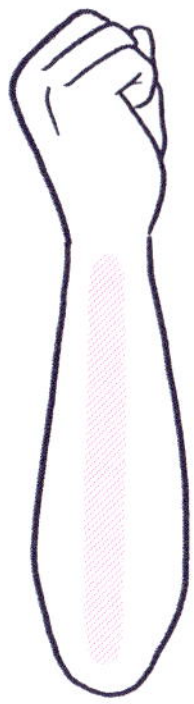

3分

3

天河水を手首から肘裏に向けてさする

使うツボ

天河水《てんがすい》
腕の内側、手首から肘裏にかけてのライン

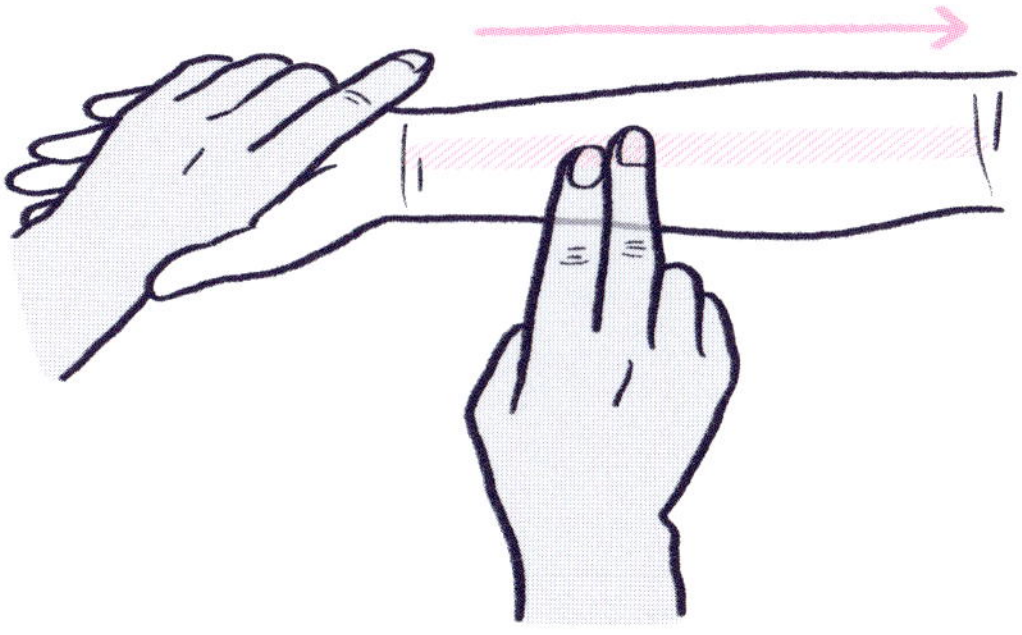

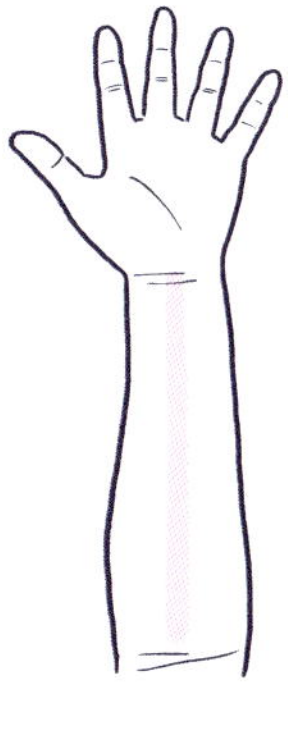

2分

CASE 症状：2

おなかの冷えや風邪による下痢・腹痛

所要時間 計12分

じんわりした腹痛、
食べたものが消化されず出てくるなど

冷えからくるおなかの不調、風邪のときの下痢で、便の臭いがきつくない場合はこちらが適応です。
体の冷えを取り、体質から変えていきましょう。

まずこれ！ ※56ページ参照 **下痢・腹痛の基本推拿を行う**（5分）

1

脾経を第一関節に向けてさする

使うツボ

脾経《ひけい》
親指の爪の右横から第一関節にかけてのライン

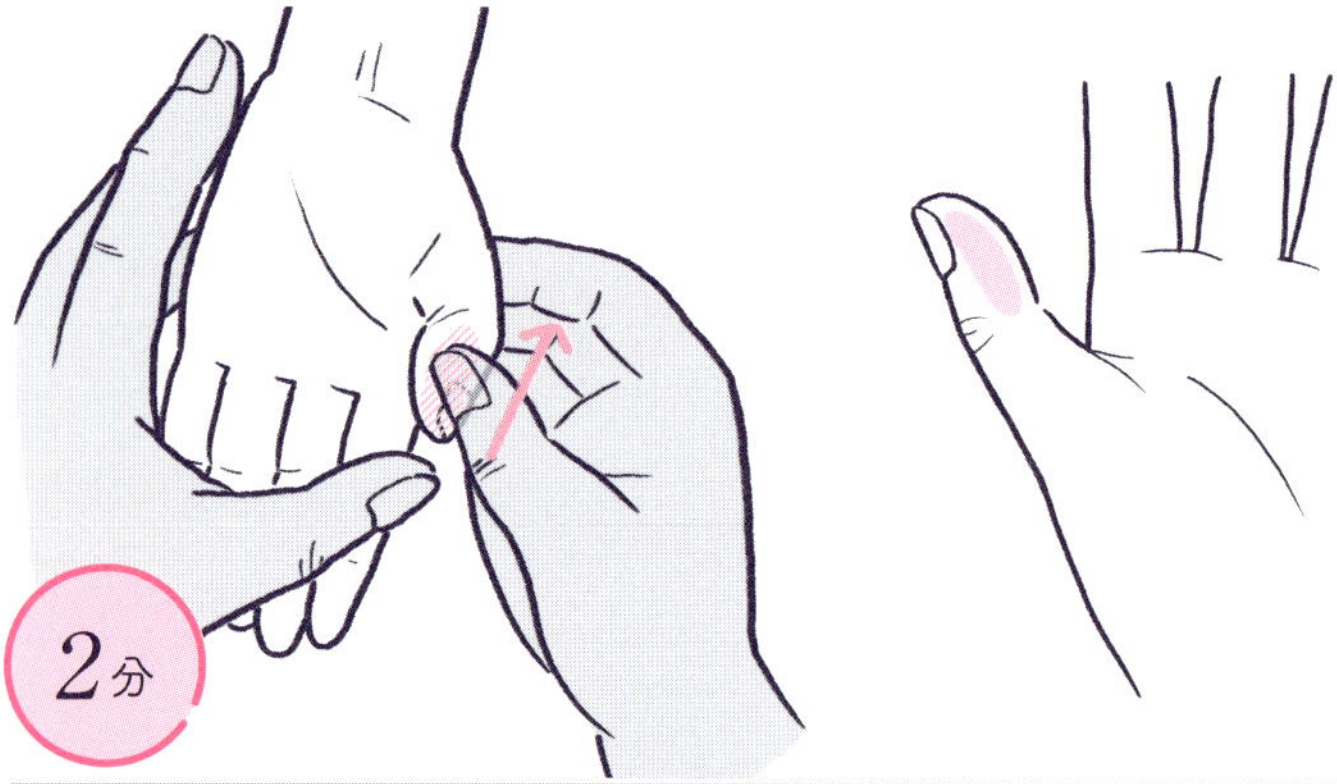

2分

生の果物は体を冷やすことも

脾経が弱り、消化機能が落ちている子は、おなかが弱いもの。こういう子は就寝中に目が半開きだったり、うつぶせ寝をすることが多かったりします。この推拿で脾経を補うことで、消化機能が整い、風邪を引きにくく、おなかも壊しにくくなります。

また、生の果実は体を冷やすので、ほどほどにしましょう。中国では、普段から保温弁当箱を使うなどして、体の温めに気を配っています。

2

大腸経を手首側に向けてさする

使うツボ

大腸経《だいちょうけい》
人差し指の側面
親指側のライン

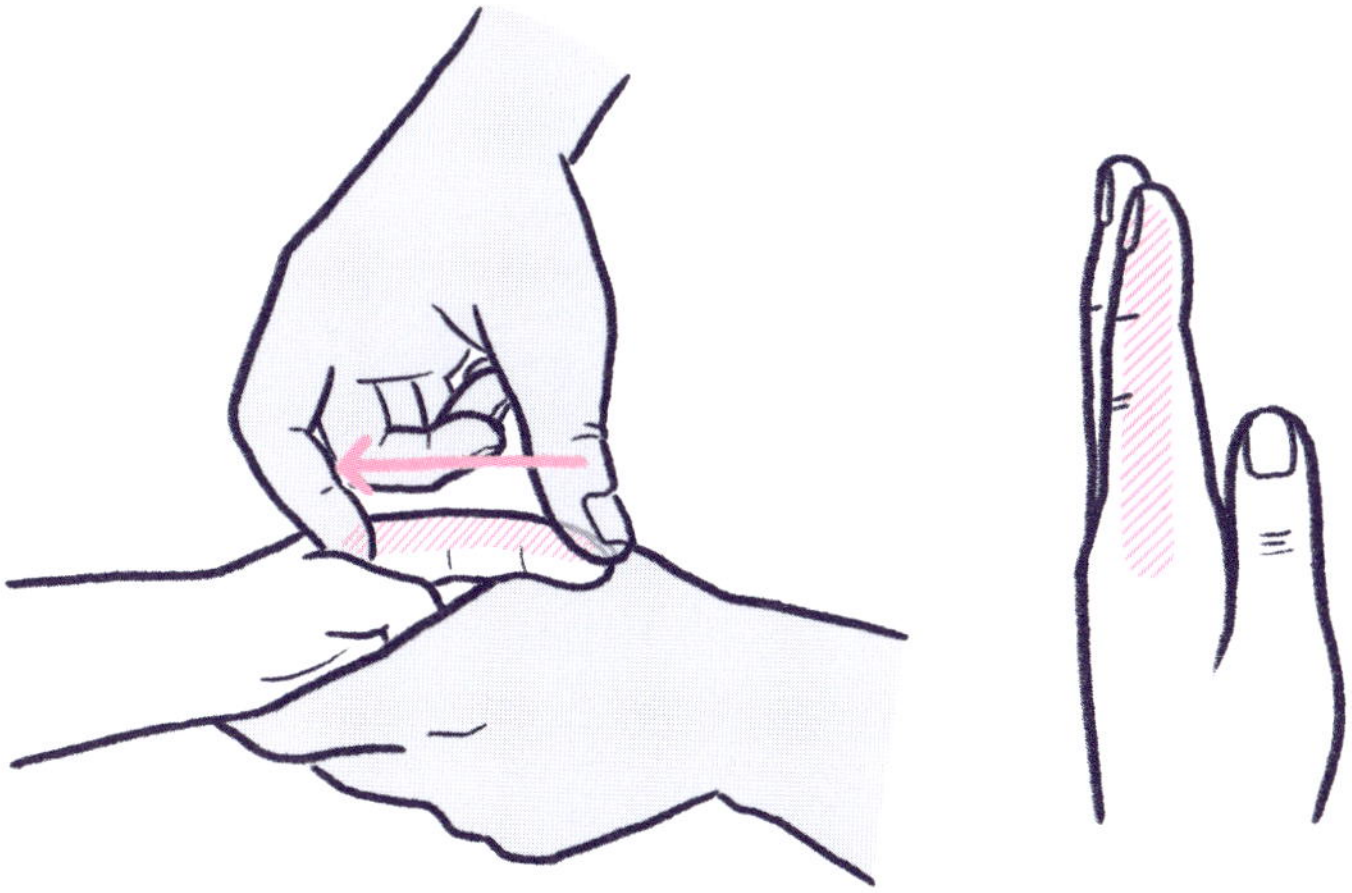

2分

3

三関を手首から肘裏に向けてさする

使うツボ

三関《さんかん》
腕の側面よりやや内側
親指側から肘裏にかけてのライン

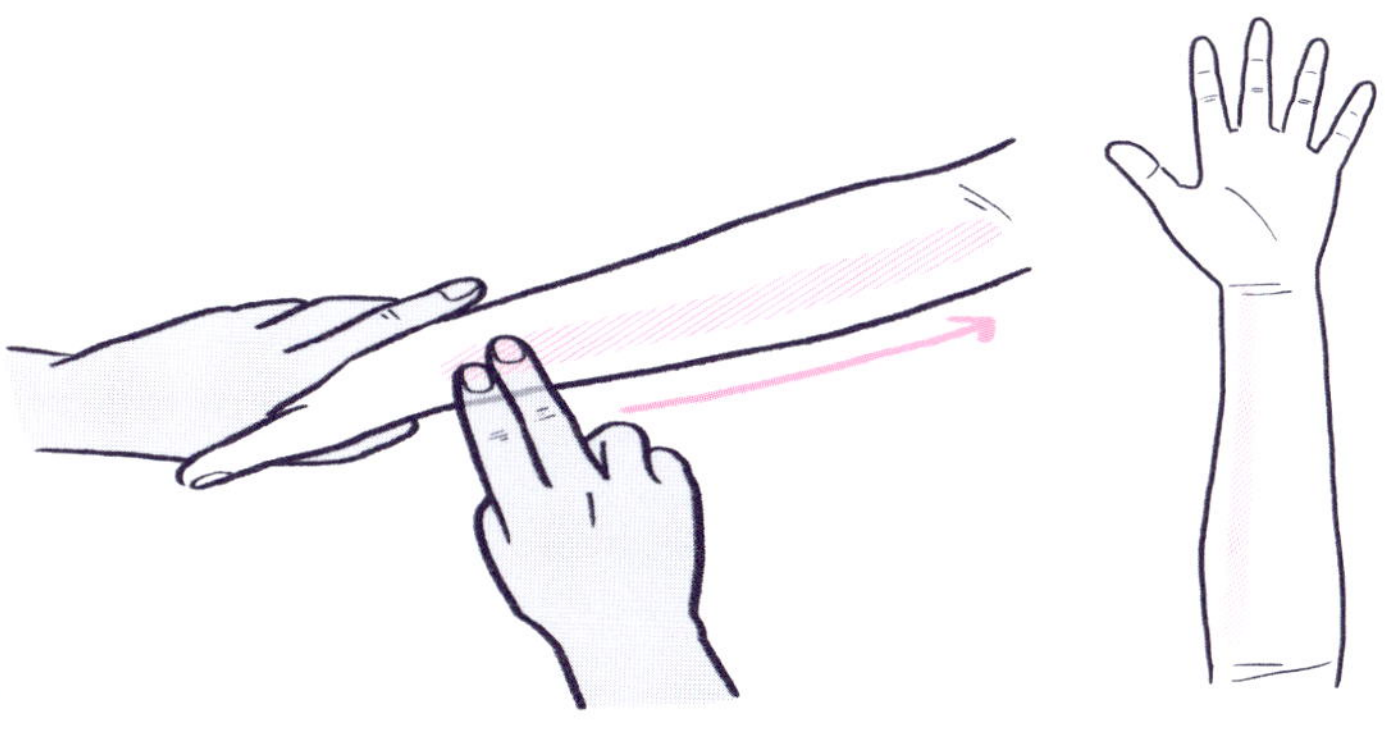

3分

Column

お疲れママさんを癒やす

寝付きの悪さや動悸に効く「内関」

見つけやすく押しやすい稲葉式刺激法

ストレスフルな毎日をお過ごしのママさんに、ぜひお勧めしたいツボがあります。それは内《ない》関《かん》です。

大陵《だいりょう》と同じく心包《しんぽう》経のツボで、ストレスや自律神経の乱れによく効きます。ストレスで寝つきが悪い、動悸がするといったときに使ってみましょう。

見つけ方にはちょっとコツがいります。左手首の内側の真ん中に、肘側を指すようにして右手の人差し指を這わせます。

このとき左手首の横じわと右人差し指の第二関節が、重なるようにします。その際に、人差し指の腹が触れているところが内関です。

刺激するときには、人差し指にぐっと力を入れたまま、左手首のほうを動かすと楽です。難しければ、もちろん普通に指で押してもかまいません。

お役立ち推拿 2

また、乗り物酔いにも効き目抜群です。子どもにも使えるツボなので、お子さんにやってあげるのもよいでしょう。

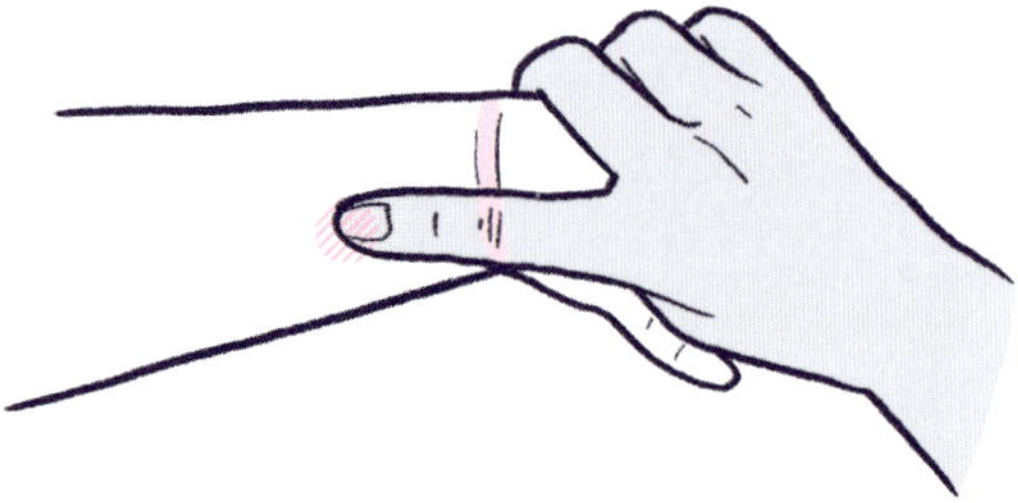

PART 6

便秘に効く小児推拿

意外に多い子どもの便秘。１歳までは、母乳やミルクとの相性によって引き起こされることもしばしばです。しかし、保育園に行くくらいの年齢にもなると、食事や環境変化の影響が大きいといえるでしょう。

「トイレに行くことは恥ずかしいこと」という子どもの社会の偏見も、プレッシャーになってしまいます。

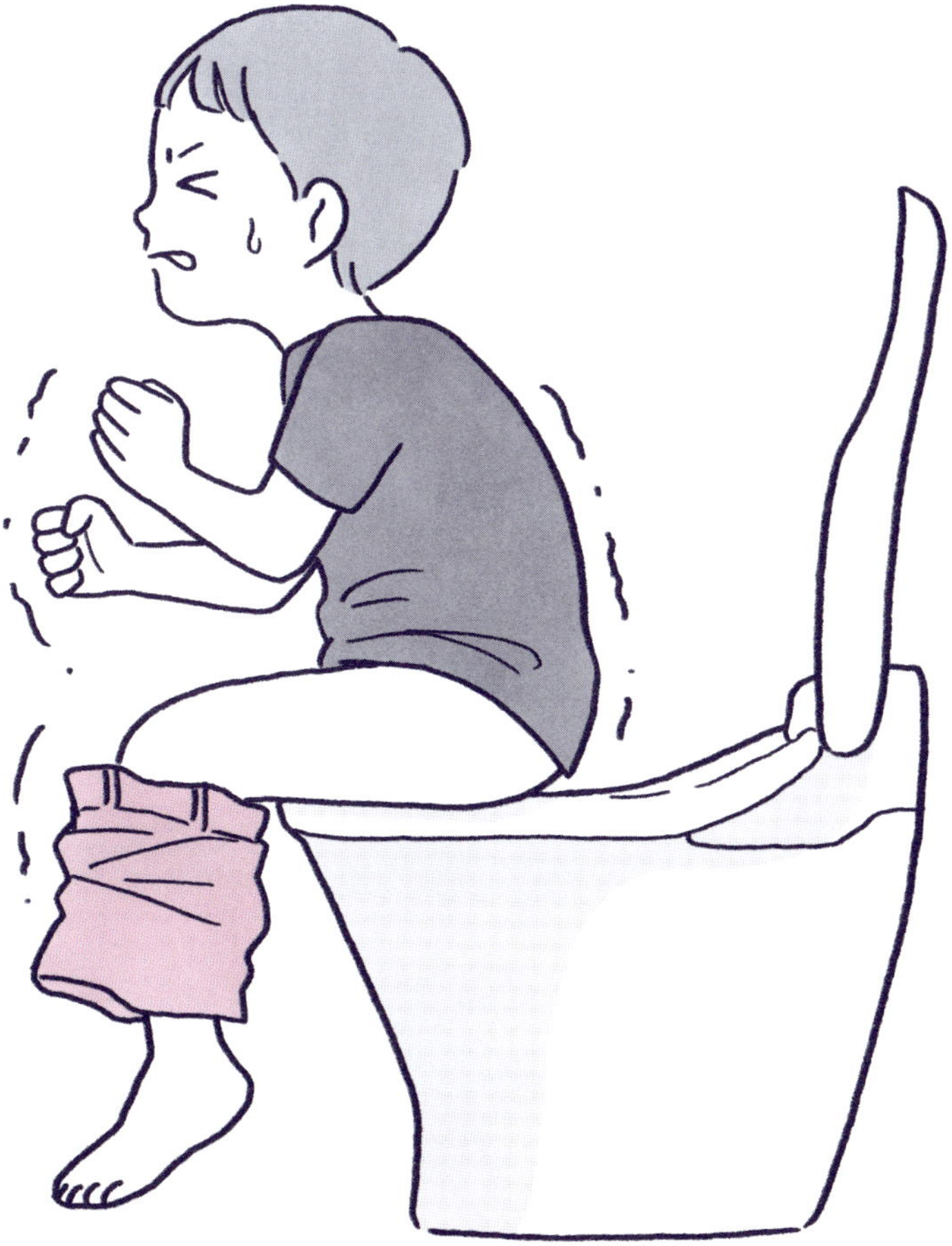

気持ちがいいので習慣にしても◎

共通の手法

所要時間 計3分

便秘の基本推拿

消化を促進する効果がある、中国ではポピュラーな手法です。「気持ちがいい」と喜ぶ子も多いので、毎日の習慣にしてもよいでしょう。この推拿はいくらやっても大丈夫です。

手順は1つだけ

おへその周りをやや力を入れて時計回りに揉みさする

使うツボ

腹部
おなか
（薄着ならば着衣でOK）

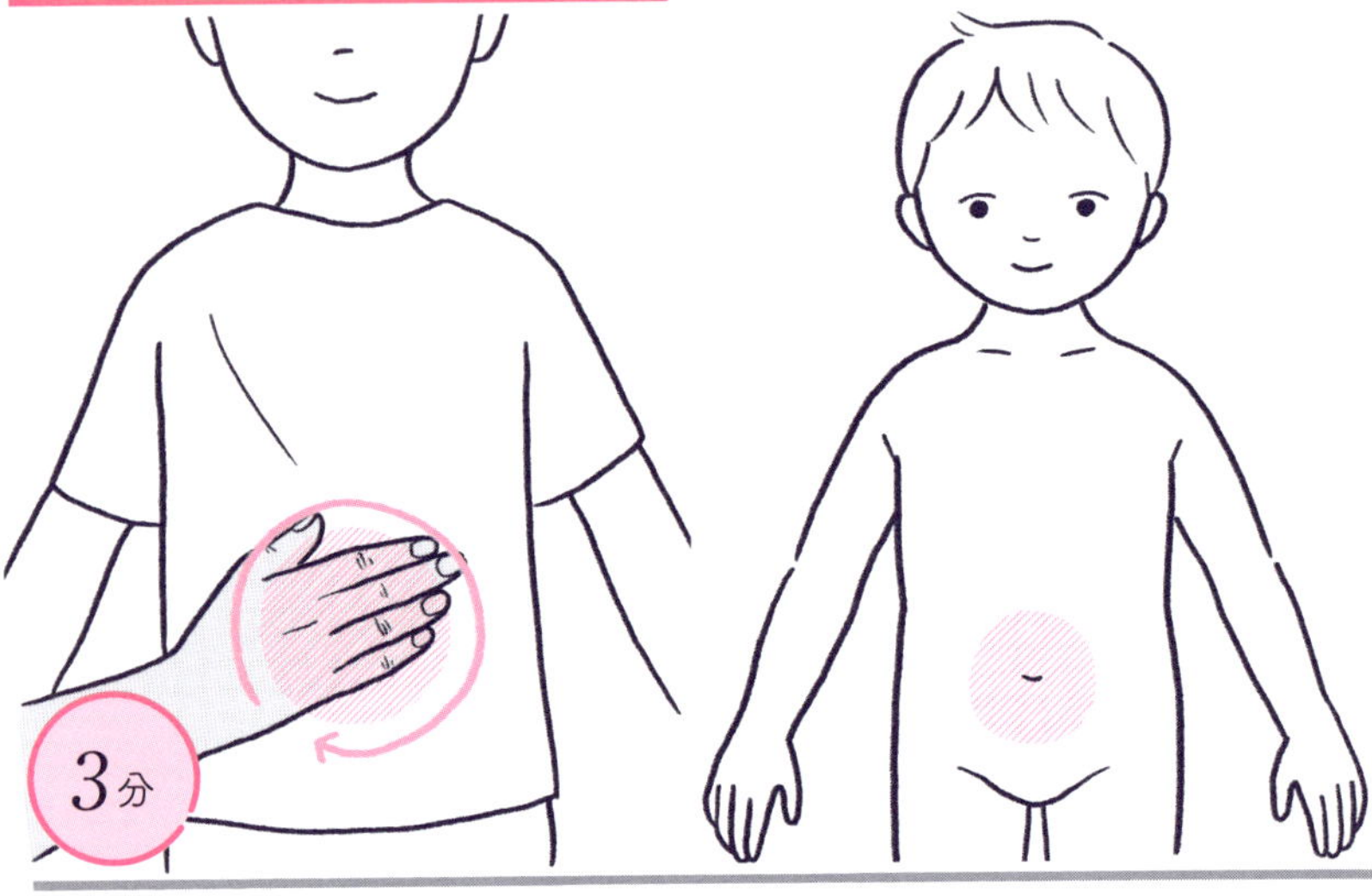

なでるのではなく皮下組織を動かす

下痢・腹痛の基本推拿と同じく、子が薄着の場合は服の上からでもＯＫです。この推拿は簡単なので「おなかをさするだけ」と思われるかもしれませんが、そのやり方がポイントです。

皮膚をなでるようにさするのではなく、きちんと皮下組織まで動くよう、軽く力を入れてさすります。おなかには重要なツボがたくさんあるので、これをやってあげるだけで簡単な便秘は改善するでしょう。

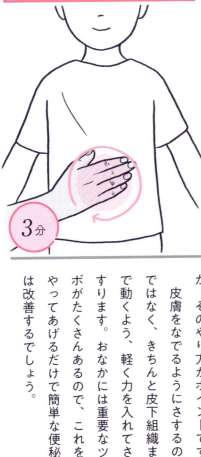

便秘に効くナチュラルおやつ

ここでは、便秘に効果てき面の素朴な健康おやつを紹介します。少し時間はかかりますが、簡単ですからぜひ作ってみましょう。

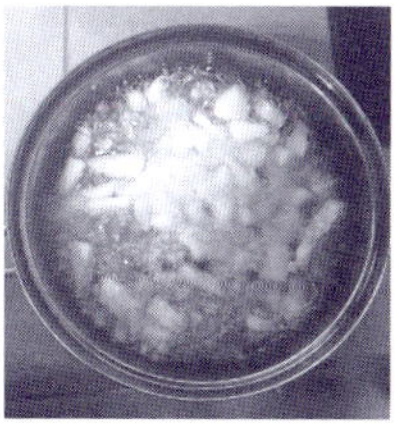
おやつ

材料

水　600㎖
りんご　半分
白菜　大きめの葉　1枚
セロリ（葉っぱは取る）　1本
お米　お米用の計量カップ4分の1（ひとつかみ程度）

下準備

セロリの筋を取る。

お米を除く全部の材料を、5㎜程度の角切りにする。

作り方

下準備を終えた材料を鍋にすべて入れ、蓋をして強火にかける。

沸騰してきたら、中火にして10分煮る。吹きこぼれないよう、ときどき弱火にするなどして調整する。

弱火にしてさらに20分煮る。その間、焦げつかないようときどきかき混ぜる。全体で30分ほど煮込んだら完成。


日本の人にはあまり馴染みがないかもしれませんが、甘いおかゆのようなイメージです。甘みが好みでない場合は、塩を入れて朝ごはんにするのもお勧めです。

食べてみて、翌日お通じがあったら体に合っている証拠ですから、以降も積極的に食べるようにしてみましょう。

CASE
症状：1

コロコロ硬い便

所要時間
計 9 分

ウサギのフンのような便、イライラ、口臭、唇の乾燥など

比較的元気で健康に問題のない子が、便を我慢しているうちに起こしてしまいやすい症状です。
マッサージで余分な熱を放散しましょう。

まずこれ！ ※64ページ参照 **便秘の基本推拿を行う**（3分）

1

六腑を肘から手首に向けてさする

使うツボ

六腑《ろっぷ》
腕の側面、肘から小指側にかけてのライン

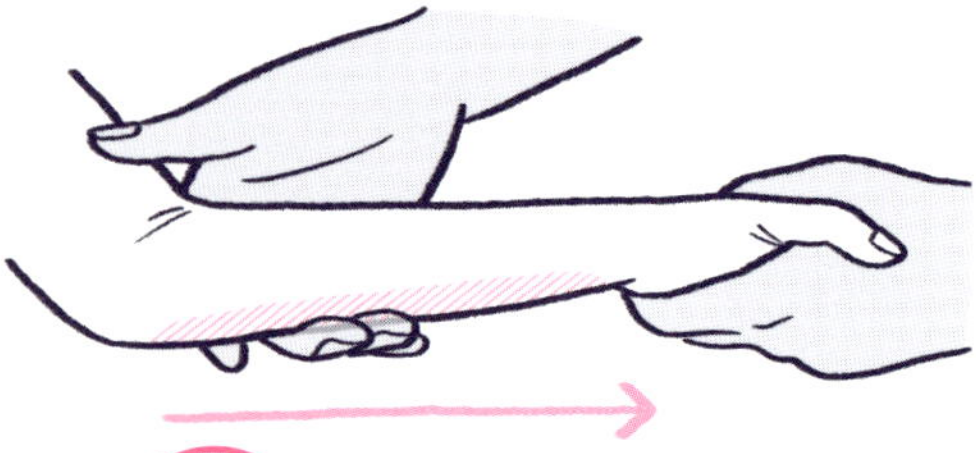

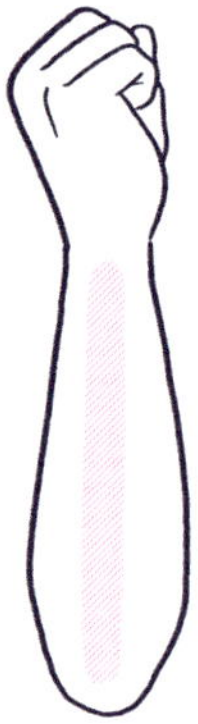

3分

古代中国の知恵「運水入土」とは

ここで使うスキルは「運水入土」。古代中国で生まれた五行という考え方では、腎臓は水で、脾臓は土で表されます。つまり運水入土とは、「乾いた土（脾）に水（腎）を注ぐこと」を言います。潤いが足りなくて出づらくなっていた便は、これによって出やすくなります。

また、この手の便秘には、乳酸菌飲料を試してみるのもよいでしょう。揚げ物は便秘によくないので、控えめに。

2

小指の腹から手のひらの縁親指の腹までのラインをさする

使うスキル

運水入土《うんすいにゅうど》

腎経、内八卦、脾経を刺激する技
小指の腹から始まり
手のひらの縁、親指の腹にわたる

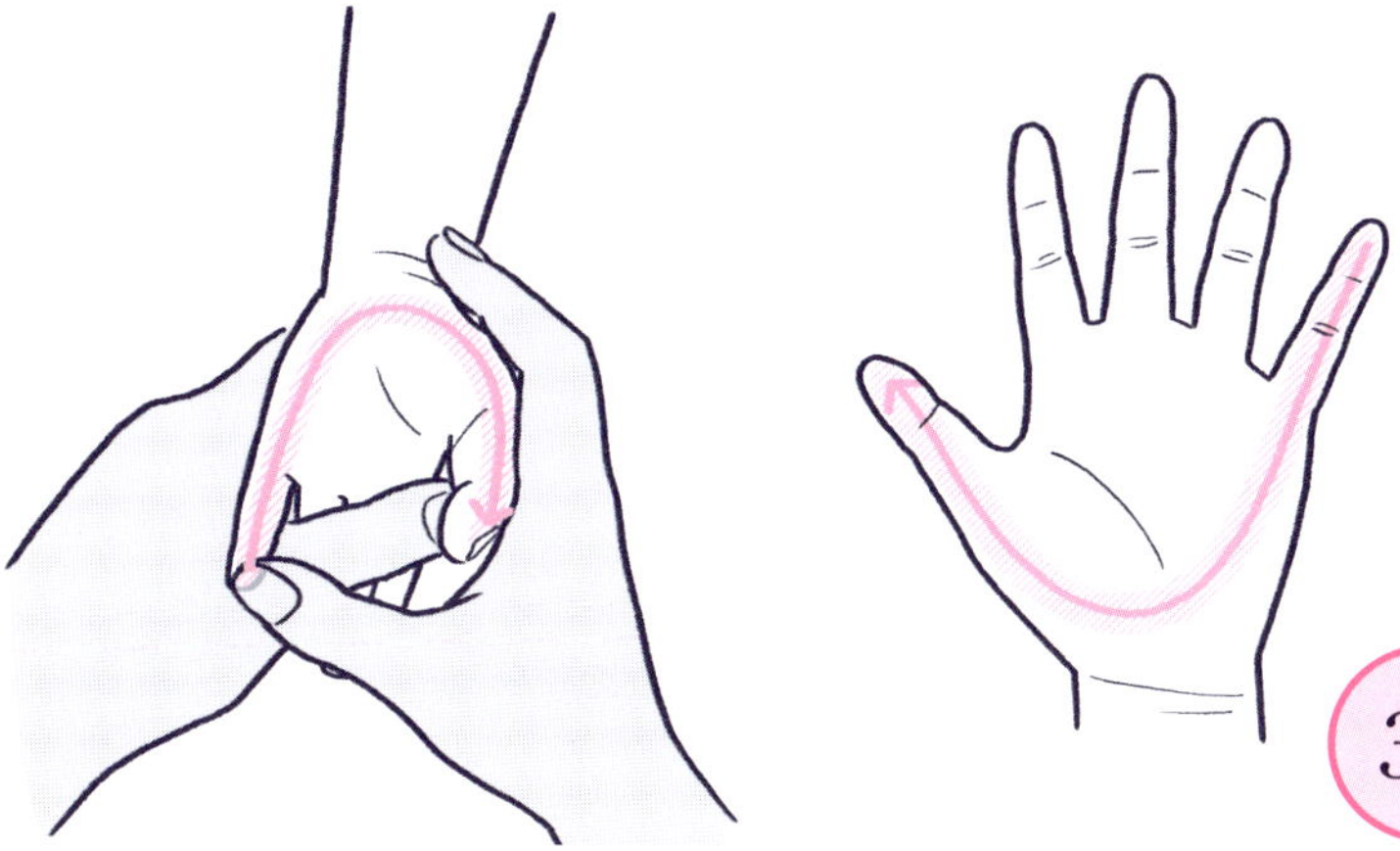

3分

中医学の知恵 4

おなかが緩いのに便秘？

仕事のストレスや過緊張が原因で、便秘になったことがある方は少なくないでしょう。これは子どもも同じで、何か一生懸命やろうとしたときや頑張ったときに、便秘になることがあります。

また意外なことに、便が緩くてもすっきり出なくて、トイレが長い場合も便秘といえます。体が衰えてきた老人に多い症状ですが、弱っている子どもにも起こり得ます。ひと口に便秘といっても、その原因はさまざまです。また、体質的な問題も影響するので、長引くようならば病院や漢方薬局に行って判断を仰ぎましょう。

コロコロと硬いウサギ便のときには、ドラッグストアやネット通販でも買える麻子仁丸《ましにんがん》が効くことがあります。しかし、漢方薬もメリットばかりではないので、漢方医に相談することをお勧めします。

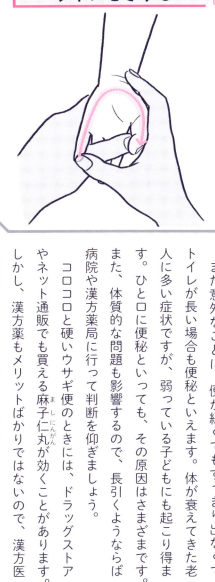

CASE
症状：2

所要時間
計12分

繊細っ子特有の便秘

疲れやすい、汗をかきやすい、午後になると暑がるなど

中医学的には、陰が弱っている状態と考えます。
有効なのは、体質改善の推拿です。即効性のあるマッサージではありませんので、焦らず気長に取り組むようにしましょう。

まずこれ！ ※64ページ参照 **便秘の基本推拿を行う**（3分）

1

親指の腹から手のひらの縁小指の腹までのラインをさする

使うスキル
運土入水《うんどにゅうすい》
脾経、内八卦、腎経を刺激する技
親指の腹から始まり
手のひらの縁、小指の腹にわたる

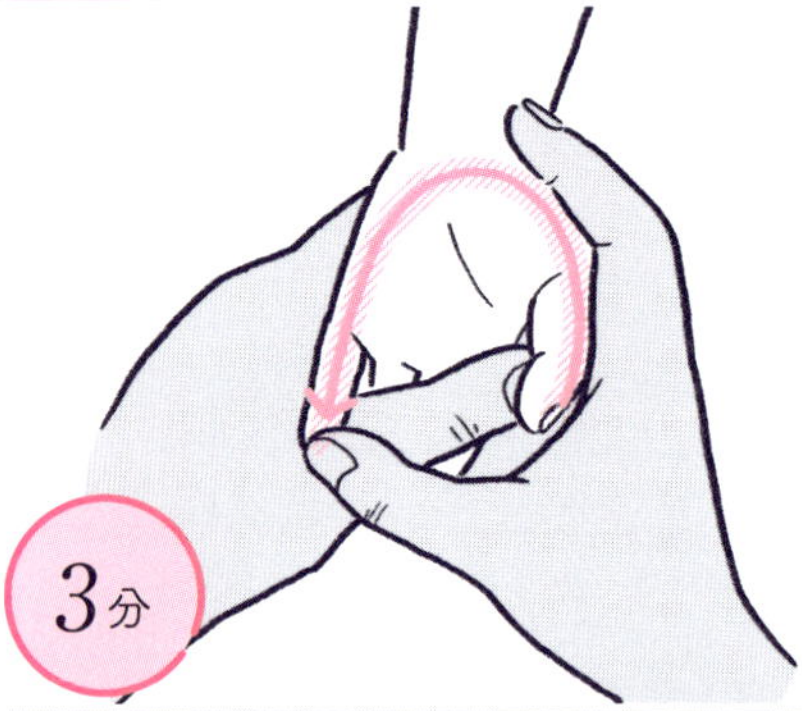
3分

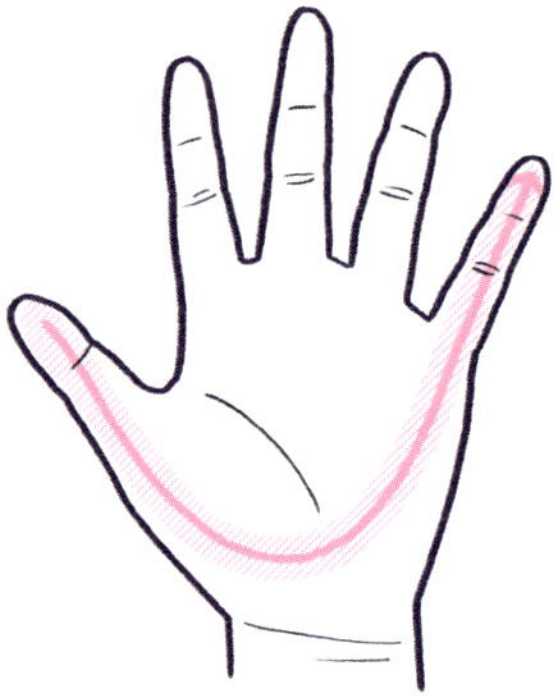

内向的な子によく見られる症状

便がからからなわけではない、または緩いのに出にくい。こういった症状の子は、内向的でおとなしい傾向があります。これは生まれ持った体質のためですから、気長にマッサージをしましょう。

また、この場合には、先ほどの運水入土とは逆方向にさする「運土入水」を使います。五行的には、多すぎる水（腎）に土（脾）を被せて調整すると考えます。

2 二馬を親指の腹で揉む

使うツボ

二馬《にま》

手の甲側、小指と薬指の骨の間

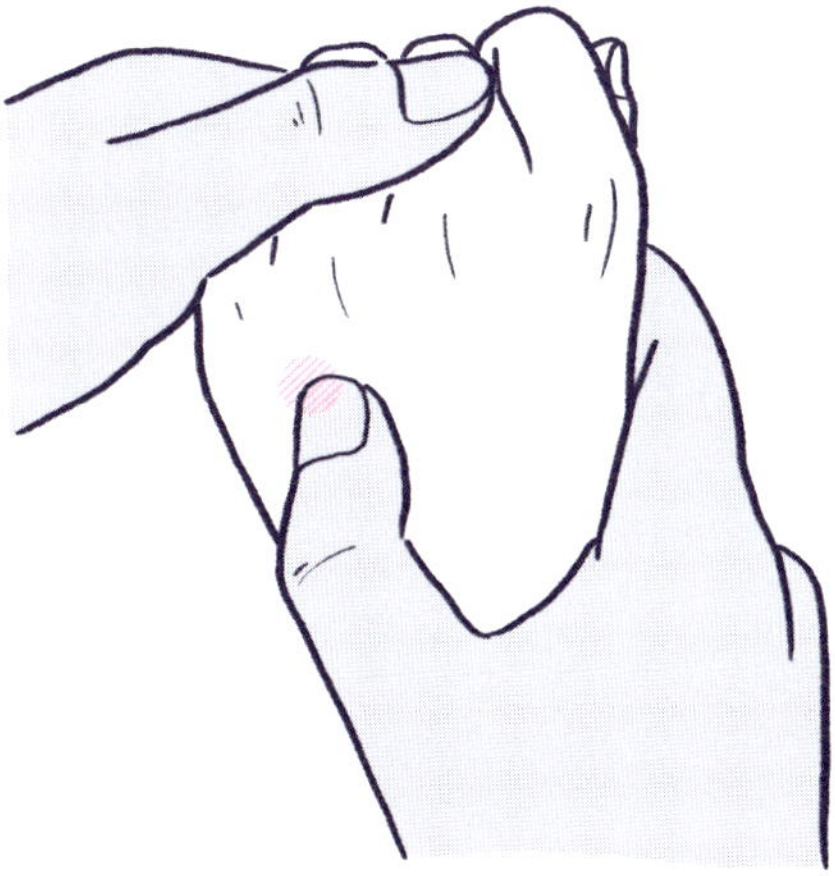

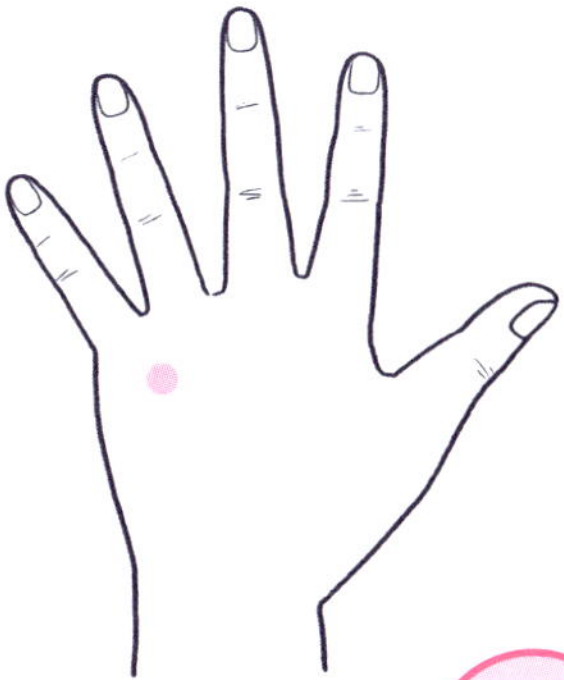

3分

3 三関を手首から肘裏に向けてさする

使うツボ

三関《さんかん》

腕の側面よりやや内側
親指側から肘裏にかけてのライン

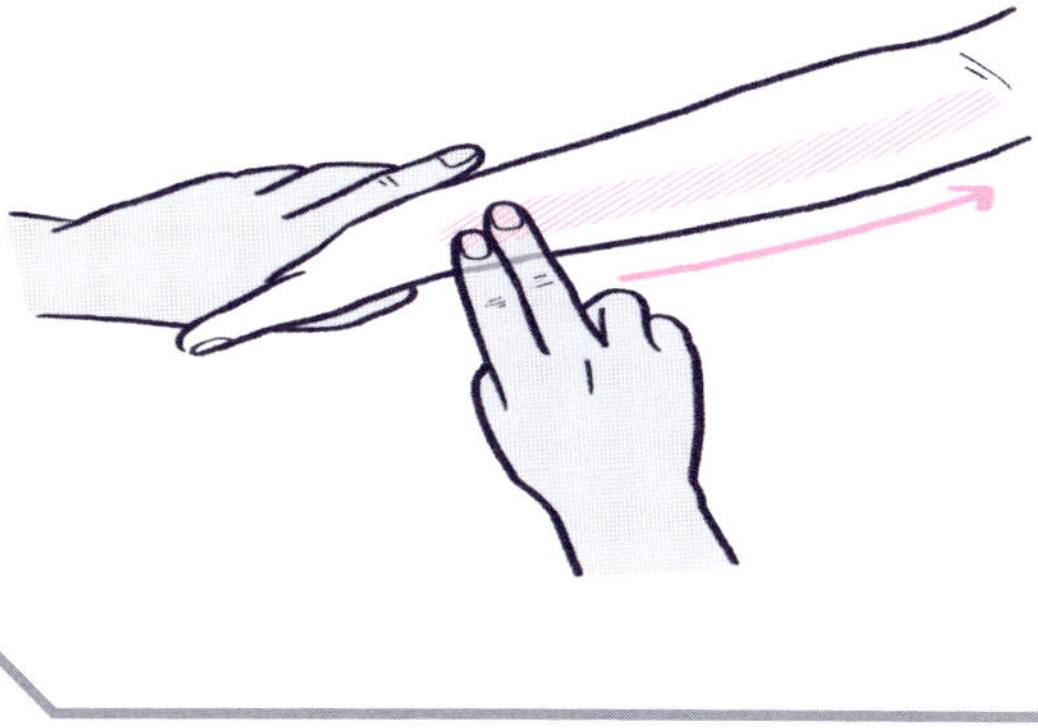

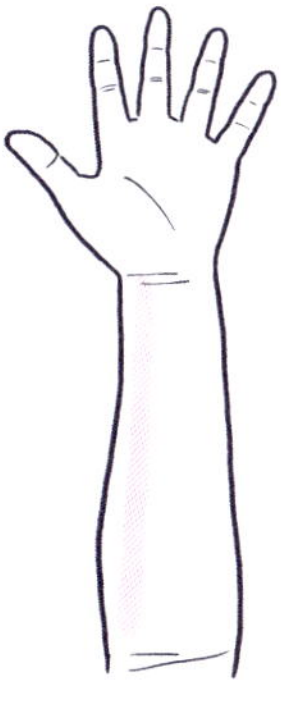

3分

お疲れママさんを癒やす

抜け毛激減！美髪になる「肺経絡」

肌がきめ細かく美しくなる効果もあり

ストレスや加齢で薄毛に悩む女性は少なくありません。かく言う私も、かつては抜け毛に悩んでいました。ここでは、抜け毛を減らし、豊かな髪を復活させる推拿をお知らせします。

使うのは肺経絡《はいけいらく》のツボです。位置は、本書にたくさん出てくる子どもの「三関《さんかん》」と同じです。子どもの場合はさすりますが、大人の場合はここを揉みます。ストレスが溜まっているときには少し痛みを感じますが、我慢できる程度の強さで揉み続けましょう。

ストレスがかかると呼吸が浅くなるため肺に負担がかかりますが、肺経絡を刺激してあげることで胸が開いて呼吸が楽になり、活力が取り戻されるのです。また、猫背が改善することもあります。

中医学では、肺は皮膚と毛を司ると考えるので、皮膚がきめ細かく綺麗になる効果も見込めます。

私の場合、約1カ月で目に見えて抜け毛が減ったのがわかりました。3カ月で完全に落ちつき、美容師さんにも「髪が増えましたね」と言われるように。50代の今は、30代の頃よりも髪が多くつやつやしています。

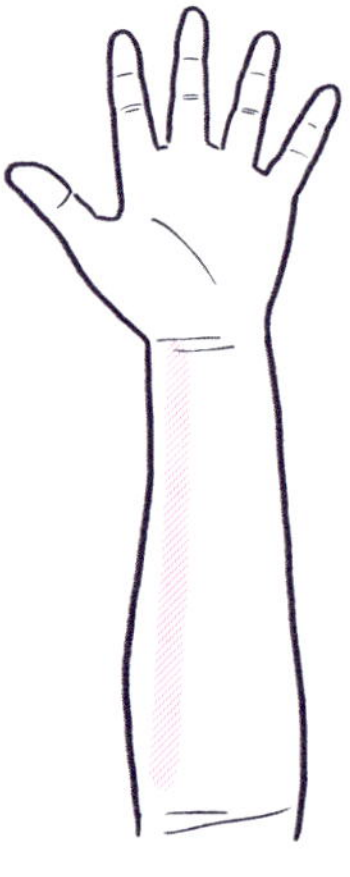

PART 7

吐き気・嘔吐に効く小児推拿

細菌やウイルスによる嘔吐の場合は、薬を使うべきですから、まずは病院に行くことが大事です。マッサージは補助として用いましょう。

それ以外の子どもの嘔吐の原因は大きく分けて二つ。一つは、食べ物が傷んでいた、油っぽすぎた、冷たかったなど、食事由来のもの。

もう一つは、激しい怒りによって引き起こされるものです。ここでは、広く嘔吐に効く推拿を紹介します。

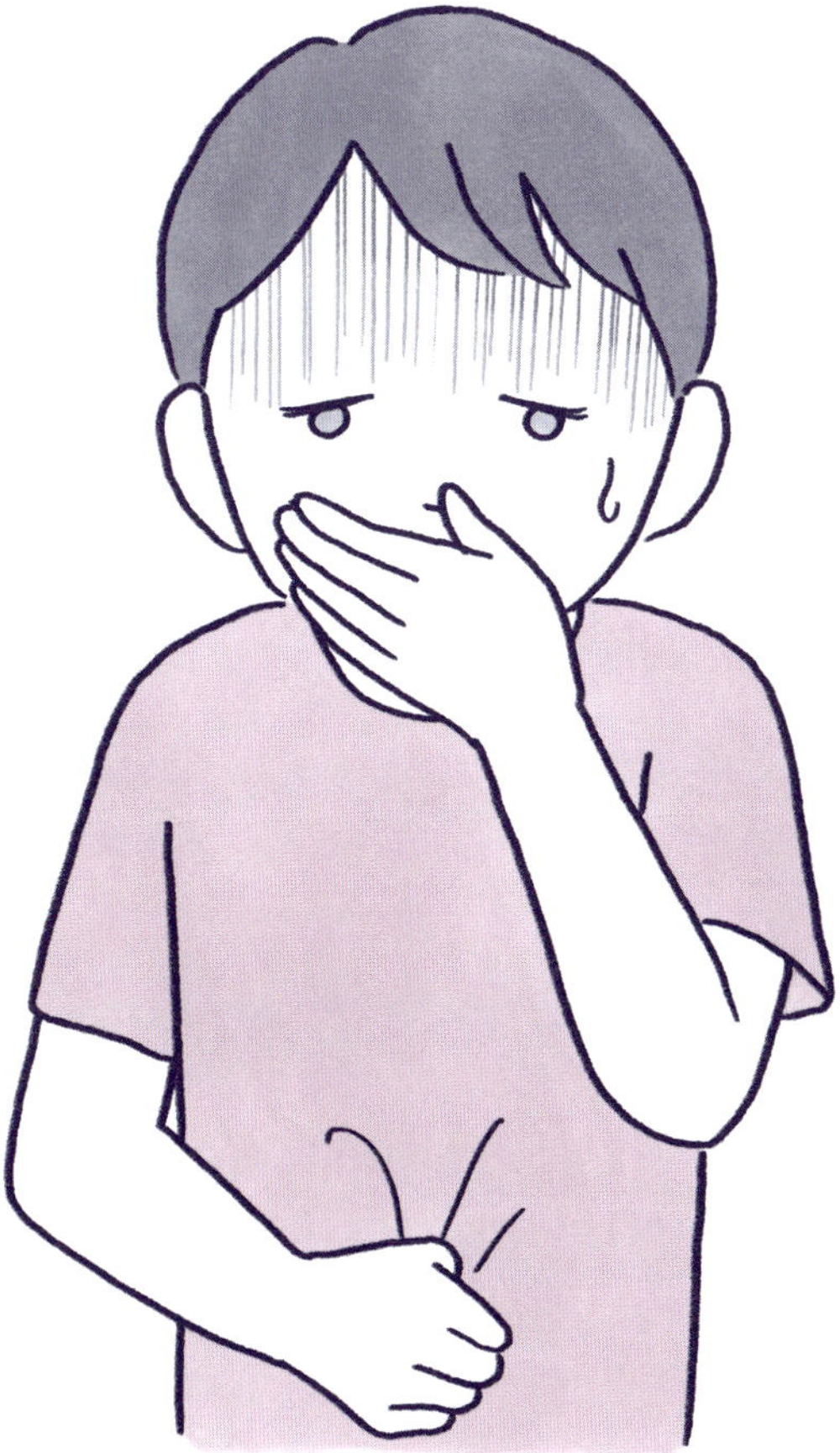

つらい症状を補助的に和らげる

共通の手法

所要時間
計4分

吐き気・嘔吐の基本推拿

即効性がある手法ではありませんので、あくまで病院治療の補助として考えましょう。
病院への移動中や待ち時間などにやるのにも、いいマッサージです。

1

脊椎をやや強めに下に向けてさする

使うツボ

脊椎《せきつい》（首）
首の後ろの骨のライン

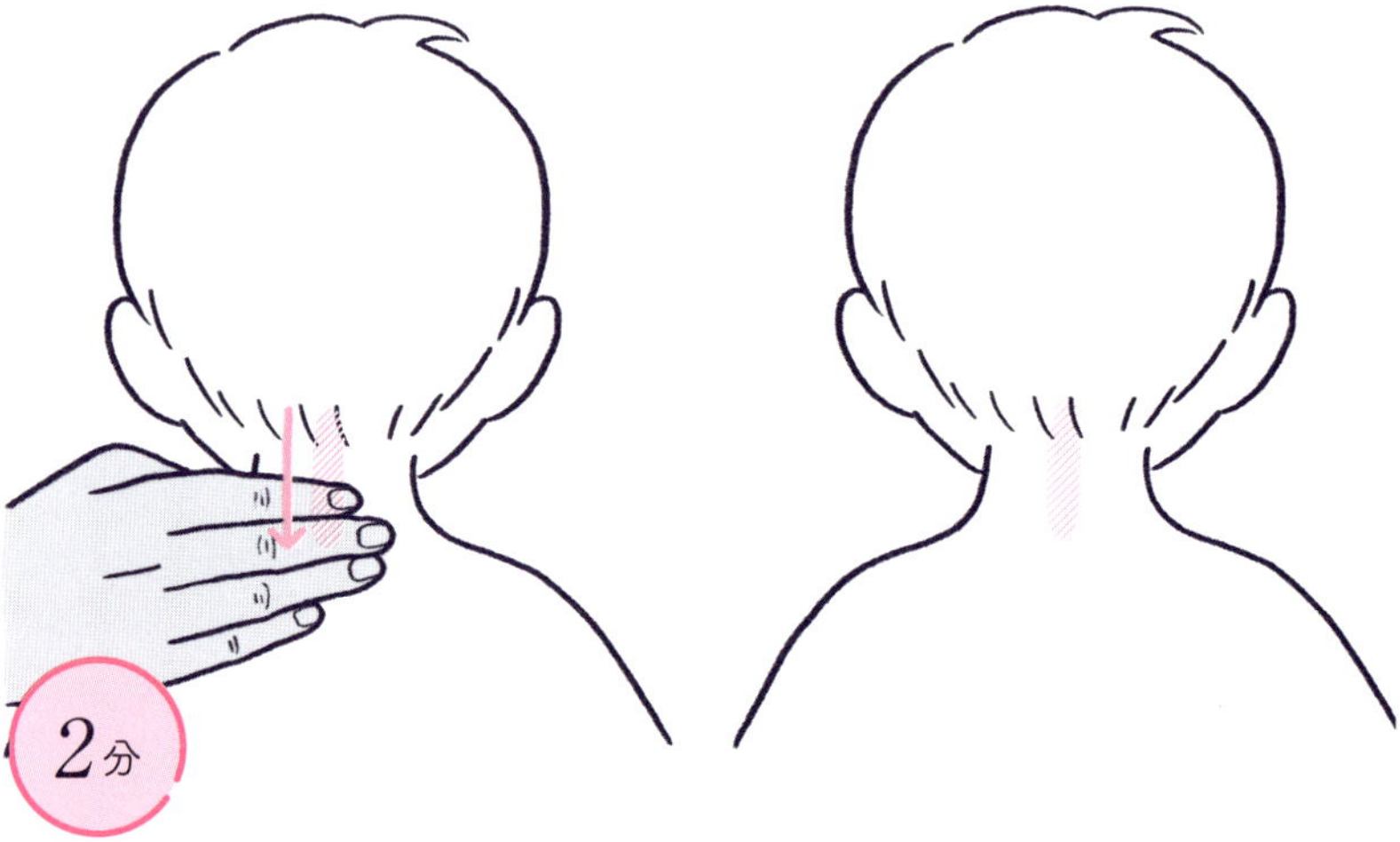

首の余分な熱が吐き気の原因か

感染性の胃腸炎などからくる嘔吐には、西洋医学が力を発揮します。この共通の手法についても効果は穏やかなものですから、子どもが吐いたら、まずは病院に連れて行きましょう。

中医学というより、私の長年の経験によりますが、子どもの場合は首の間に余分な熱が溜まってそれが吐き気になっているのではないかな、と思うことがあります。悪さをする熱を流し、冷ましてあげることが大事です。

2 板門を上下にさする

使うツボ

板門《ばんもん》
手のひら側
親指の付け根のふくらみ

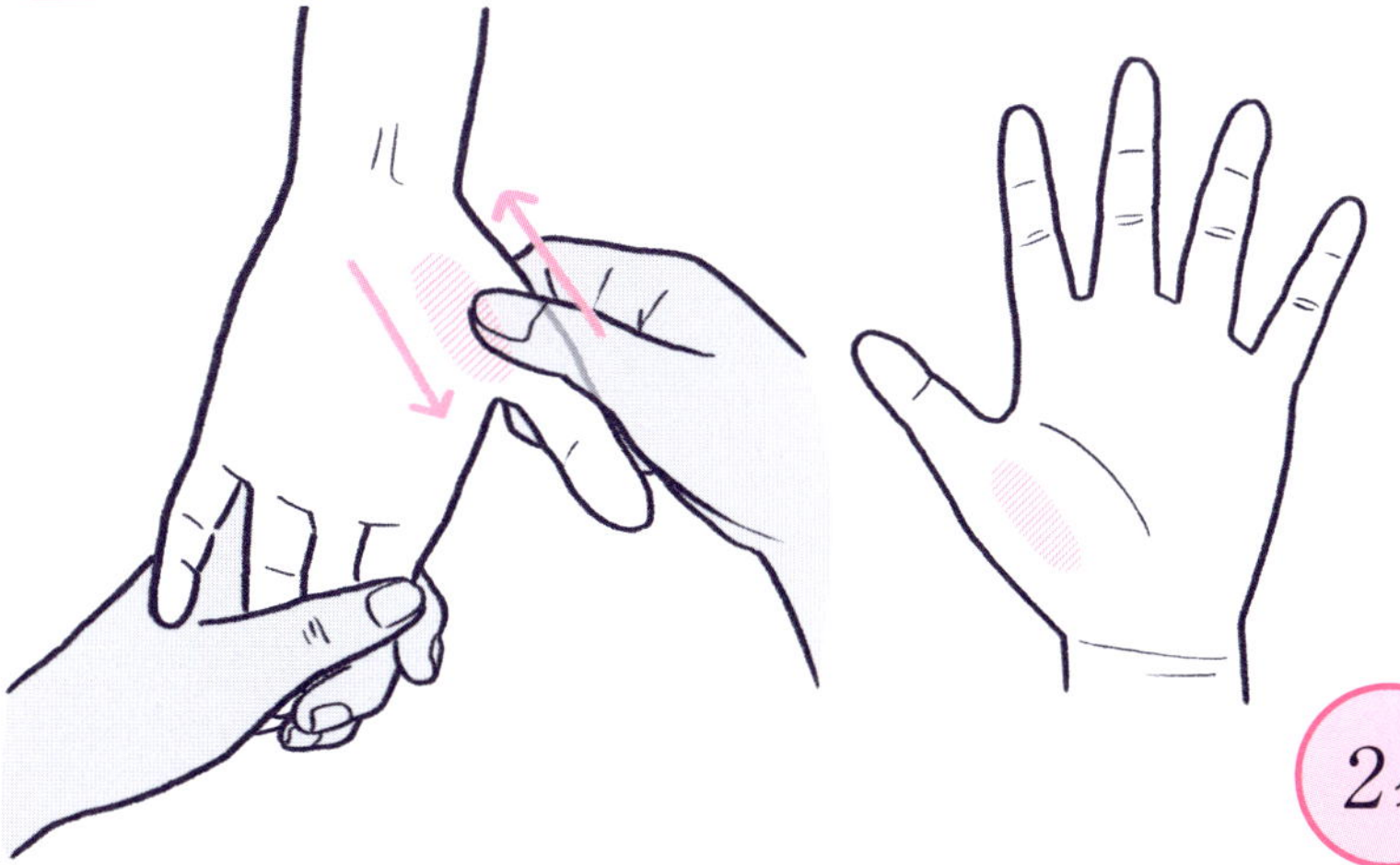

2分

中医学の知恵 5
嘔吐・腹痛・下痢に効くお茶

吐き気や腹痛、下痢に効くお茶レシピを紹介します。

❶生米半カップを洗って、濡れたまま鉄鍋、またはステンレス製の鍋に平らに敷く。(このとき油はいりません)

❷大人の親指くらいの大きさの生姜《しょうが》を2~3枚、1㎜くらいに薄くスライスして①の鍋に入れる。

❸弱火で1時間炒める。急ぐ場合は強火でもOK。部分的にきつね色になったらかき混ぜて、満遍なく火が行きわたるようにする。すべてがきつね色になったら完成。

これをコップにカレースプーン1杯ほど入れ、お湯を注いで飲みます。夏場は特に腐りやすいので、なるべく早めに使いきりましょう。底に残ったふやけたお米は、食べてもOK。生姜が苦手なら、炒ったあと取り出しても大丈夫です。

CASE 症状：1

食べ過ぎ・消化不良による嘔吐

所要時間 計10分

吐瀉《としゃ》物に塊がある、口臭、
硬便か軟便、酸っぱい臭いの便など

子どもの不調のポピュラーな症状です。消化不調の軽いえづき、唾液と一緒に込み上げる少量の嘔吐など、親が気づきにくいケースも。普段からしっかり見ていてあげましょう。

まずこれ！ ※72ページ参照 **吐き気・嘔吐の基本推拿を行う**（4分）

1

脾経を上下にさする

使うツボ

脾経《ひけい》
親指の爪の右横から
第一関節にかけてのライン

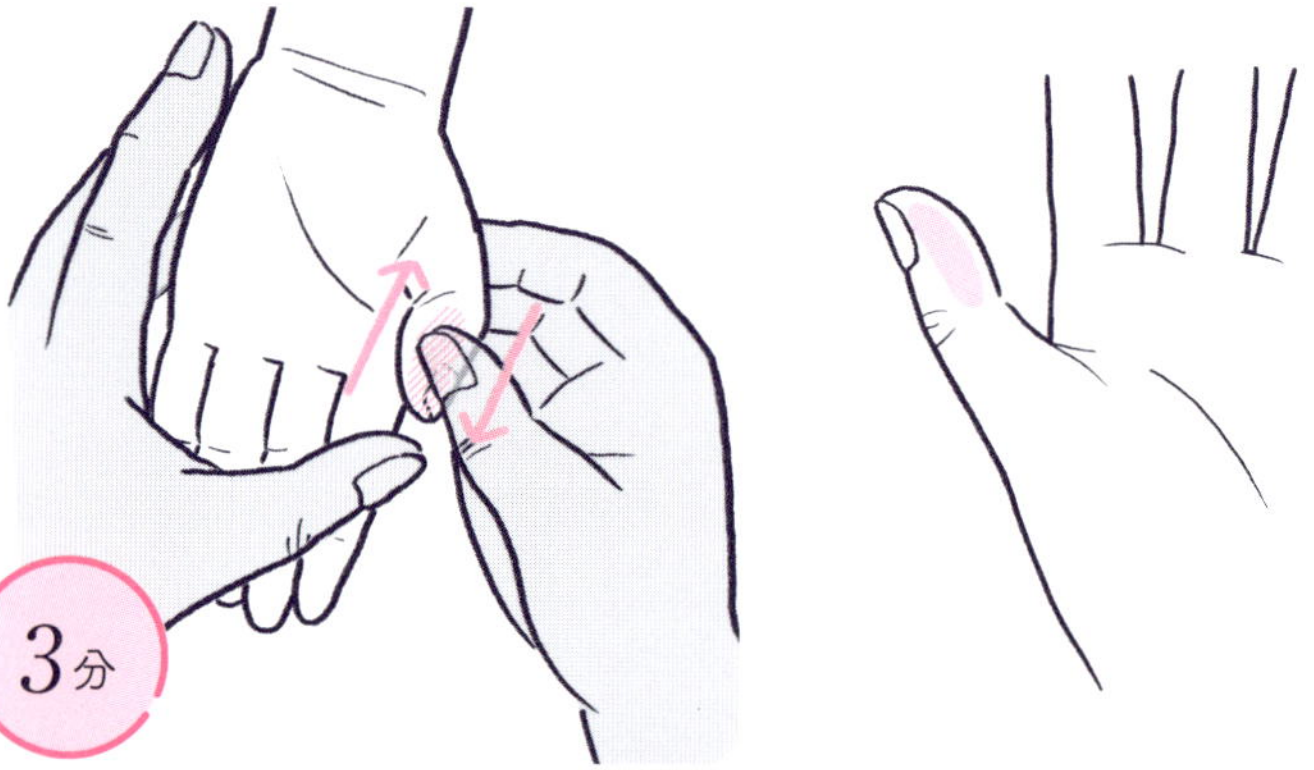

3分

病後の回復食には消化のよいものを

子どもの体調不良は、ウイルス性のほかには消化不良が原因であることが多いものです。消化不良は万病のもとであり、腹痛や嘔吐もその症状の一種といえます。そのため、消化不良を癒やす脾経や板門《ばんもん》といったツボが、多く使われます。

子どもの胃腸は未発達なので、冷たいもの、油もの、辛いものは控えめにすべきです。病後は柔らかいおかゆなどの、回復食を食べましょう。

2 内八卦を時計回りにさする

使うツボ

内八卦《うちはっけ》

手のひらの各指の丘の下方を通る円のライン

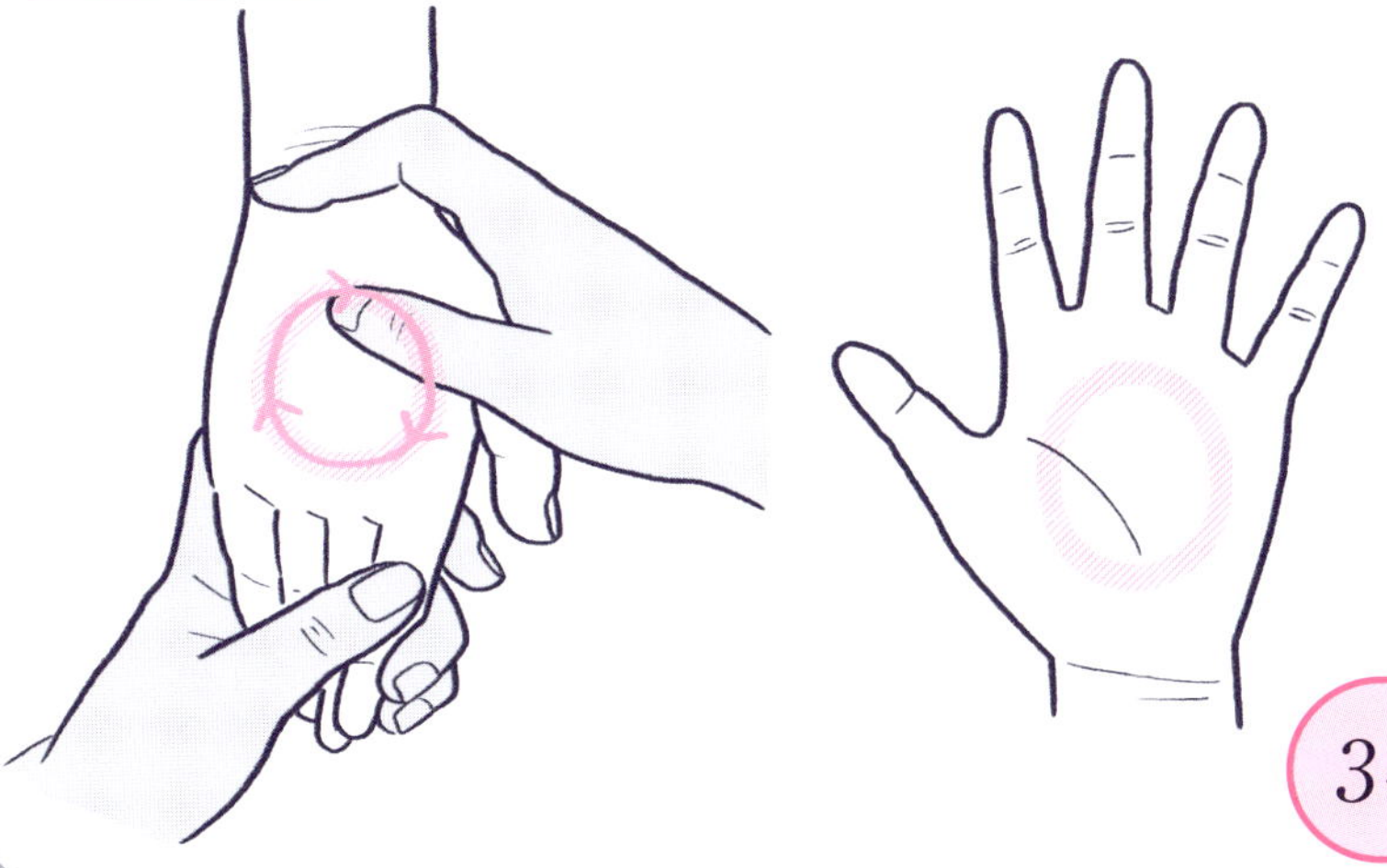

3分

中医学の知恵 6

ピアスで目がよくなる!?

私が子どもの頃の話ですが、漢民族の小さな子がピアスをしているのを見て、びっくりしたことがありました。その子の母親に「学校に行く歳になったら、きっと先生に怒られるよ!」と言うと、彼女は「これは目をよくするツボに空けているんだよ。私たちの伝統なの」と微笑んだのでした。

実際、耳には100を超えるツボがあります。中医学を学んだ今では、あのときのお母さんが言っていたことには一理あるなと納得しています。耳たぶには、目に効くツボがあるのです。

詳細なツボの位置を考えずとも、耳たぶを揉むと目の疲れが癒やされます。目が疲れたなと思ったら、2分ほど、痛くない程度の強さで揉んでみましょう。ちなみに、1日に何回やっても大丈夫です。

CASE
症状：2

おなかの風邪による嘔吐

所要時間
計10分

酸っぱい臭いの吐瀉物《としゃ》、臭い便、顔色が赤いなど

感染性の胃腸炎などによる嘔吐は、手強いもの。
通院後には優しくマッサージをして、子どもの吐き気や気持ちの悪さを緩和させてあげましょう。

まずこれ！ ※72ページ参照 **吐き気・嘔吐の基本推拿を行う**（4分）

1 胃経を上下にさする

使うツボ
胃経《いけい》（板門よりやや外側）
手のひら側、親指の第一関節から手のひらの終点にかけてのライン

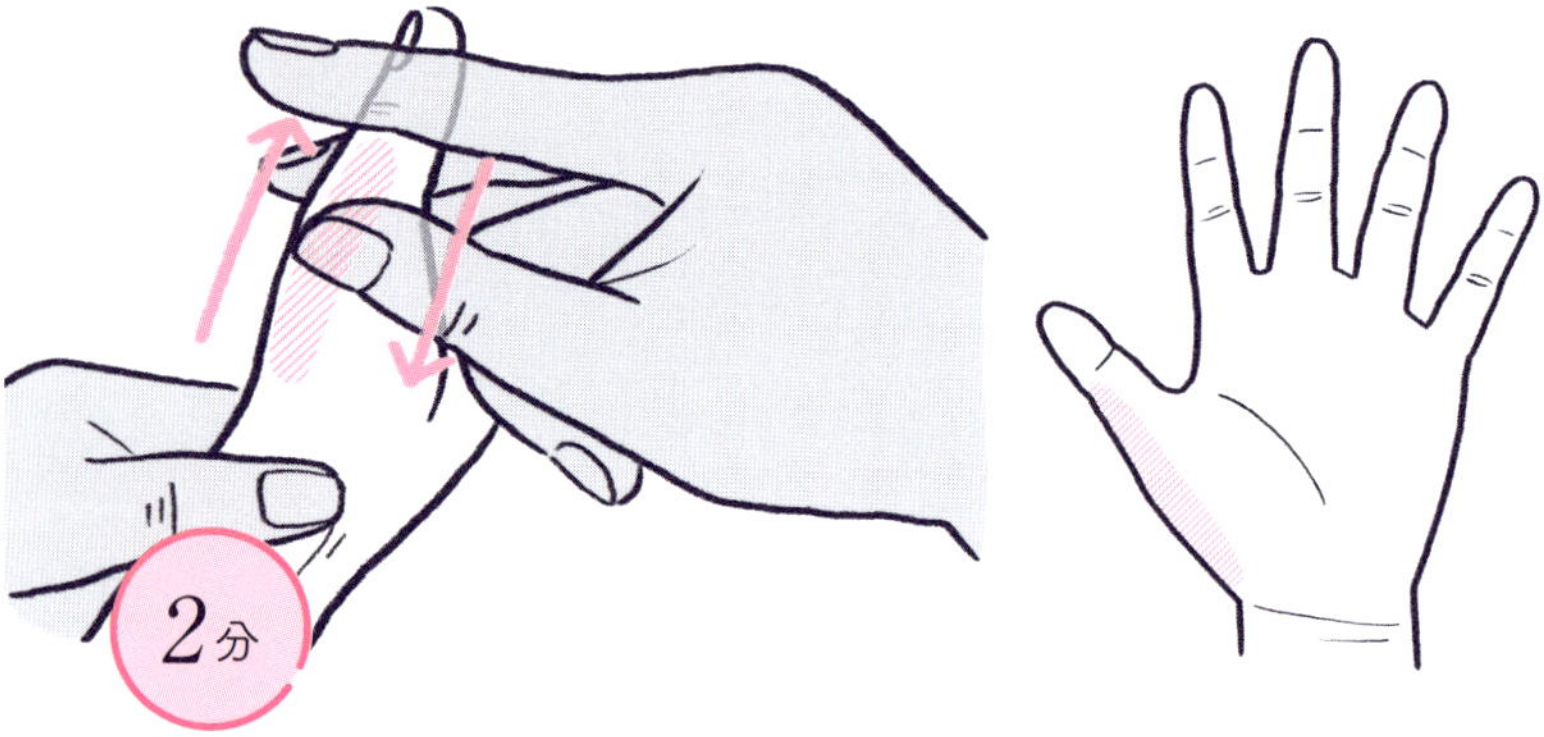

天然の消化剤大根を食べよう

六腑は強い効き目のあるツボなので、それほど長く刺激する必要はありません。熱を下げすぎると、ほかの体調不良が出てくる可能性があるので、所定の時間を守りましょう。

おなかの風邪の場合は胃腸を休めるためにも、無理に食べさせるのは控えましょう。また、水分はしっかり取らせましょう。

大根は天然の消化剤なので、病中病後のみならず、普段からお勧めです。

2 大腸経を指先に向けてさする

使うツボ

大腸経《だいちょうけい》

人差し指の側面
親指側のライン

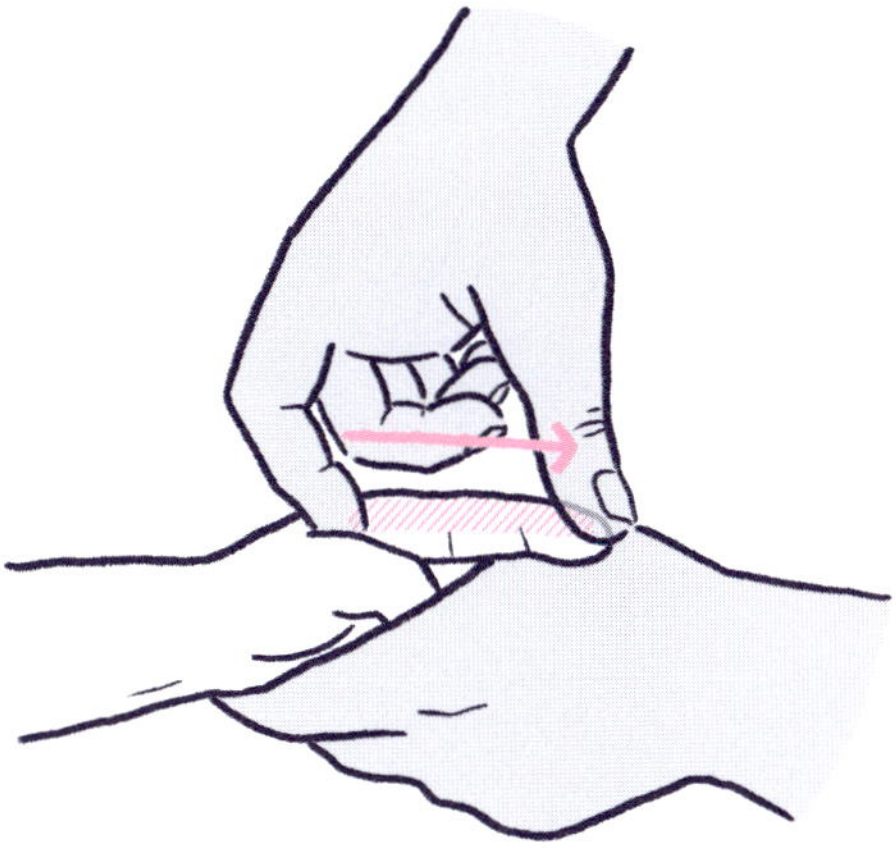

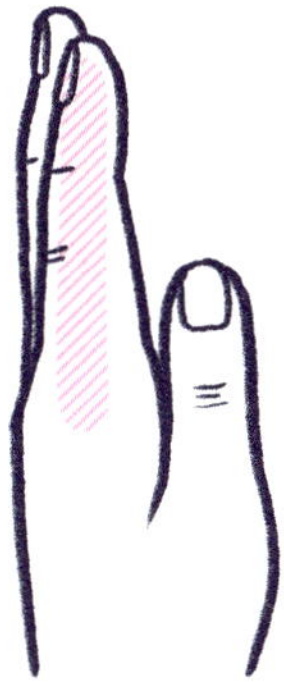

3分

3 六腑を肘から手首に向けてさする

使うツボ

六腑《ろっぷ》

腕の側面、肘から
小指側にかけてのライン

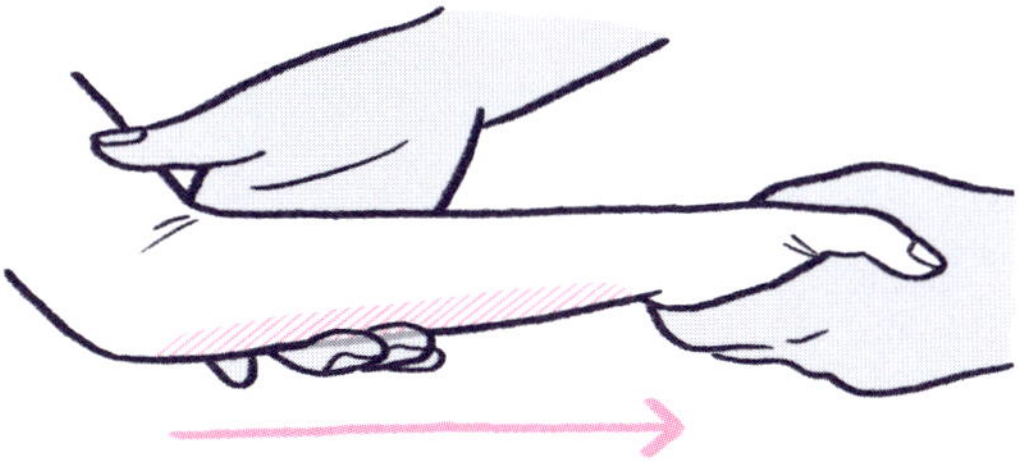

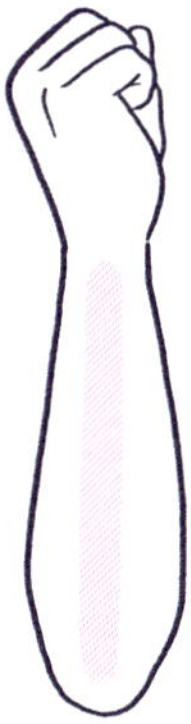

1分

CASE

症状：3

冷えからくる嘔吐

所要時間 計8分

臭いがしない吐瀉《としゃ》物、水っぽい便、
普段より腕や太ももが冷たいなど

冷えは吐き気や嘔吐の原因になることも。
しかし、一般の方には冷えているかどうか判断しづらいので、吐いたものに臭いがない場合にはこのマッサージをやってみましょう。

まずこれ！ ※72ページ参照 **吐き気・嘔吐の基本推拿を行う**（4分）

1

外労宮を親指の腹で揉む

使うツボ

外労宮《がいろうきゅう》
手の甲の中ほど
人差し指と中指の骨の間

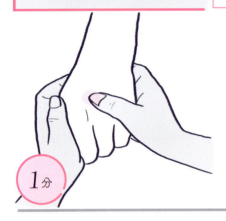

1分

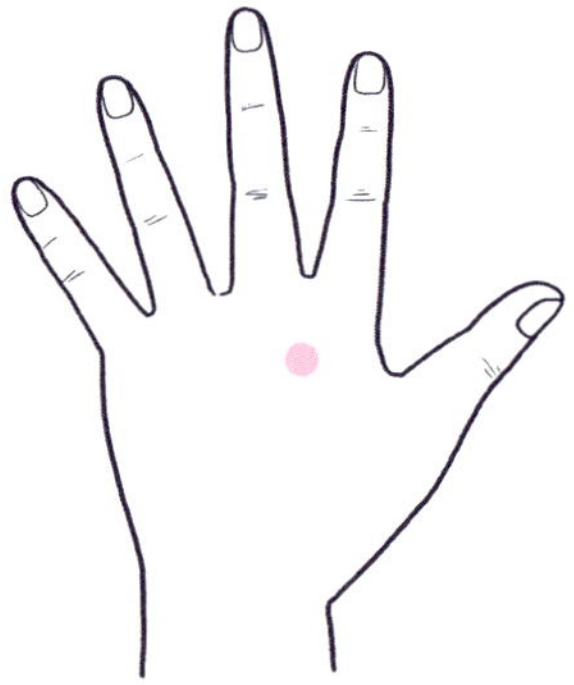

冷えには三関を長めに

子どもが吐いてしまったが、原因がよくわからない。そういうとき、もし吐瀉物に臭いがなければこの推拿の出番です。冷えのせいで体内で食べ物を発酵させることができず、食べたものをそのまま戻してしまうので、臭いがしないのです。

運動嫌いの場合は、日頃から体を動かす機会を増やしましょう。また、三関は体を温める作用があるので、長めにやってあげるとよいでしょう。

2 三関を手首から肘裏に向けてさする

使うツボ

三関《さんかん》

腕の側面よりやや内側
親指側から肘裏にかけてのライン

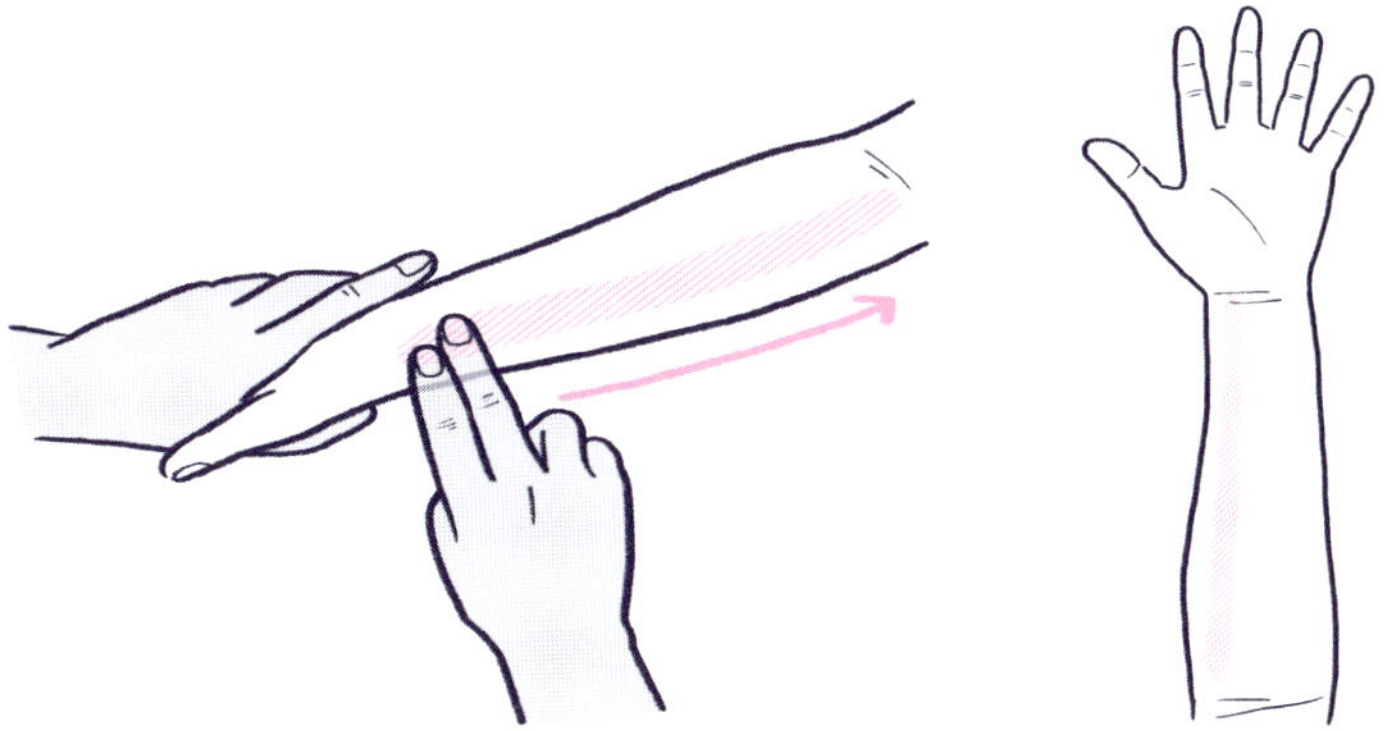

3分

中医学の知恵 7

冷えには長芋カレー

食養生が発達している中国では、健康にいい食品が数多く売られています。長芋の粉もその一つです。お湯をかけて混ぜるととろんとするもので、冷えるときには、それをそのまま食べていました。中医学的には肺機能を落ちつかせる効果があり、冷えに効くとされているのです。

冷えはなかなか改善しにくい体質でもあり、食養生などの日常的なアプローチが大事です。長芋は栄養豊富でぜひ食べてほしい食材ですが、独特のネバつきが苦手な子は多いでしょう。

そこで、ジャガイモの代わりに長芋をカレーに入れることをお勧めします。メークインなどのじゃがいもよりもさっぱりした味で、歯ごたえもさわやかで、私は普通のカレーよりもおいしく感じました。

CASE
症状：4

所要時間
計 10分

繊細っ子 特有の嘔吐

水っぽい吐瀉物《としゃ》、寝相が悪い、夜泣き、驚きやすいなど

ストレスを溜めがちな繊細っ子たちは、胃に余分な熱を溜めて嘔吐を催しがちです。急性の場合には即効性がありますが、慢性的なストレスには気長に付き合っていきましょう。

まずこれ！ ※72ページ参照 **吐き気・嘔吐の基本推拿を行う**（4分）

1

肝経を指先に向けてさする

使うツボ
肝経《かんけい》
人差し指の手のひら側のライン

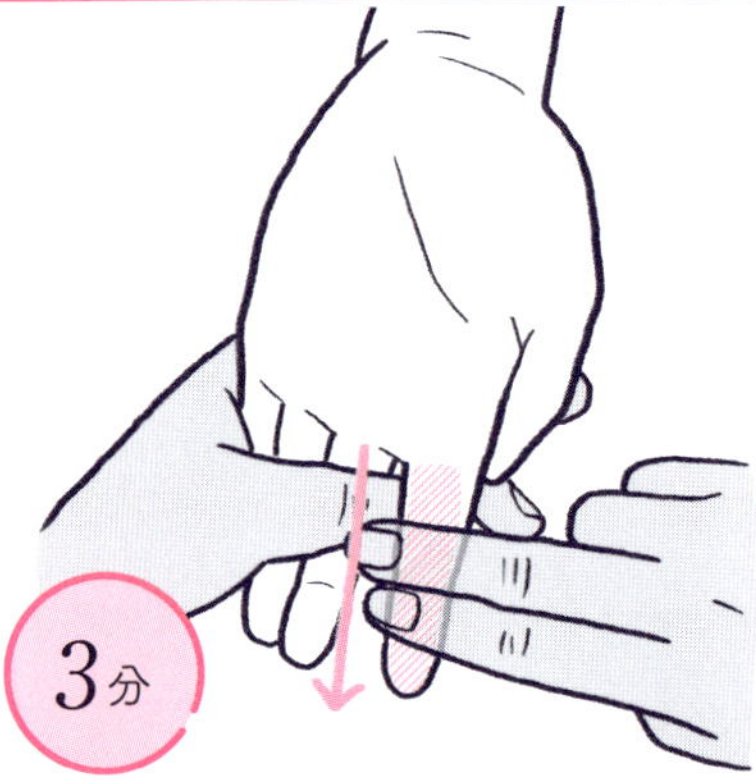

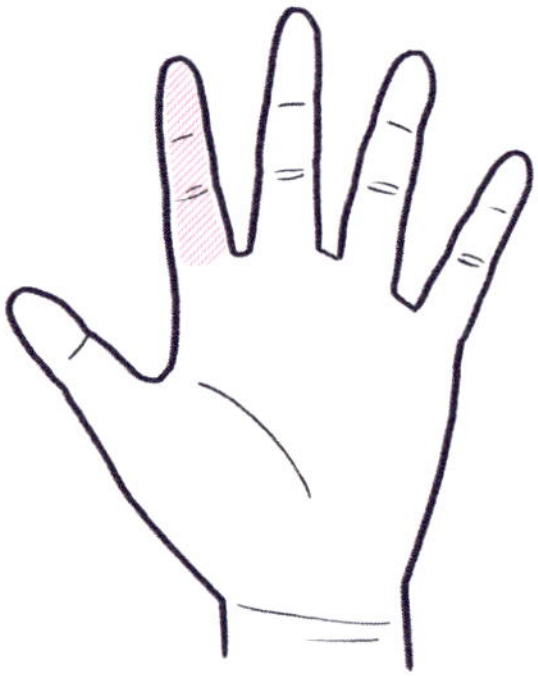

推拿とともに心理ケアも

発達に問題を抱える子や敏感な子は、ストレスに強い反応を示します。水を飲んでも吐き気がしたり、胃に食べ物がなくても吐いてしまったりするのです。

うまく言葉を操れない年齢であれば、一番味方になってほしい親にも言うことができず、孤独に我慢を重ねてしまいます。小天心のツボはストレスによく効くので、普段から活用しましょう。また推拿だけでなく、心理面のケアをしてあげましょう。

2 小天心を親指の腹で揉む

使うツボ

小天心《しょうてんしん》
手首の内側の横じわの中心よりやや上

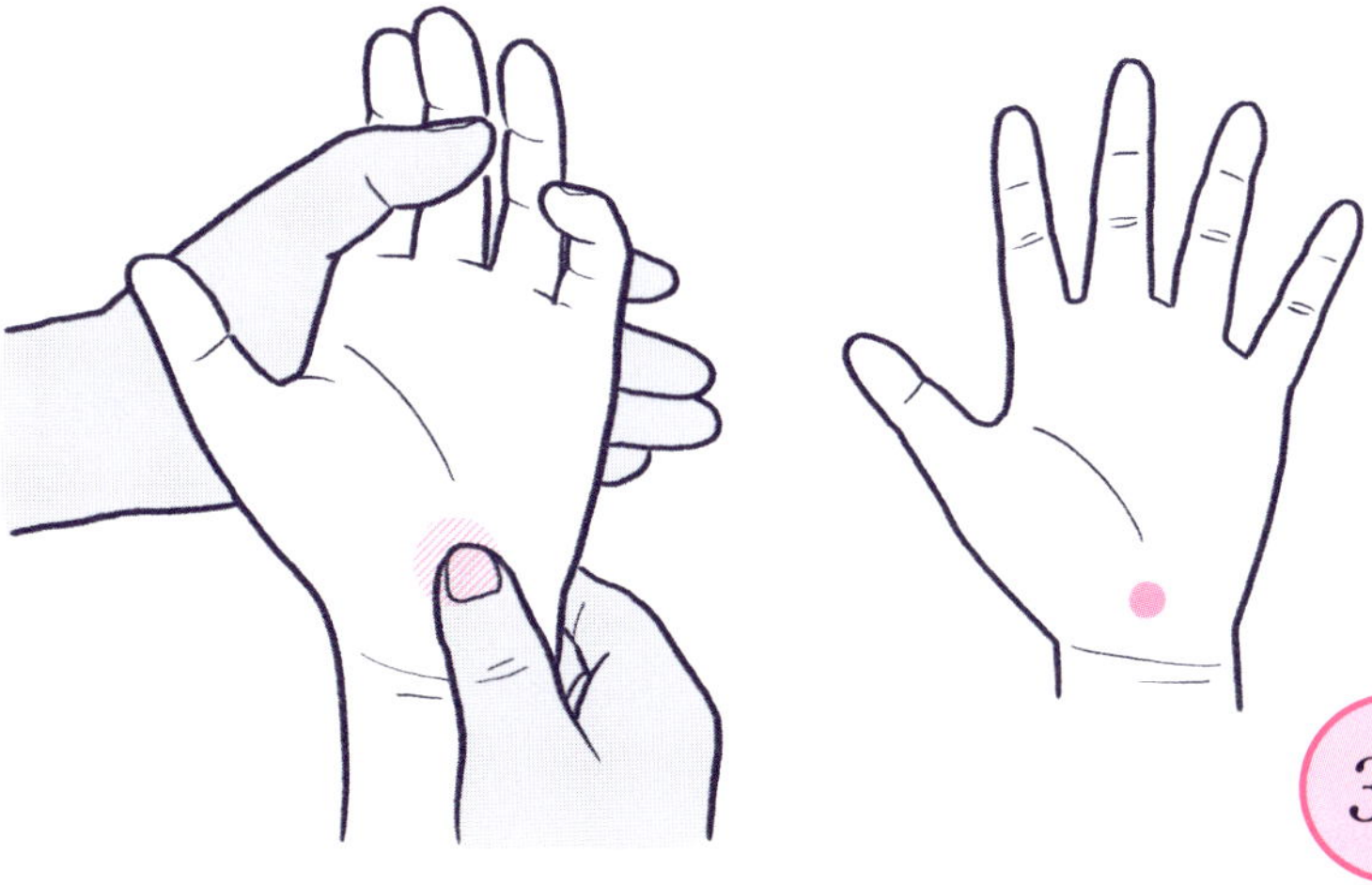

3分

中医学の知恵 8

ストレスに効く膻中のツボ

緊張というのは、未知の世界への恐怖や怯えのことです。子どもはまだ知らないことがいっぱいなので、大なり小なり、緊張のなかで過ごしています。

赤ちゃんはとにかくいろんなものを触りたがりますが、あれは知らない世の中を知るためです。いつも好奇心と恐怖心にさらされているので、緊張することも多いのです。

緊張が続き、子どもがストレスを感じているときには、膻中《だんちゅう》（16ページ参照）のツボを刺激してあげるとよいでしょう。場所は、両方の乳首の間（真ん中）です。

ストレスが溜まっている場合、ここを揉むかさするかすると痛みを感じるはずです。深呼吸をしながら刺激すると、効き目がよくなります。繊細な子には膻中のツボを教えて、自分でさすれるようにしてあげるとよいでしょう。また、もちろん大人にも使えるツボです。

Column

体験談 2

頑固な便秘がするり！ 高熱化を回避！ 二児の子育てでわかった小児推拿のすごさ

相澤春子さん（仮名）40代女性（息子13歳／娘9歳）

私は関東在住の一男一女の母で、稲葉さんにはたびたびお世話になってきました。

息子には、生後8カ月くらいから便秘の症状がありました。なかなか重症で、なんと4日もお通じがないことも！

病院に連れて行って浣腸《かんちょう》をしたり、薬を飲ませたりして、そのときはよくなってもしばらくするとまたぶり返します。

食物繊維の多い料理を心がけてもいましたが、子どもが嫌がるわりに、それほど効果を感じませんでした。

しかし、稲葉さんに便秘に効く小児推拿をやってもらうと、するりと改善したのです。しかも施術中、息子は遊び感覚で楽しそうにしていました。

それから定期的に推拿を受け、小学校に入る頃には便秘はなくなっていました。

また、娘はよく発熱する子でしたが、教えてもらった発熱の推拿がてきめんに効きました。

素人の自分がやって効くのか半信半疑でしたが、マッサージしてあげると、風邪が悪化せずに微熱のままよくなっていったのです。いつも風邪を引くと高熱化していたので、本当に驚きました。

ふたりが幼い頃から推拿をやってあげていたので、今でもことあるごとに「お母さん、マッサージして〜」と言ってきます。息子は反抗期に入る年齢ですが、推拿の触れ合いのおかげか、今でも仲良しです。

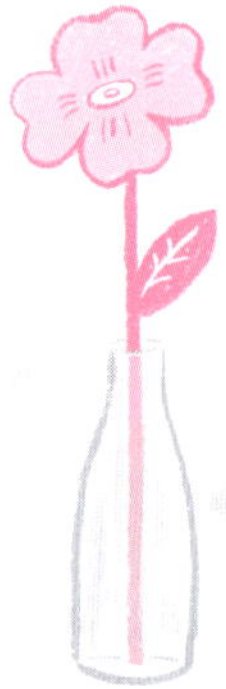

PART 8

咳に効く小児推拿

咳の起こり方は大まかに三種類です。寒気や寒暖差によって肺が弱まり、風邪を引いて起こる咳。冷えた体を温めるために、体が余分な熱を作って溜め込んで起こる咳。そして、消化不良によって起こる咳です。

幸いなことに、咳にはマッサージが効きやすいので、ぜひお子さんに試してみましょう。

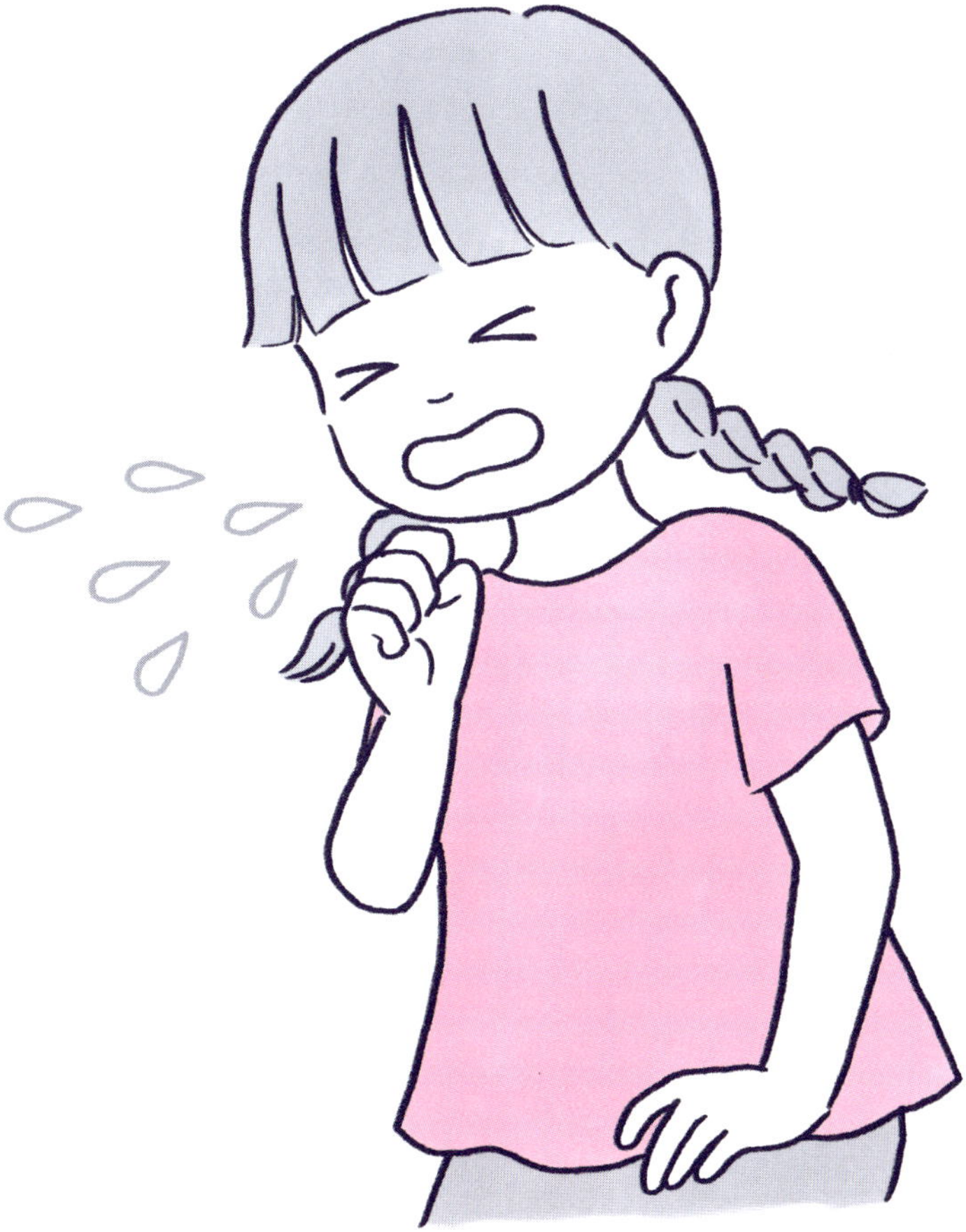

嫌がる場合は肺経だけでも◎

共通の手法

所要時間
計5分

咳の基本推拿

頭のツボを触ると、子が痛がることがあります。
その場合は、肺経のみを5分やるのもOKです。頭のツボを触っても痛がらなくなったら、不調がよくなっている証です。

1

肺経を指先に向けてさする

使うツボ

肺経《はいけい》
薬指の手のひら側のライン

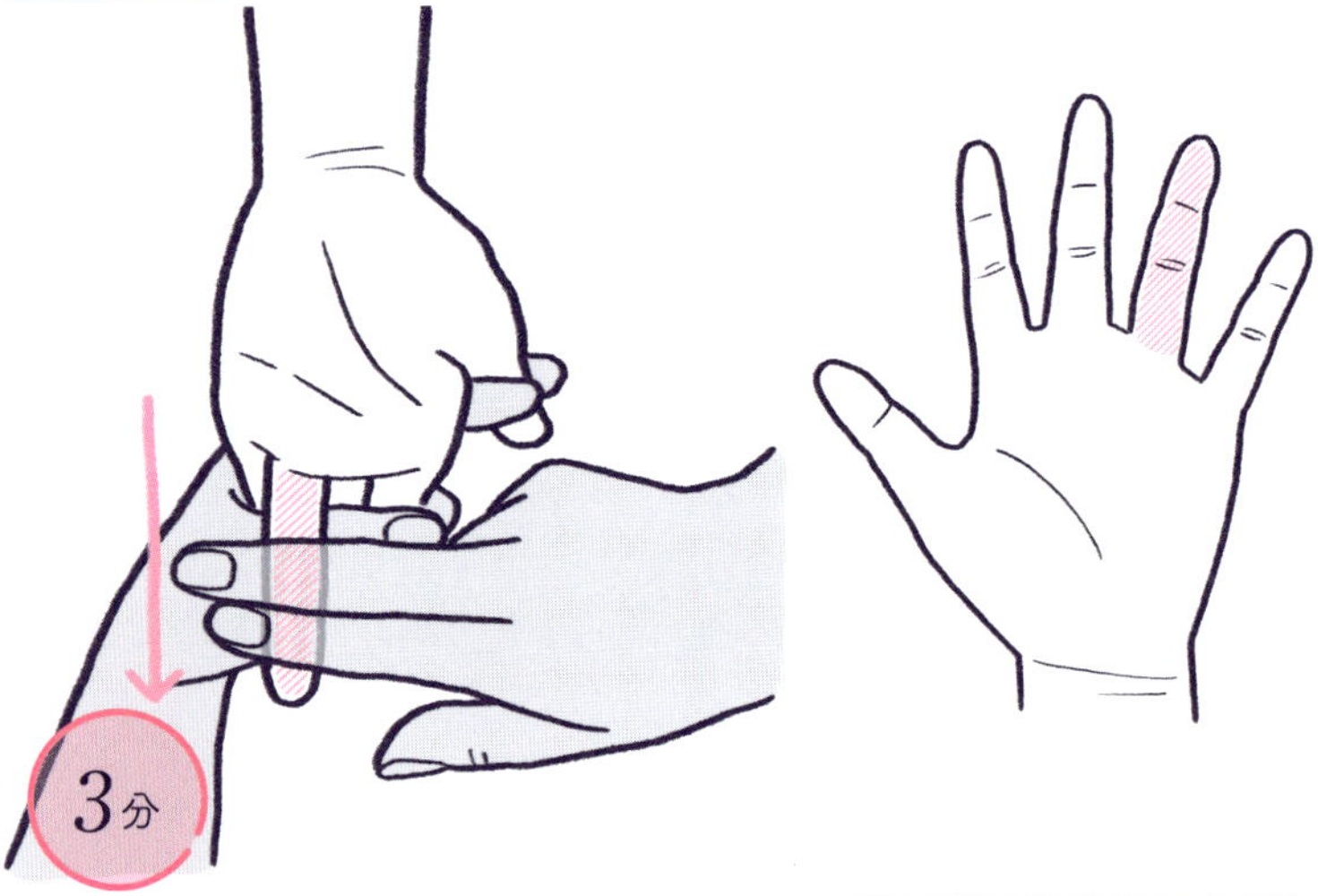

長芋が肺機能を高める!?

一瞬の寒暖差などで出る咳はあたりまえの反応なので、軽いものには敏感になる必要はありません。風邪で病院に行ったけれど咳の症状がつらそう、病後に咳だけが長引く、といった場合には推拿をやってあげるとよいでしょう。

中医学的には、長芋には肺を潤し、咳を和らげる効果があると考えます。長芋入りのお好み焼きや長芋スープは、子どもにも食べやすいと思います。

2 天門を髪の生え際に向けてさする

使うツボ

天門《てんもん》

眉間の真ん中から
髪の生え際にかけてのライン

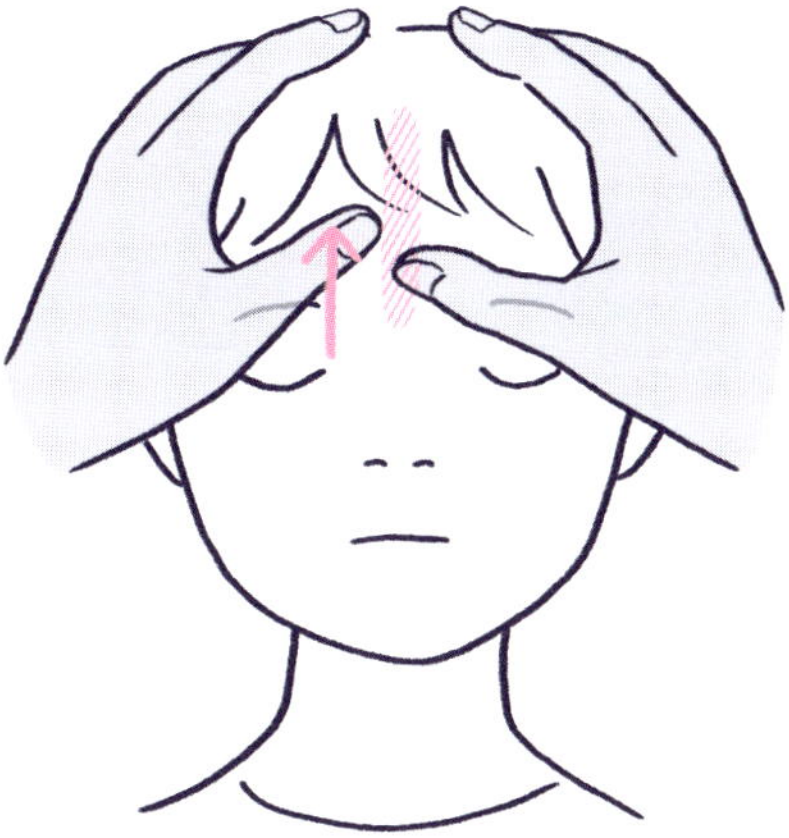

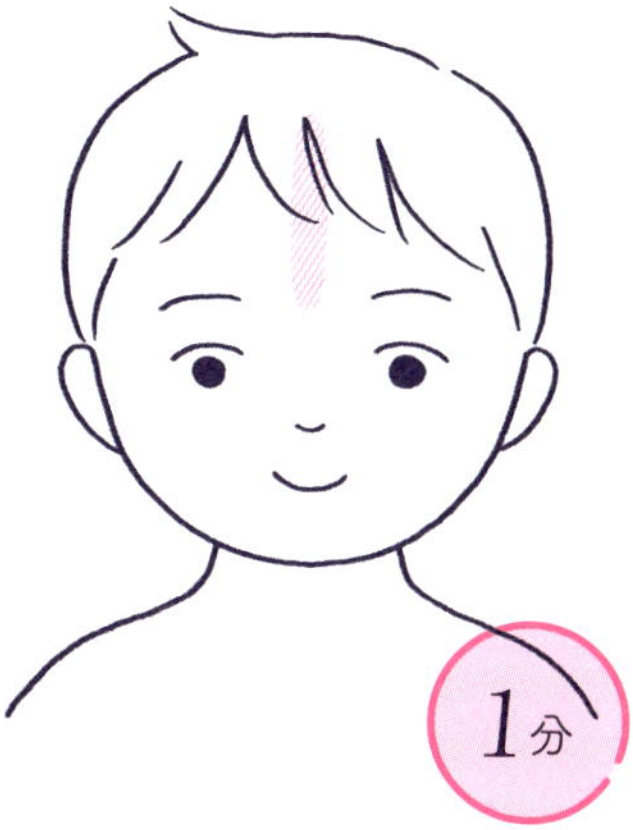

3 坎宮を両端に向けてさする

使うツボ

坎宮《かんきゅう》

眉毛のライン

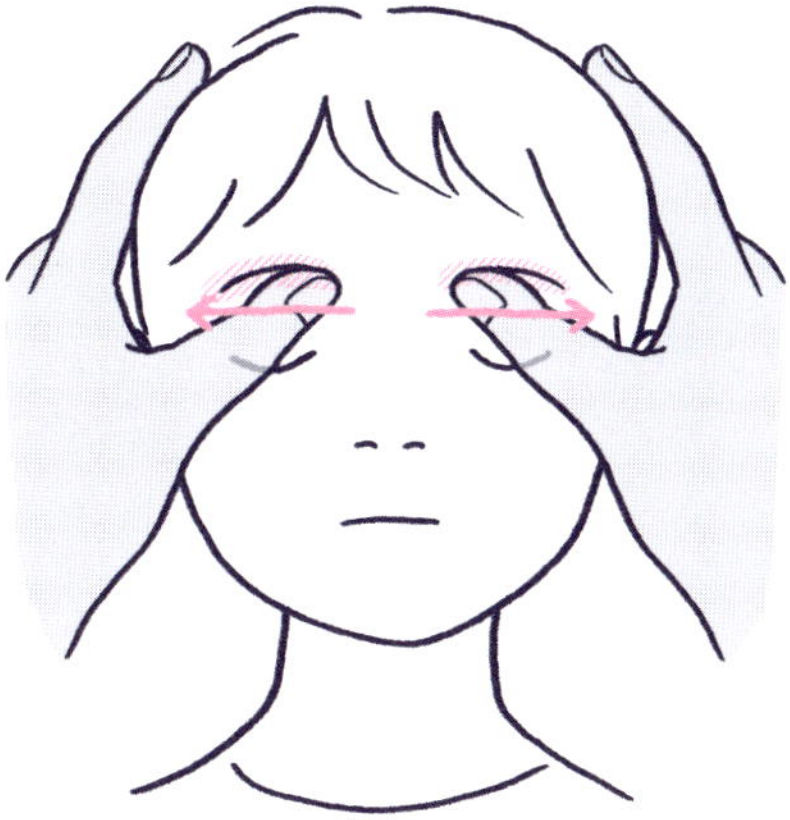

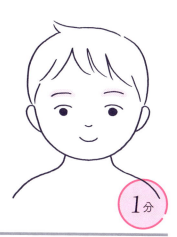

CASE
症状：1

風邪の引き始めの咳

所要時間
計10分

疹や鼻水が透明で水っぽい

まだ熱は出ていないけれど、風邪の前触れかも……といったときにはこのマッサージの出番です！

もちろん、すでに病院にかかっているときにも OK。


まずこれ！ ※84ページ参照 **咳の基本推拿を行う**（5分）

1 三関を手首から肘裏に向けてさする

使うツボ
三関《さんかん》
腕の側面よりやや内側
親指側から肘裏にかけてのライン

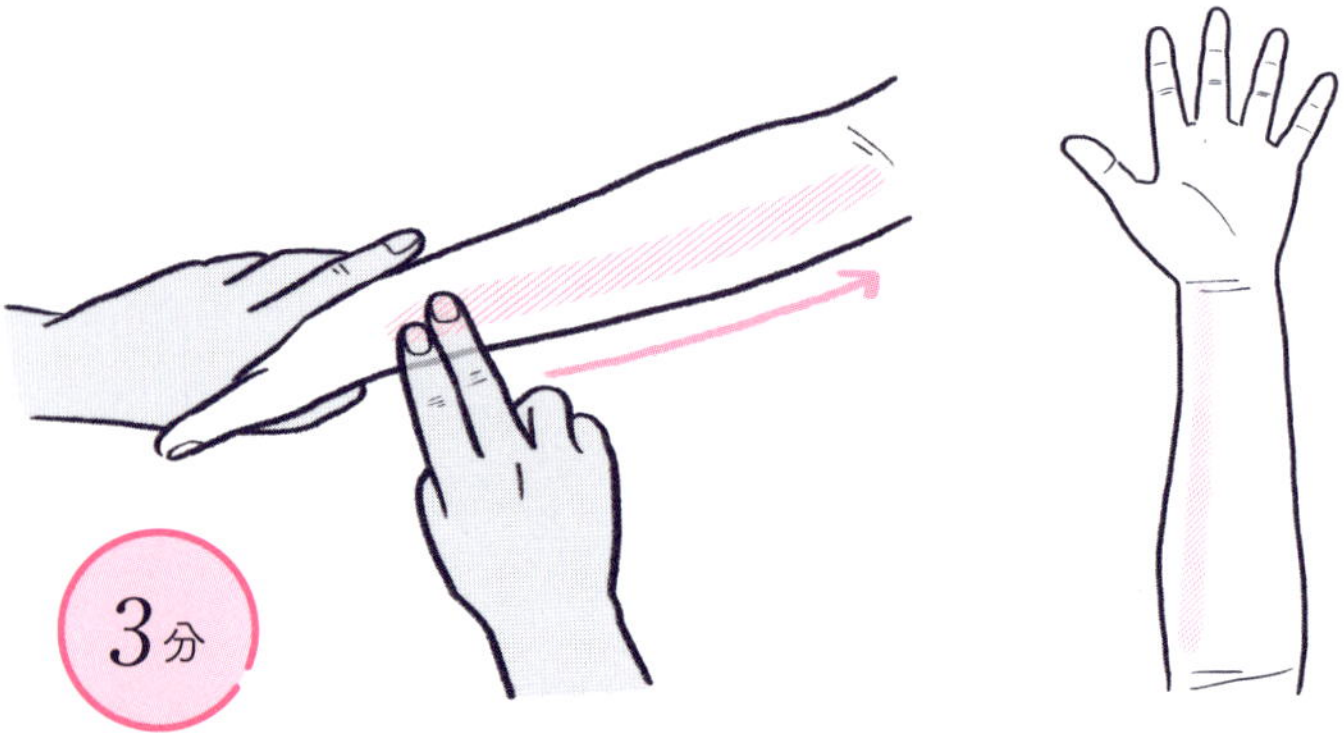

3分

大人にもうれしい美髪・美肌効果

咳が続いてなかなか治らない場合は、三関を長めにやるのもお勧めです。三関は肺の機能を高めてくれるツボで、体を温めてくれると考えます。

また、中医学的には血と気というエネルギーを活性化させてくれるので、髪の毛が抜けにくくなったり、肌がきめ細やかになったりといった効果も期待できます。お疲れのママにもうれしいツボですから、毎日自分で刺激するのもよいでしょう。

2 外労宮を親指の腹で揉む

使うツボ

外労宮《がいろうきゅう》

手の甲の中ほど
人差し指と中指の骨の間

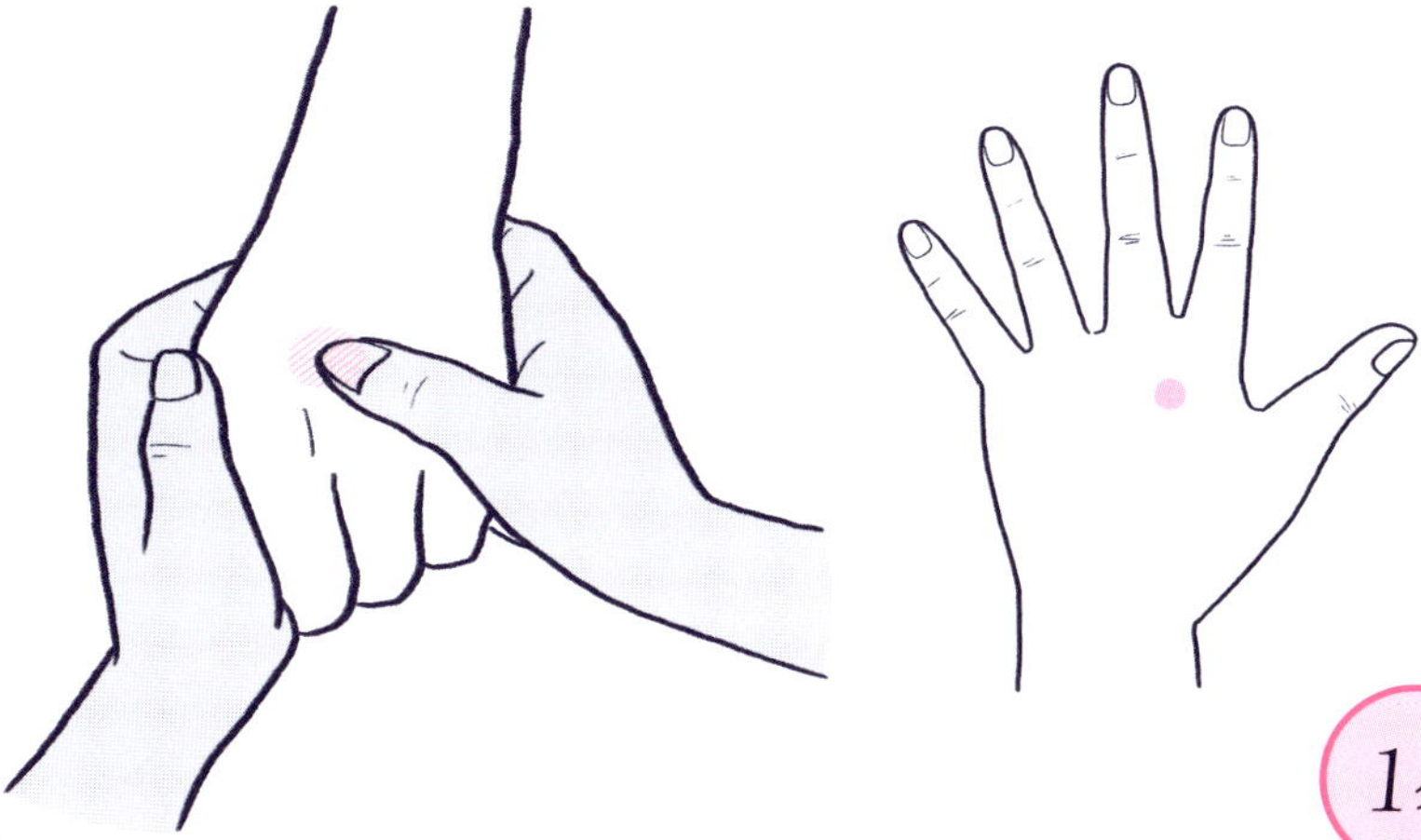

1分

3 掌小横紋を揉む

使うツボ

掌小横紋《しょうしょうおうもん》

手のひら側、小指の付け根の
下の深いしわのところ

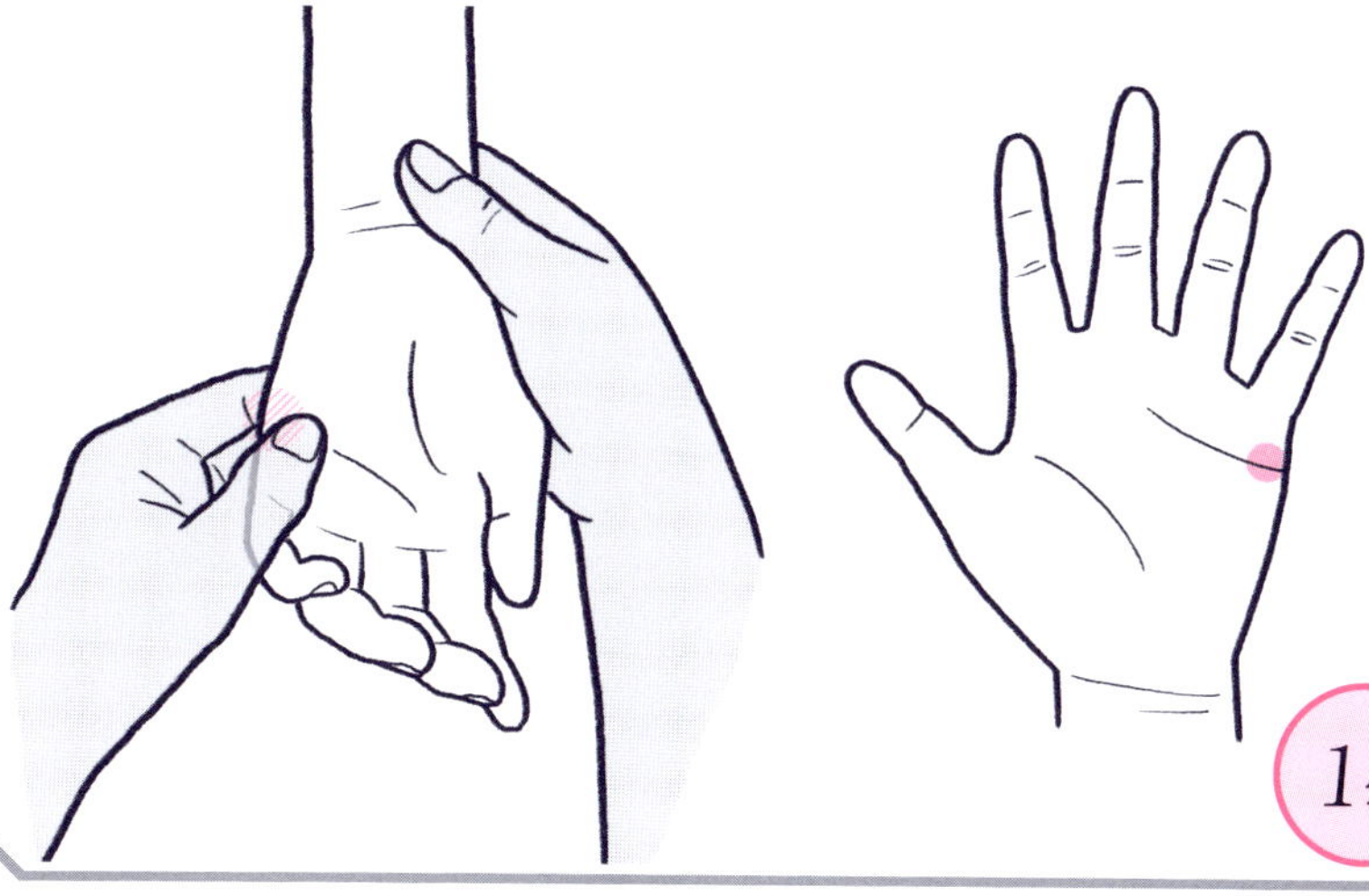

1分

所要時間
計10分

CASE
症状：2

病後の長引く咳

痰や鼻水が黄色い

痰と鼻水が黄色いのは、体に余分な熱が溜まっている証拠です。
咳が続くと体力を消耗しますから、体に悪さをする熱をマッサージで取りましょう。

まずこれ！ ※84ページ参照 **咳の基本推拿を行う**（5分）

1

使うツボ
天河水《てんがすい》
腕の内側、手首から肘裏にかけてのライン

天河水を手首から肘裏に向けてさする

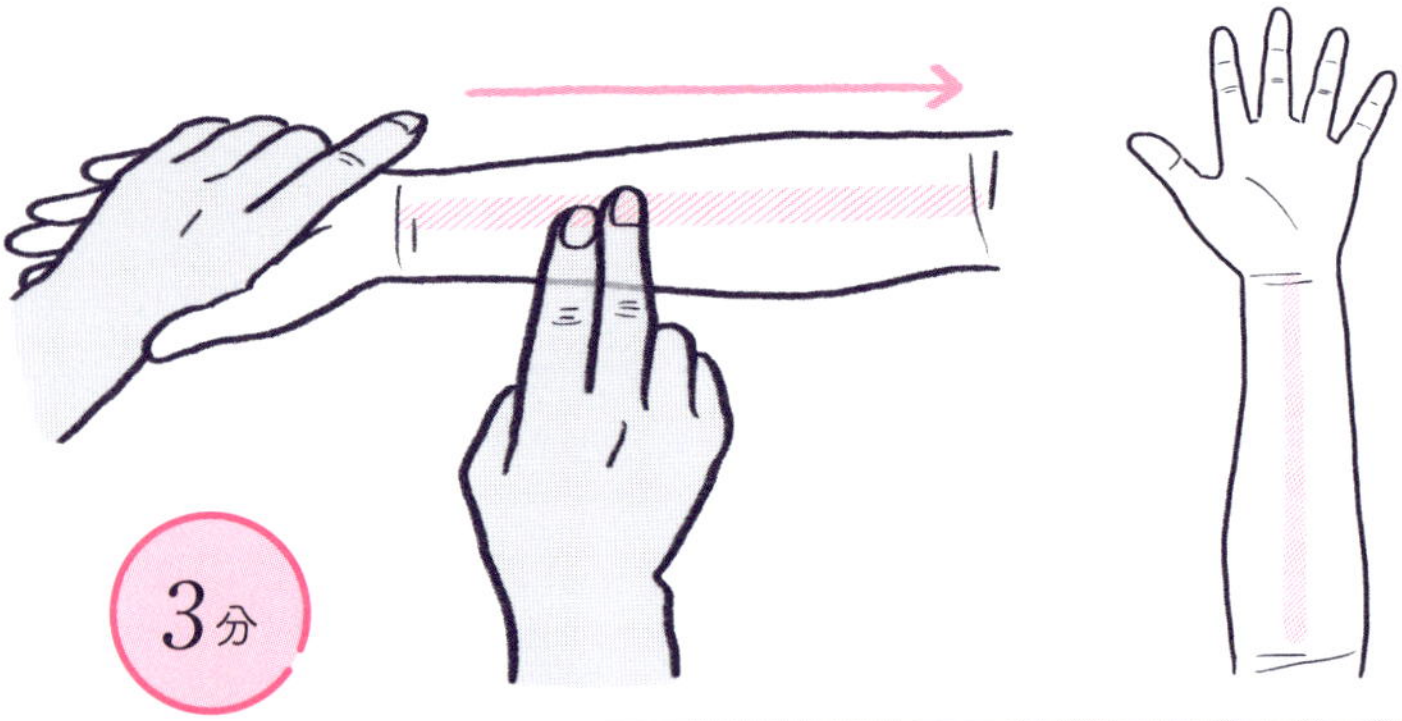

3分

咳と便秘の不思議な関係

長引く咳は体にさらに熱をこもらせ、胃腸にも悪影響を与えます。そのため、子どもによっては便秘の症状が出てくることもあります。

咳と胃腸の不調が繋がっているとは、普通は考えないかも知れませんが、思わぬところで体の症状がつながっているのが中医学のおもしろいところです。

肺兪はさするだけでいいので、外出中にもやってあげるとよいでしょう。

2 肺兪を手のひらで上下にさする

使うツボ

肺兪《はいゆ》

両肩甲骨の上から3分の1の高さ、かつ肩甲骨と背骨の間

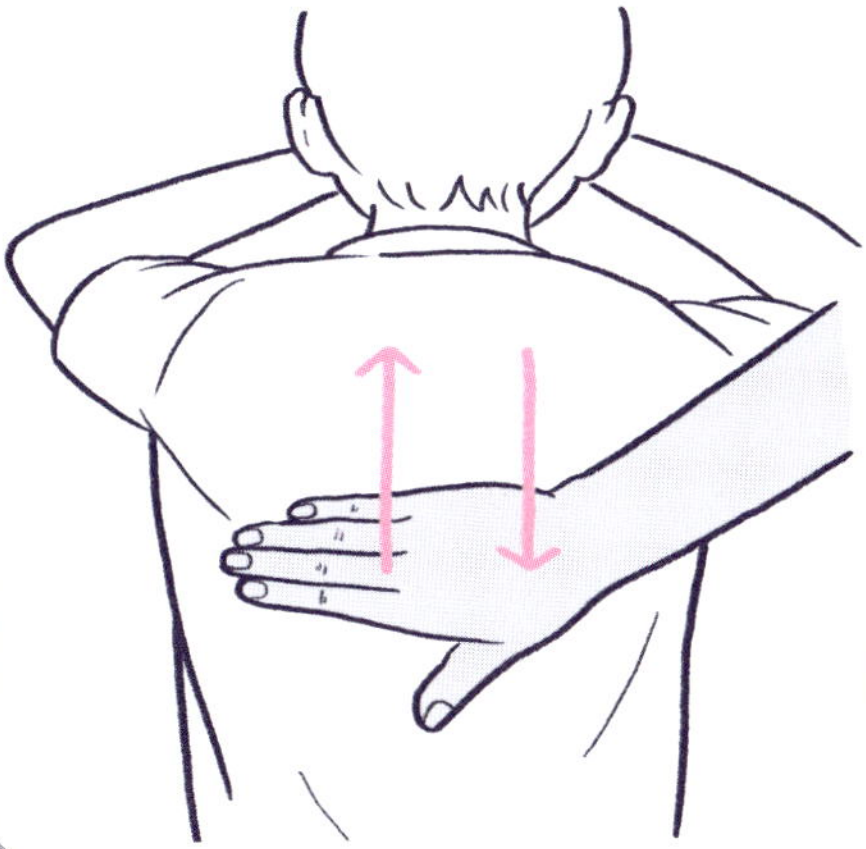

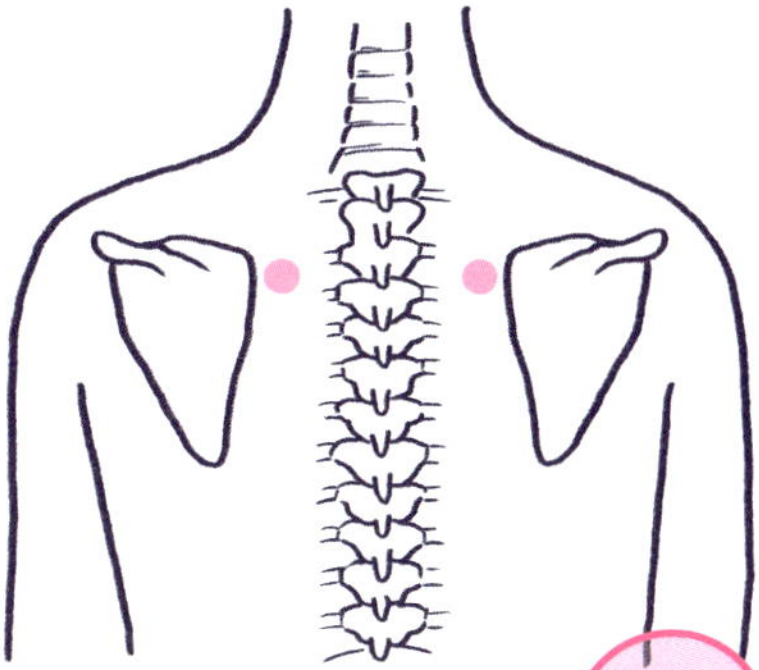

1分

3 おへその周りをやや力を入れて時計回りに揉みさする

使うツボ

腹部

おなか
(薄着ならば着衣でOK)

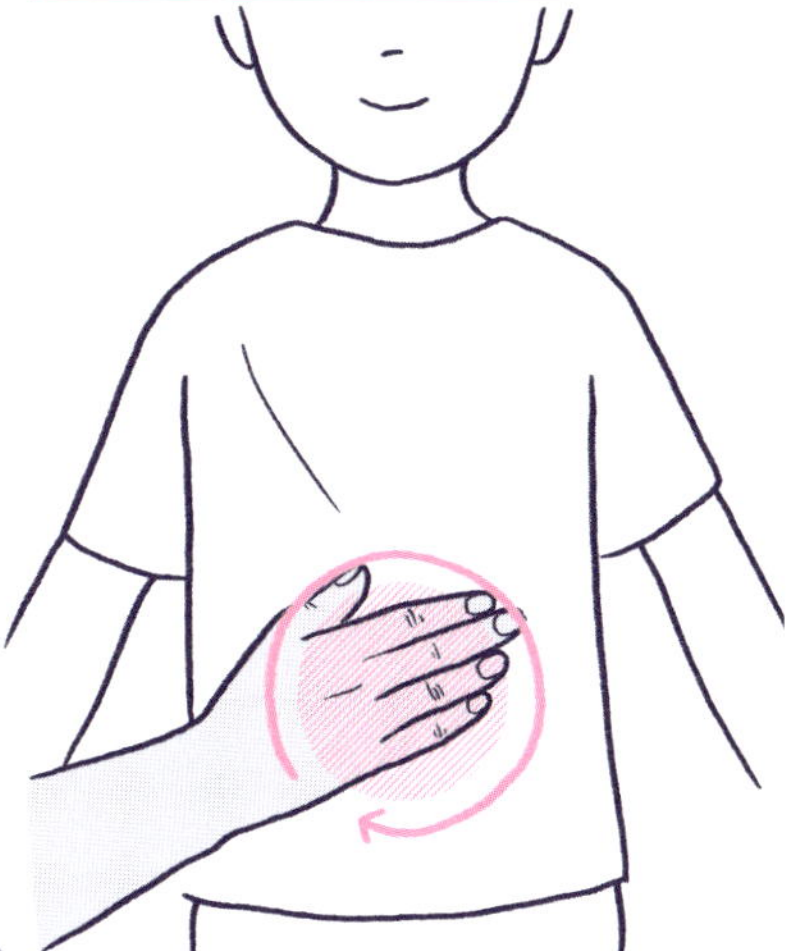

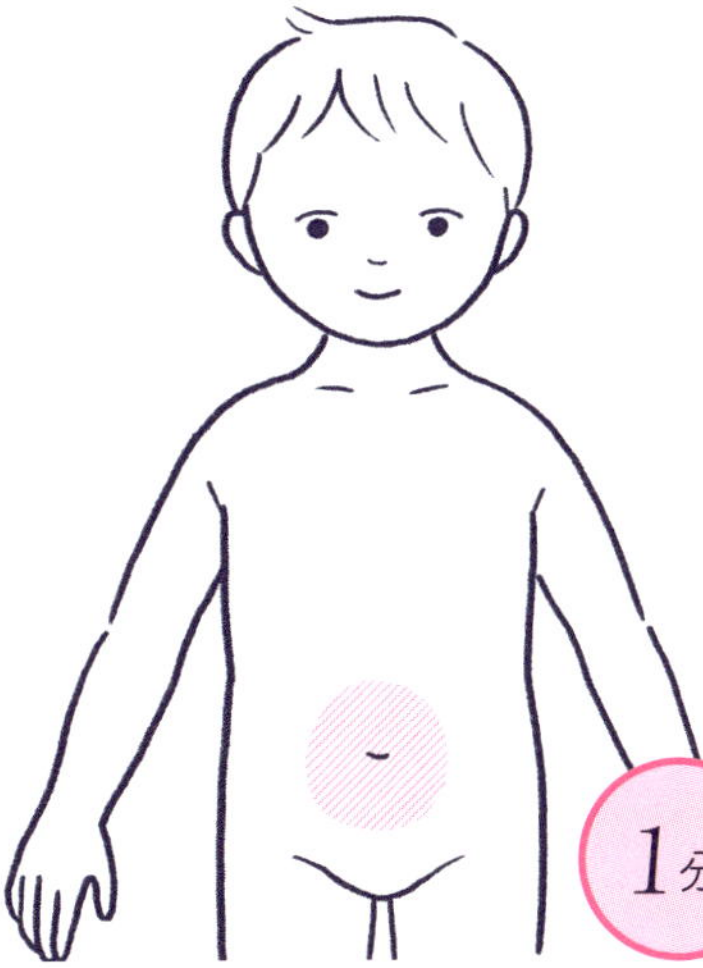

1分

CASE 症状：3

消化不良を伴う咳

所要時間
計 9 分

朝方・食後に咳が多い、痰が出ると咳が治まるなど

消化不良を見抜くのは、一般人には難しいことです。
消化に問題はないように見えても、朝方や食後に咳が多い場合はこちらのマッサージを施しましょう。

まずこれ！ ※84ページ参照 咳の基本推拿を行う（5分）

1 脾経を上下にさする

使うツボ
脾経《ひけい》
親指の爪の右横から第一関節にかけてのライン

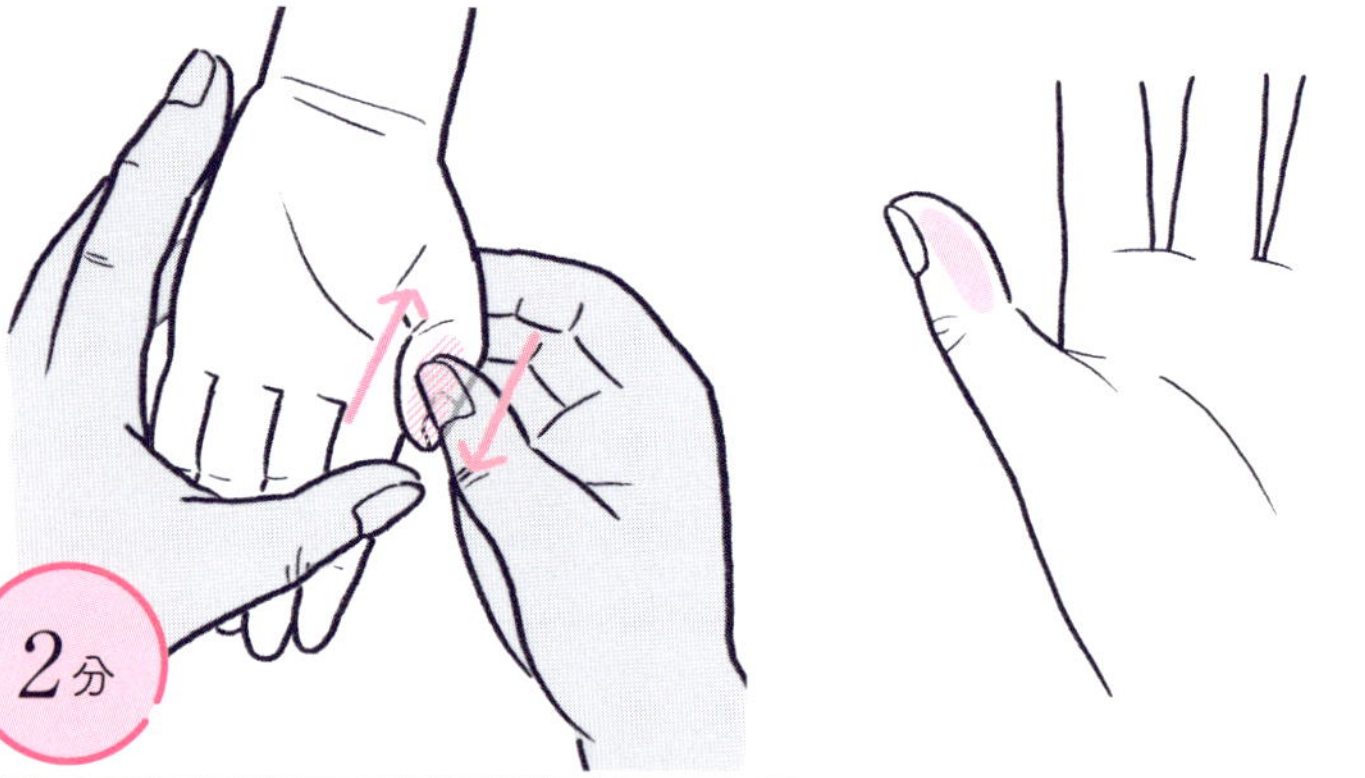

2分

四横紋はすばやくさする

前述したように咳と胃腸系の不調はつながっています。脾経は胃腸の調子を整えるツボでもあり、ここをさすることで、同じく親指にある胃経も刺激することになるので一挙両得です。

また、四横紋も胃腸を整えるツボです。四横紋はできるだけ速めにさするよう心がけましょう。子が手のひらに汗をかいてやりづらい場合は、ハンカチや手ぬぐいをかけた上からマッサージしてもＯＫです。

2 四横紋をまとめて同時に左右にさする

使うツボ

四横紋《しおうもん》

手のひら側、人差し指～小指までの４本指の第二関節

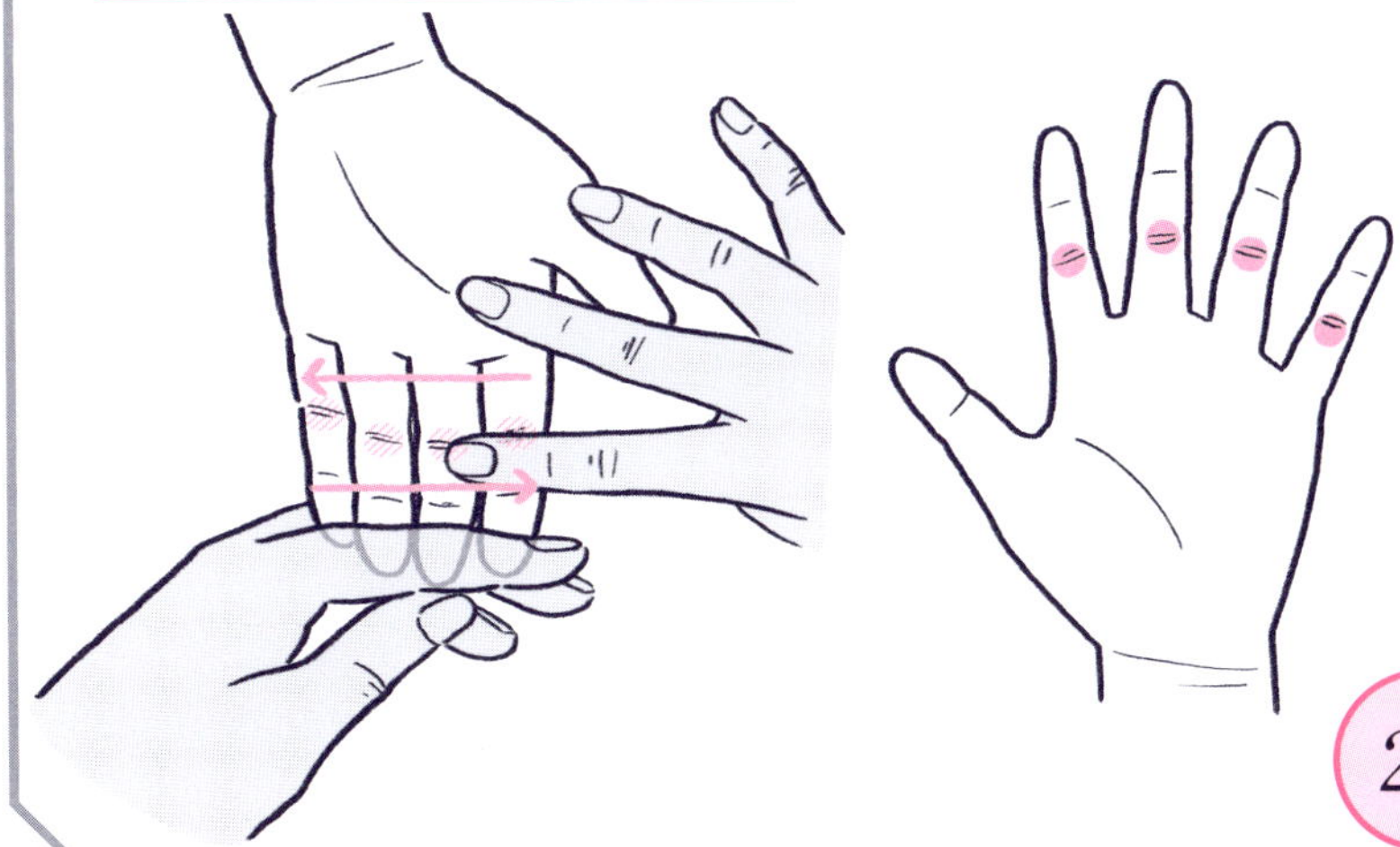

2分

中医学の知恵 9

咳を和らげる梨の煮込み

秋は季節の変わり目で、咳が出やすい季節です。そんなときにお勧めの旬の食べものが梨です。ここでは、咳に効く梨の煮込みをお教えします。

材料

梨１個、水１００㎖、お好みで氷砂糖

作り方

皮を剥いた梨１つを、水１００㎖と一緒に蓋をして煮込みます。このとき、中の芯もそのままでかまいません。甘くない梨の場合は、お好みで氷砂糖を入れてもＯＫ。箸がすっと通るくらいの柔らかさになったら、出来上がりです。

汁ごと飲むのをお勧めします。量としては半分ほど食べれば十分なので、残りは翌日に回してもＯＫです。咳が穏やかになるのを実感できることでしょう。

CASE
症状：4

虚弱体質の咳

所要時間
計 7 分

午後に熱が出る、体が弱い、痰が少ない、寝汗をかくなど

体が全体的に弱く、風邪やぜん息ではないのに咳をする子向けです。
ポイントは「午後に熱が出るかどうか」。
午後に微熱が出る咳には、こちらのマッサージを施しましょう。

※ここでは例外的に共通の手法は使いません

1

脊椎を上から下にさする

使うツボ

脊椎《せきつい》（背中）
背骨のライン

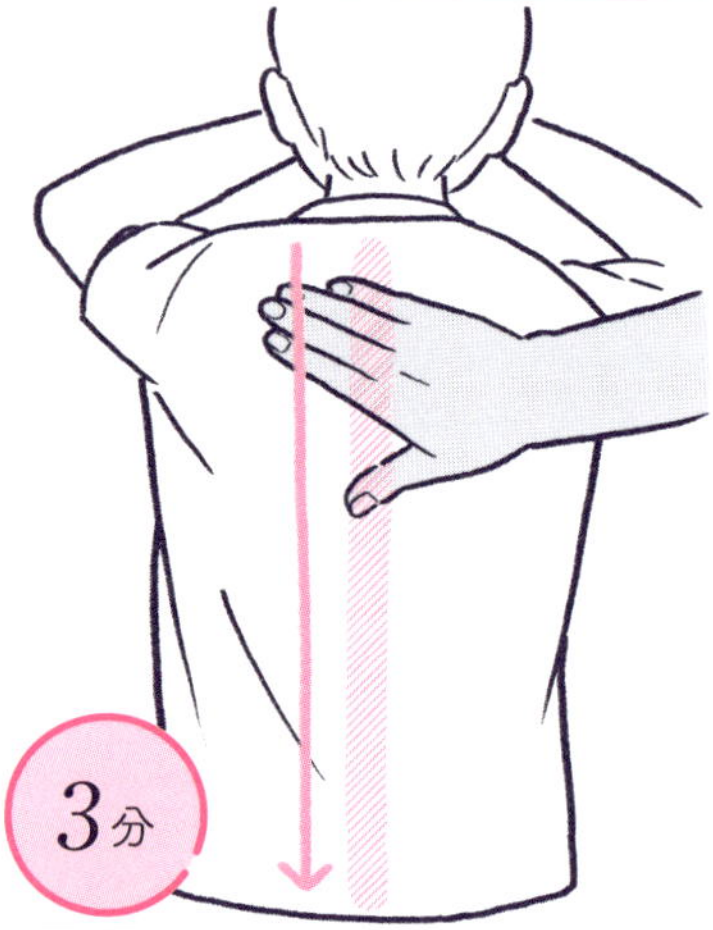

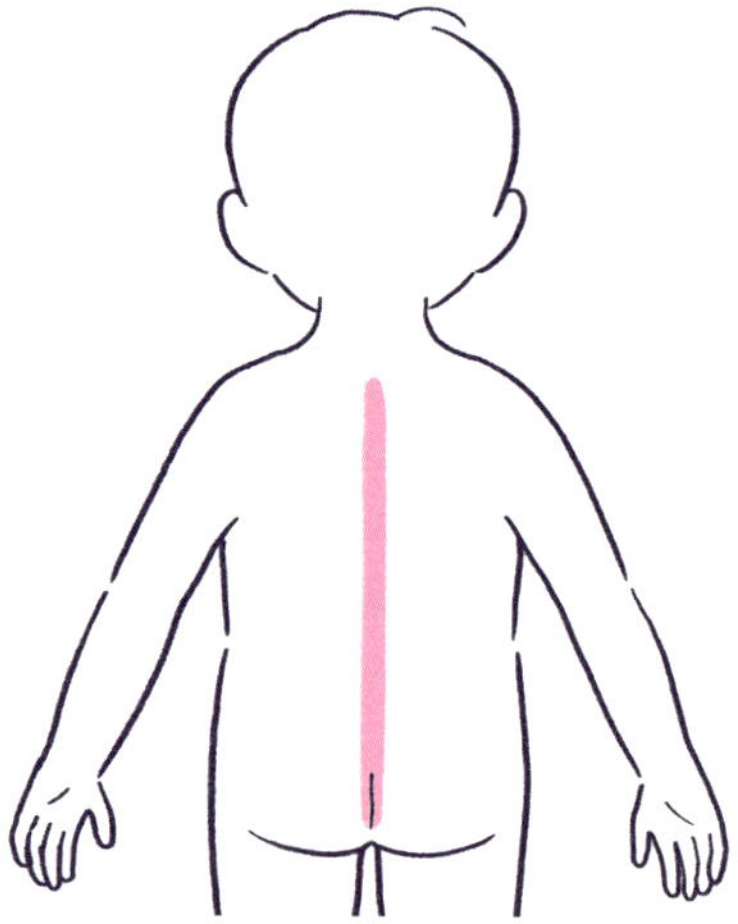

陰陽を整え 虚弱を改善

虚弱体質の子は、年中咳をしていることがあります。中医学では、命あるすべてのものに陰と陽という生命エネルギーのバランスがあると考えます。

陰が弱くて虚弱な子は、午後に熱を出しやすくなります。背骨には陽を統括する督脈《とくみゃく》という経絡が走っており、さすると陽が整うため、同時に陰の状態も引き上げられるのです。常に背骨をさすってあげると、子の成長の助けとなります。

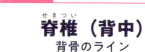

2 脾経を上下にさする

使うツボ

脾経《ひけい》

親指の爪の右横から
第一関節にかけてのライン

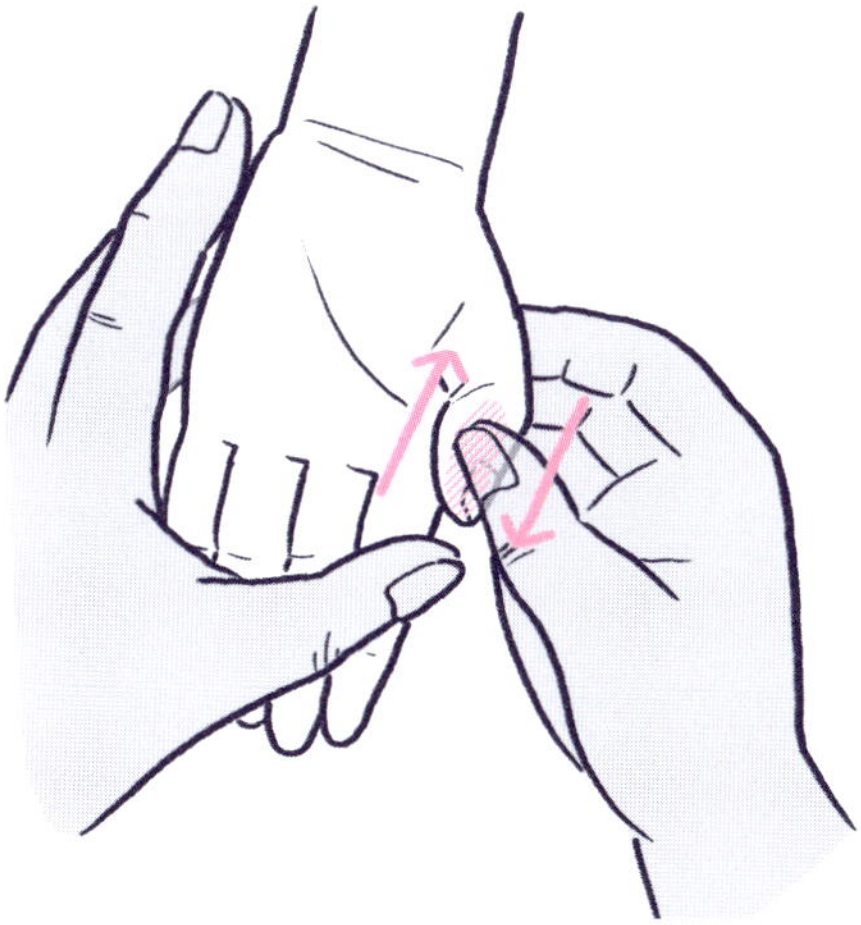

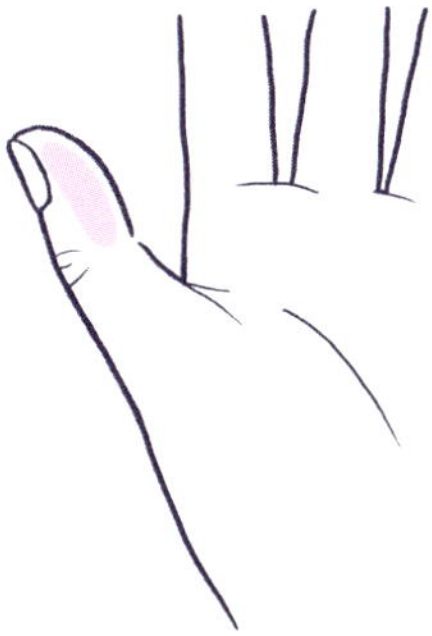

2分

3 腎経を付け根に向けてさする

使うツボ

腎経《じんけい》

小指の手のひら側のライン

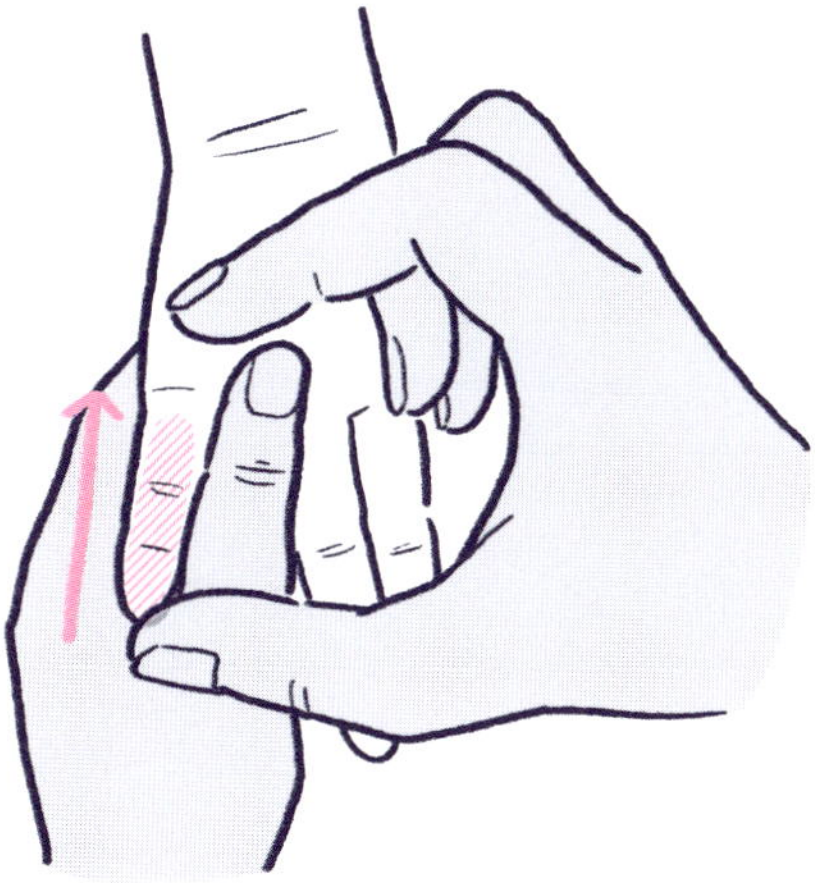

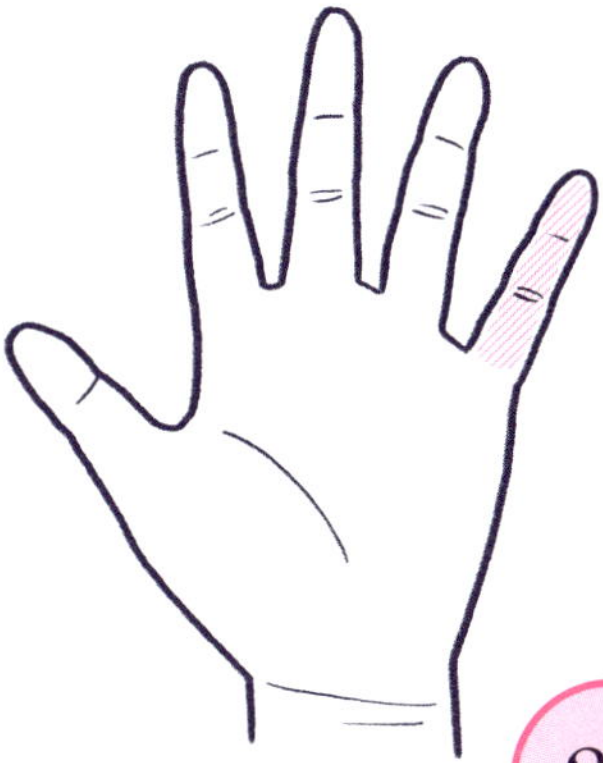

2分

Column

お疲れママさんを癒やす

メニエール病、頭痛、胸痛に効く「少海」

お役立ち推拿 4

イタ気持ちいいストレス対策

強いストレスがかかり続けると、めまいや頭痛、胸の痛みを引き起こすことがあります。そんなときに抜群の効果を発揮するのが、少海《しょうかい》のツボです。

場所は、手のひらを上にして肘を曲げたときにできる曲がりじわの先端付近です。ここを肘の骨に向けて押すと、イタ気持ちいい刺激を感じると思います。

私は長年鍼灸や推拿に親しんでいるので、自分の体の状態にも敏感です。

そのため、ストレスが溜まってきたかな、なんだか肘が重だるいな、というときにはずっと少海を揉んでいました。

慣れてくると一番刺激しやすいツボですから、電車に乗っている間やテレビを見ている間などの習慣にしてしまうとよいでしょう。

すべてのツボにいえることですが、大人の場合もツボの正確な位置に神経質になるよりは、だいたいの位置を取って、痛みを感じるところを優しく刺激し続けるほうがよいのです。

そうすると、ストレスからの回復力も増していきます。

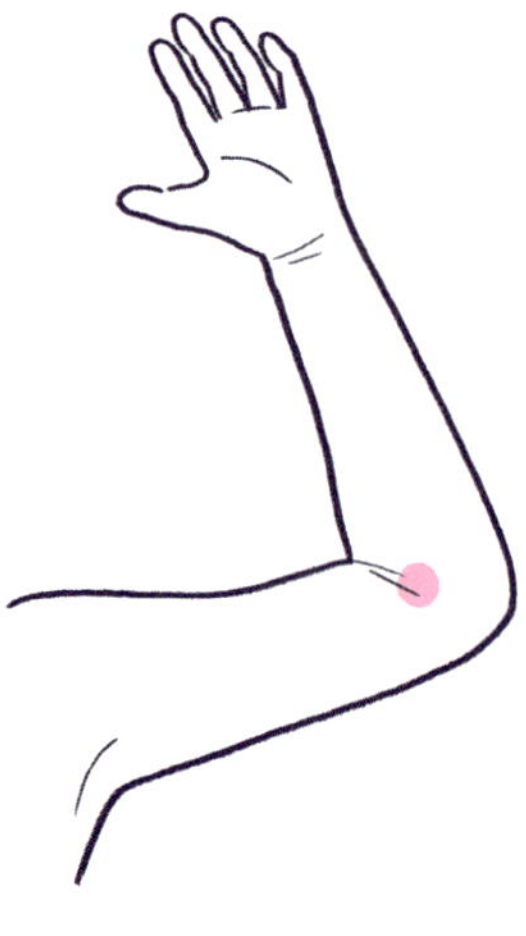

PART 9

少食に効く小児推拿

親としては子どもがたくさんごはんを食べないと心配になりますが、子の体質はさまざま、必要な食事量もさまざまです。

意外に見落としがちな少食の原因は、無理して食べさせすぎることです。子はしばらくは我慢して食べても、だんだん胃腸が疲れてきて、少食になってしまうのです。推拿をしながらコミュニケーションを取り、気持ちや感覚を聞いてあげましょう。

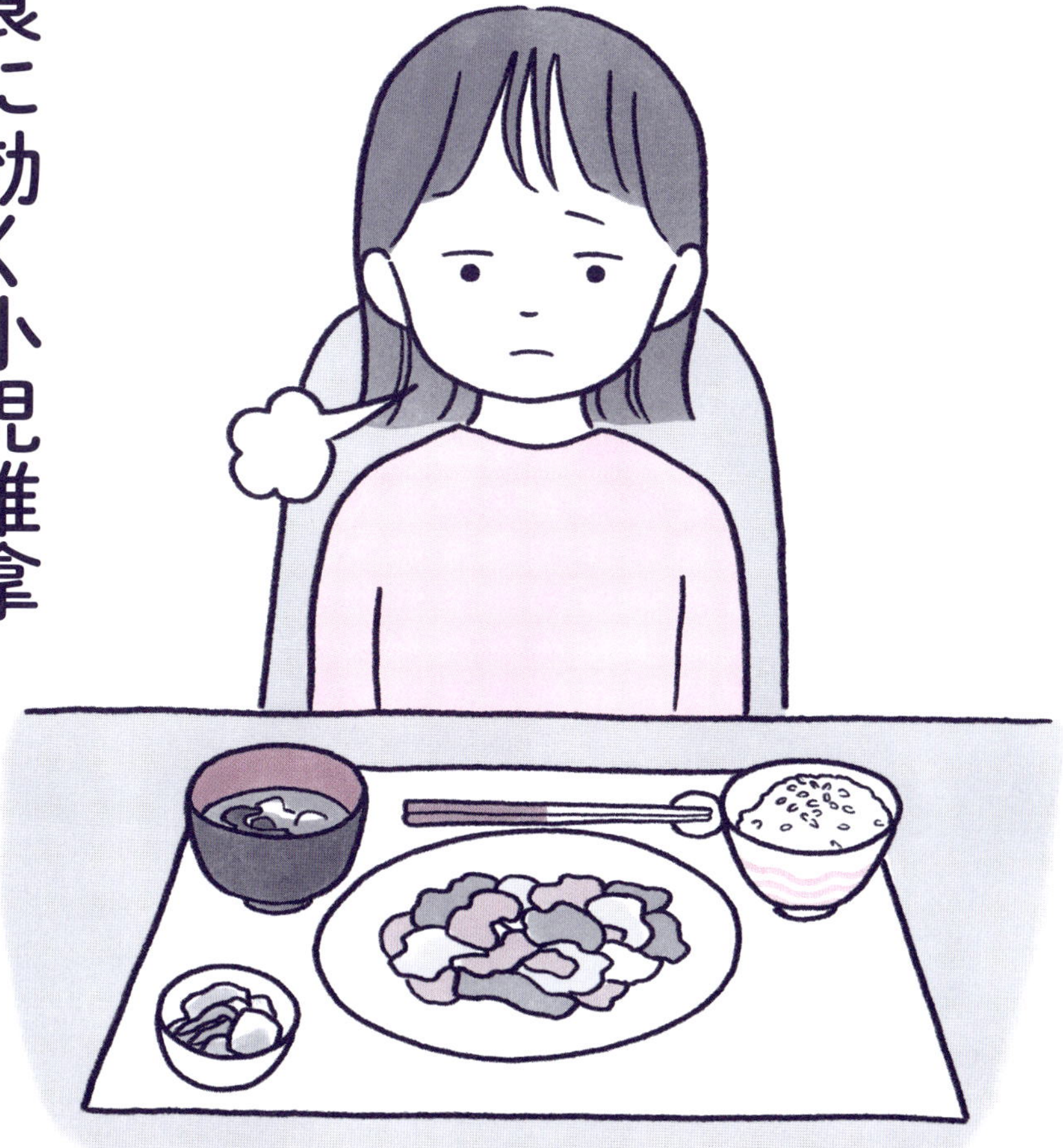

少食が治らないうちは続けよう

共通の手法

所要時間 計5分

少食の基本推拿

すぐに効果が出るものと思わず、最低でも3日はこの推拿をやってみましょう。胃腸の働きがよくなり、だんだんと効果が出てくるはずです。改善しない間は、推拿を続けましょう。

1 胃経を指先に向けてさする

使うツボ

胃経《いけい》（板門よりやや外側）
手のひら側、親指の第一関節から手のひらの終点にかけてのライン

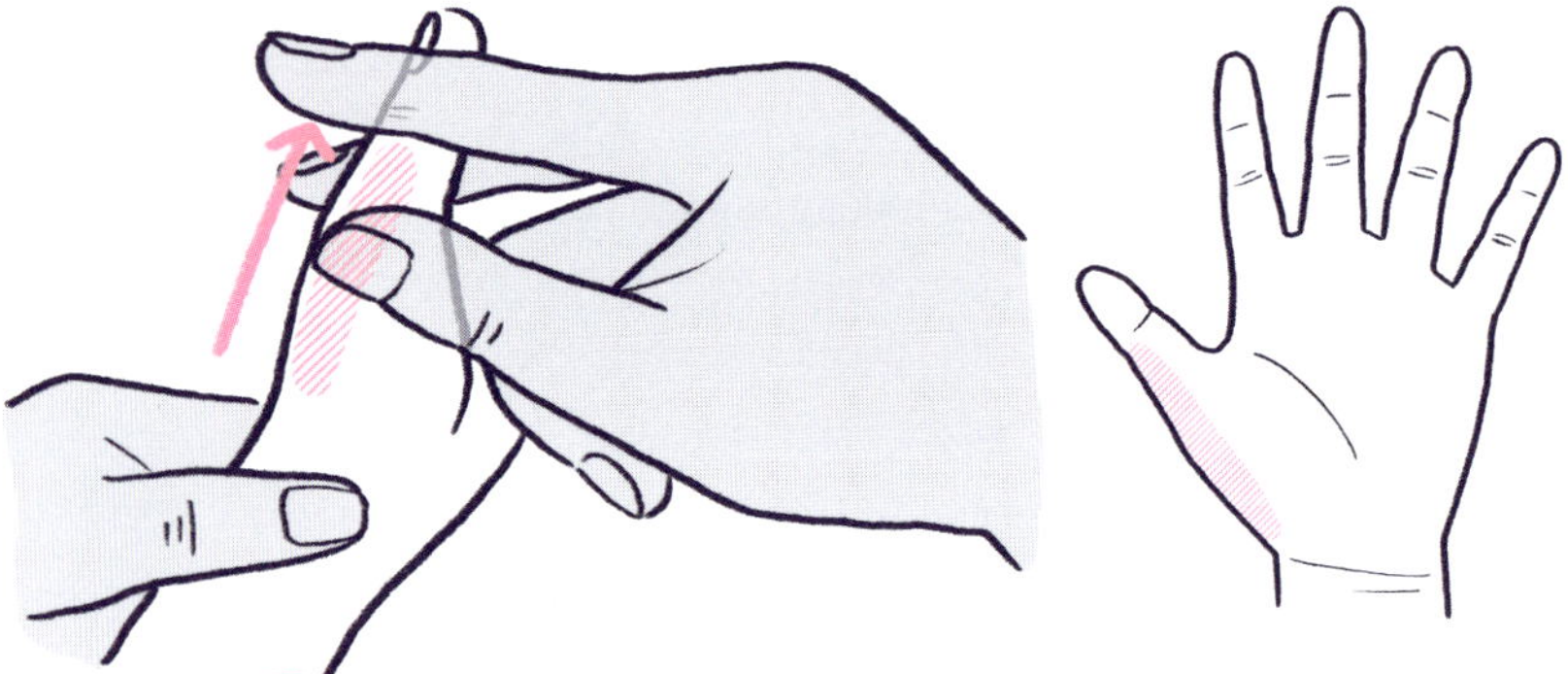

2分

板門はしっかり揉みほぐす

この共通の推拿は、胃腸の余分な熱を取り、消化に関わる経絡の力を補ってあげる組み合わせです。胃経と脾経はもちろんですが、板門も消化を助けてくれます。

板門は表面だけでなく、しっかりと奥まで揉みほぐすようにしましょう。やりすぎることの悪影響はないので、それぞれ長めにやってもかまいません。常にやることで、消化機能が活発になっていくでしょう。

2 脾経を上下にさする

使うツボ

脾経《ひけい》

親指の爪の右横から
第一関節にかけてのライン

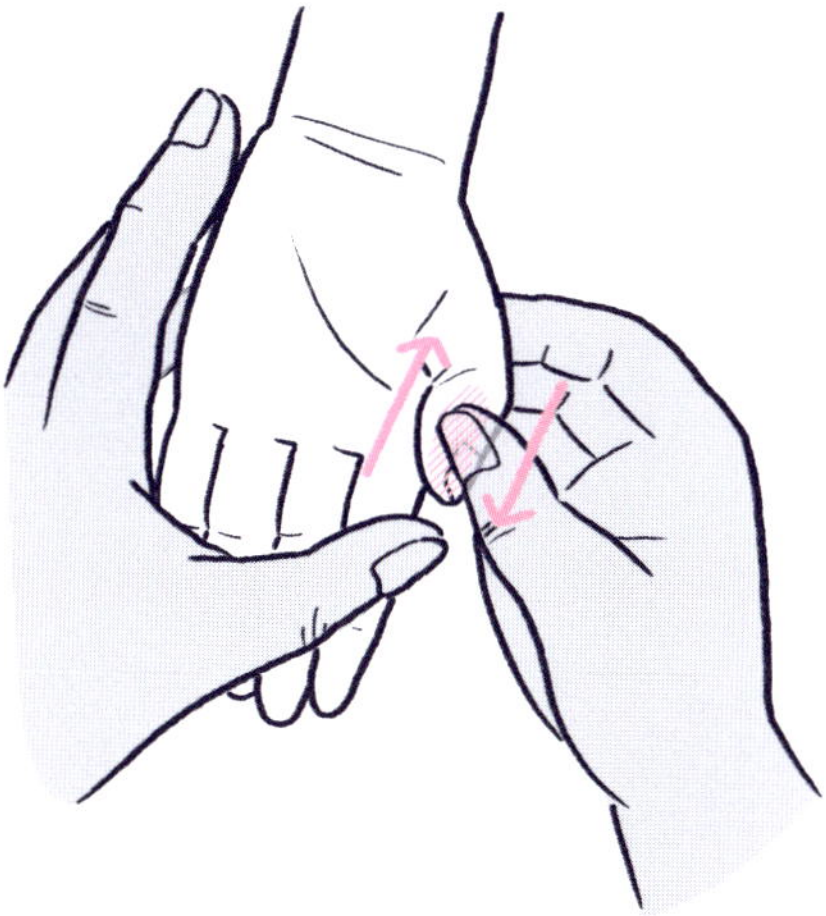

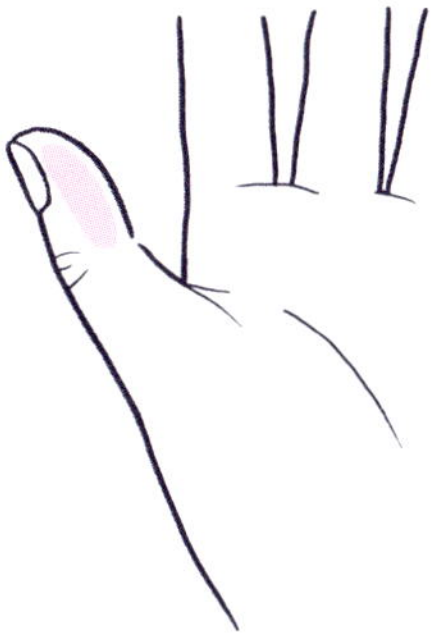

2分

3 板門を上下にさする

使うツボ

板門《ばんもん》

手のひら側
親指の付け根のふくらみ

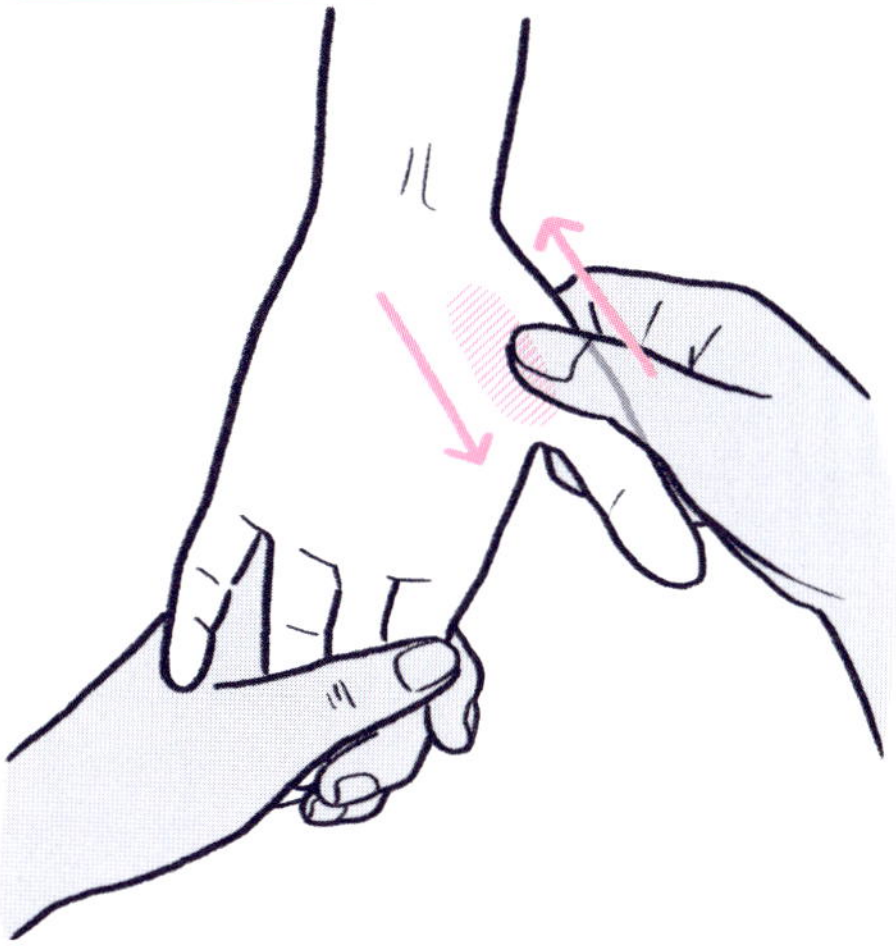

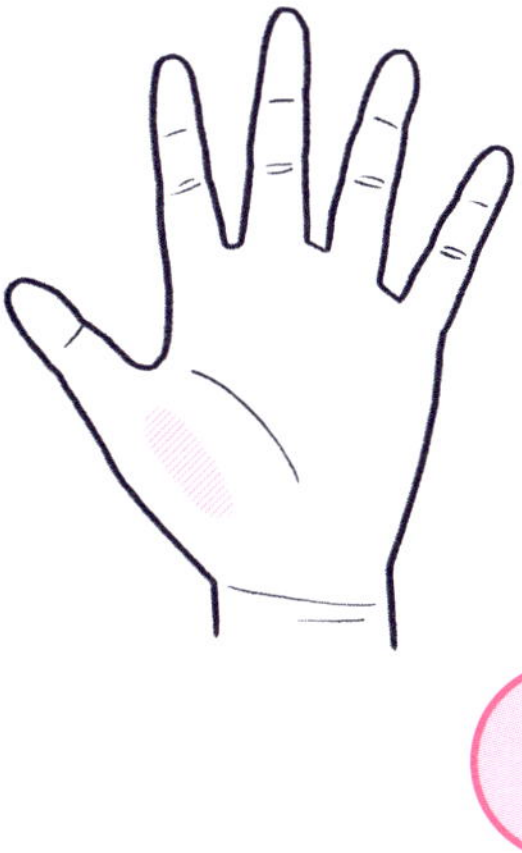

1分

CASE

症状：1

落ちつきがない子の少食

所要時間
計10分

落ちつきがなく睡眠時間が短い、手のひらや足の裏が熱いなど

消化不良によって余分な熱が溜まり、それが胃に上がってくると、イライラするものです。
落ちつきのない子の少食には、こちらを試してみましょう。

まずこれ！ ※96ページ参照 **少食の基本推拿を行う**（5分）

1

分陰陽を真ん中から両端に向けてさする

使うツボ

分陰陽《ふんいんよう》
手首のしわ、真ん中から両端にかけてのライン

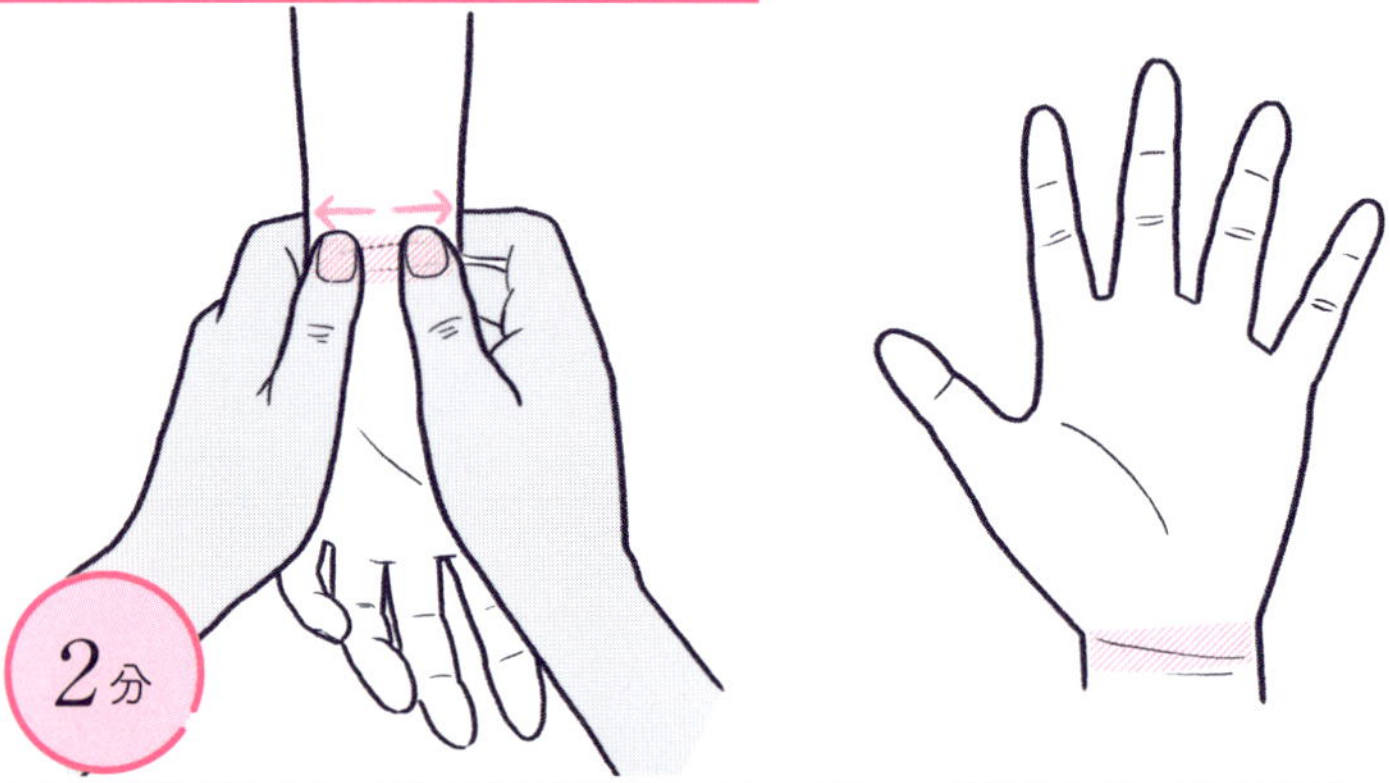

2分

温かい手でおなかに触れよう

消化を助ける頼もしいツボを集めました。大抵の子は、親がおなかを触ってあげると喜びます。私も子どもの頃、おばあちゃんがおなかを揉んでくれるのが気持ちよかったことを覚えています。服の上からではなく、素肌を揉まれるのが特に好きでした。

リラックス効果も高い推拿です。やり続けることで、落ちつきのなさや夜中の中途覚醒なども改善していくことでしょう。

2 中脘を時計回りに揉む

使うツボ

中脘《ちゅうかん》
みぞおちとおへその間

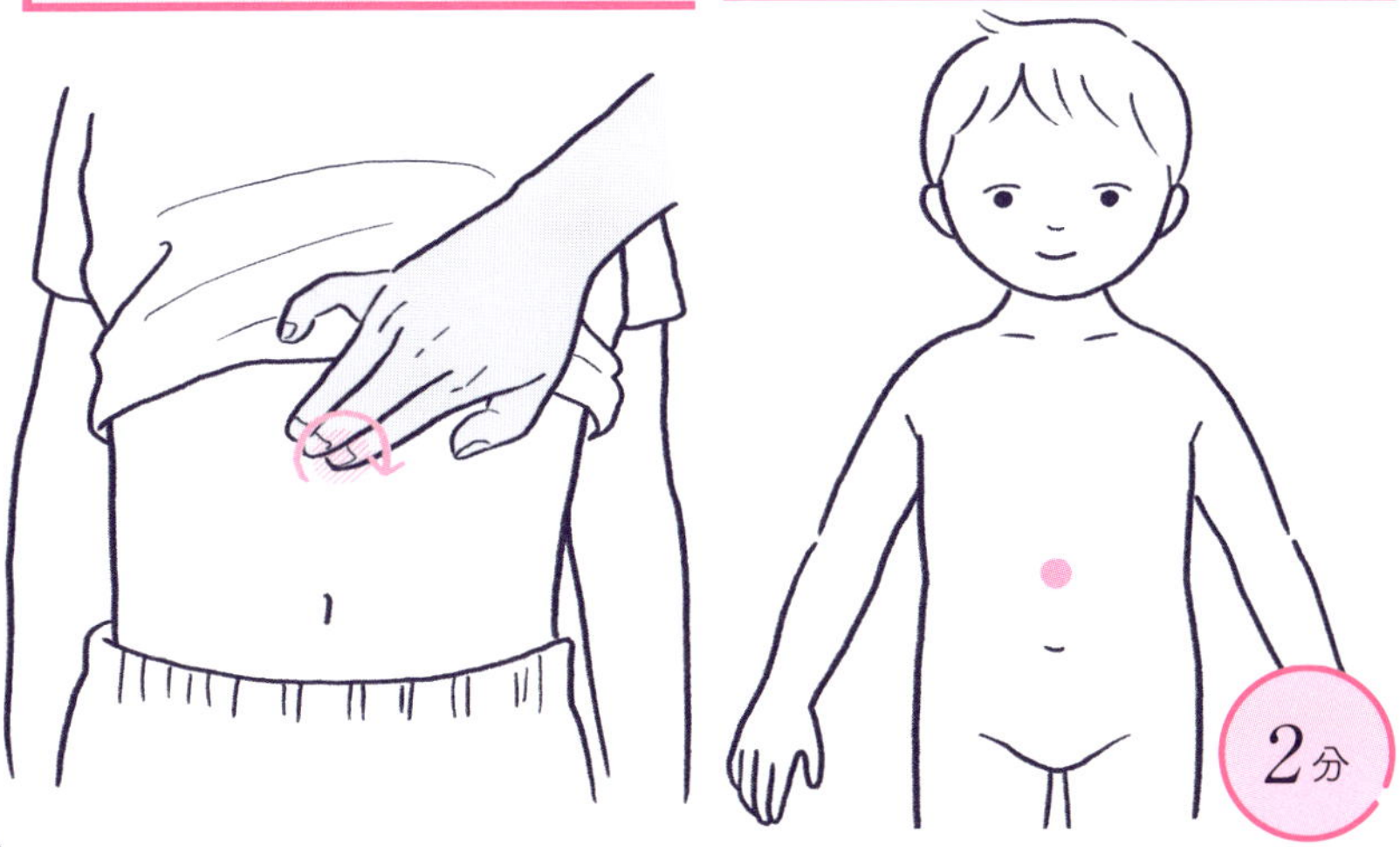

3 おへその周りをやや力を入れて時計回りに揉みさする

使うツボ

腹部
おなか
(薄着ならば着衣でOK)

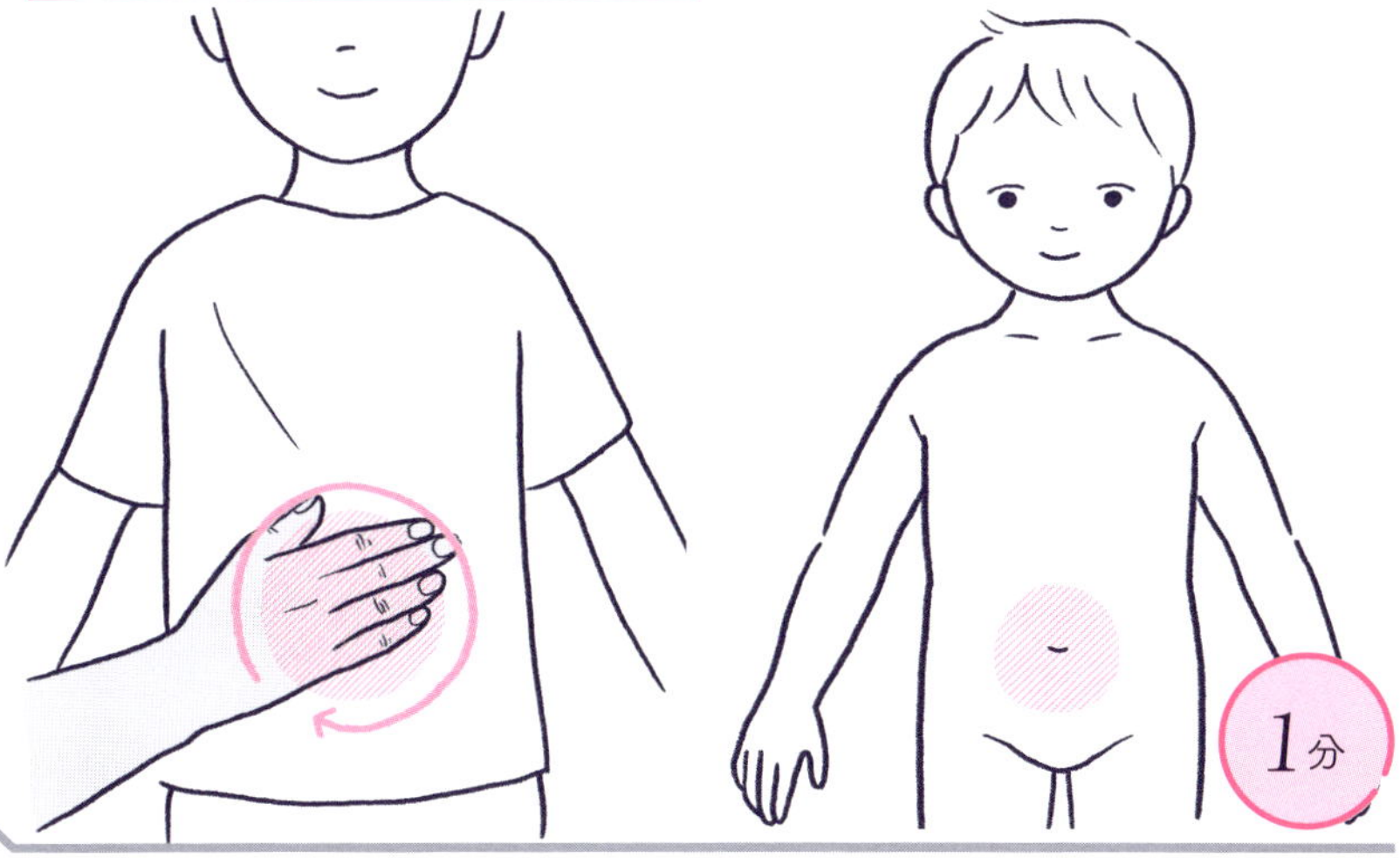

CASE
症状：2

無気力な子の少食

所要時間
計10分

だるい、消化できていないものが便に混じる、
汗をかきやすいなど

おとなしく、何ごとにも活発でない子の少食には、気長に付き合う必要があります。生まれ持った体質・気質によるものなので、気に病むことなく受け入れましょう。

まずこれ！ ※96ページ参照 **少食の基本推拿を行う**（5分）

1

大腸経を手首側に向けてさする

使うツボ
大腸経《だいちょうけい》
人差し指の側面
親指側のライン

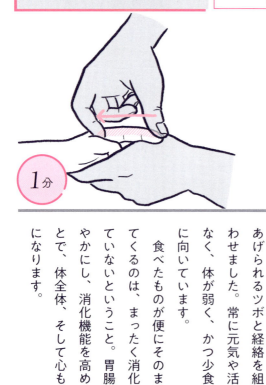

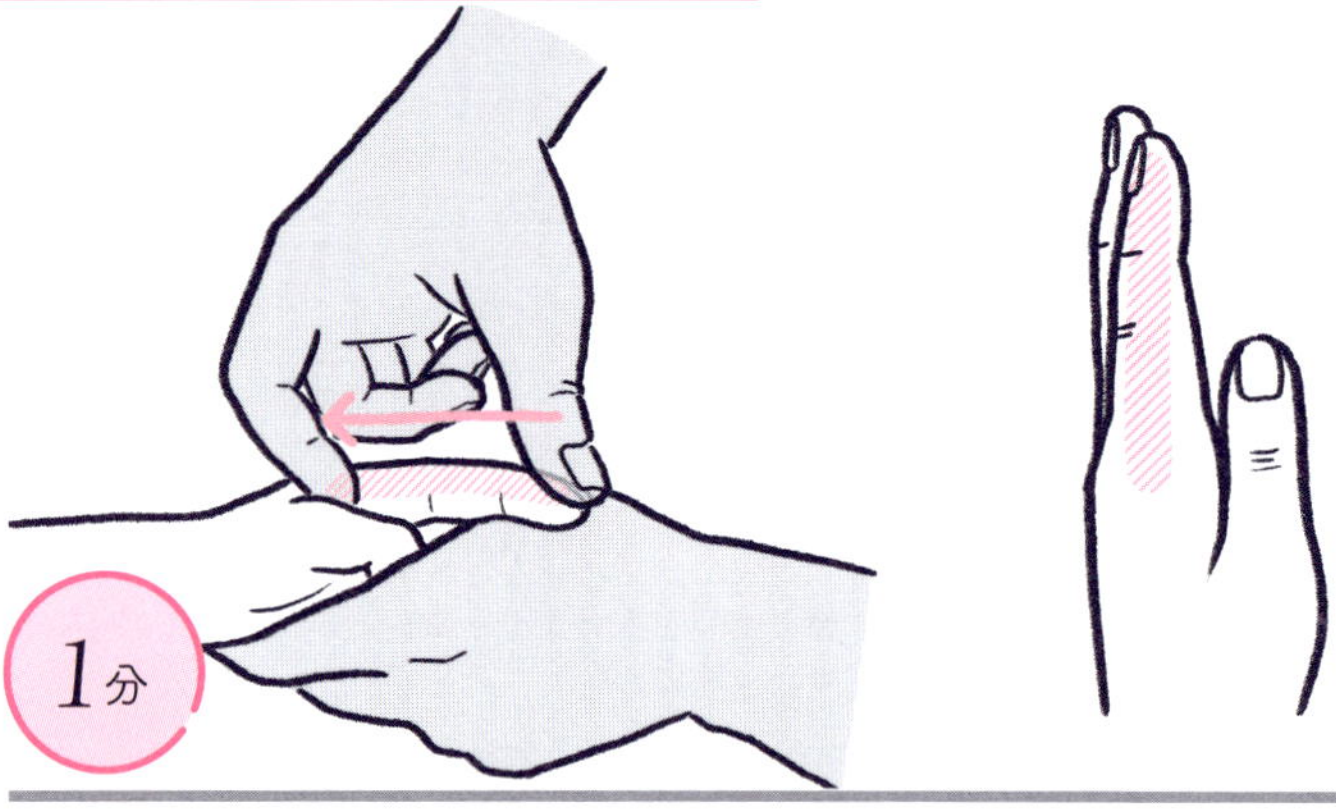

消化機能を高め体と心を元気に

これも運水《うんすい》入《にゅう》土《ど》と同じく、土（脾＝消化機能）を豊かにする推拿です。元気の源を補ってあげられるツボと経絡を組み合わせました。常に元気や活気がなく、体が弱く、かつ少食な子に向いています。

食べたものが便にそのまま出てくるのは、まったく消化できていないということ。胃腸を健やかにし、消化機能を高めることで、体全体、そして心も元気になります。

2 腎経を付け根に向けてさする

使うツボ

腎経《じんけい》
小指の手のひら側のライン

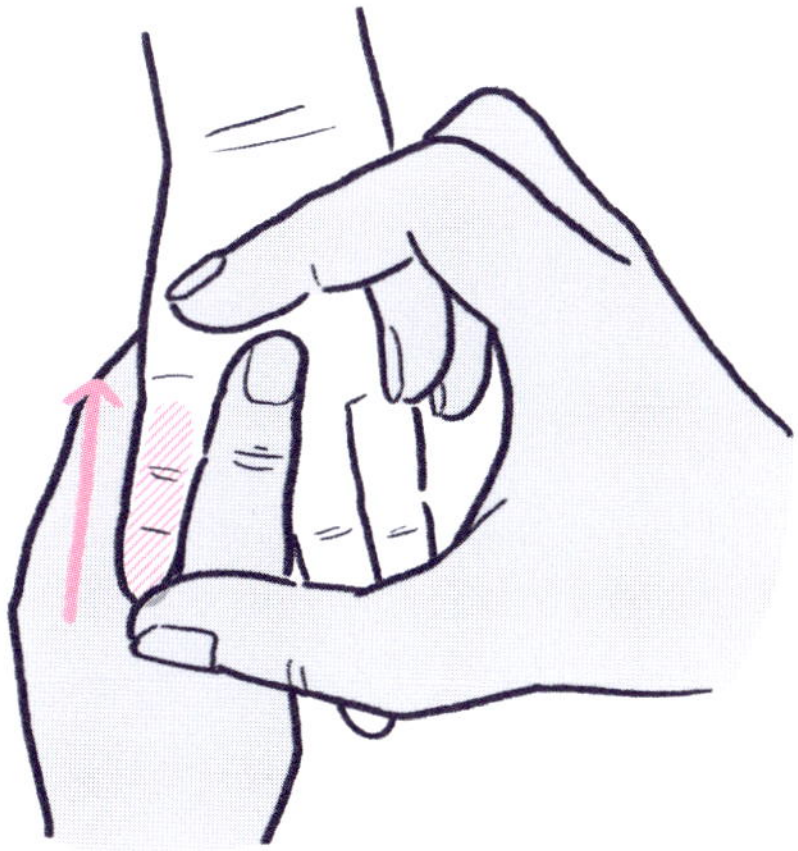

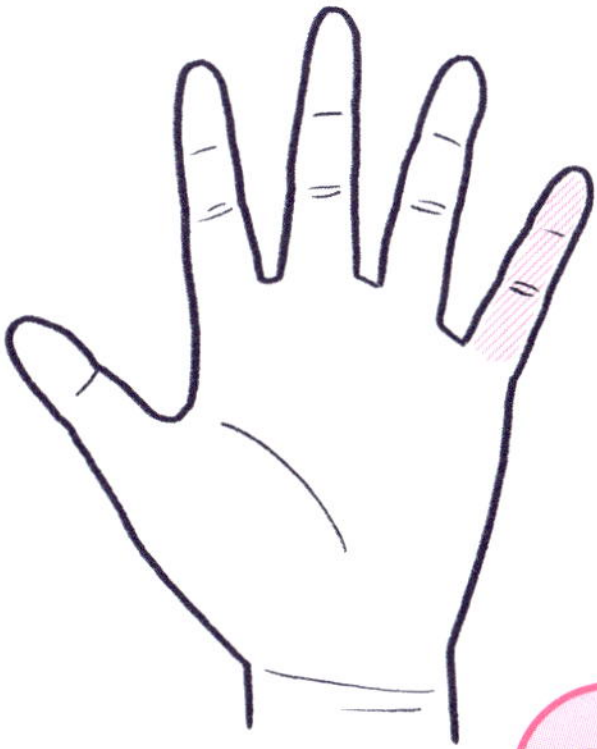

2分

3 湧泉を押す

使うツボ

湧泉《ゆうせん》
足の裏、土踏まずの斜め上
足を丸めたときに一番凹む場所

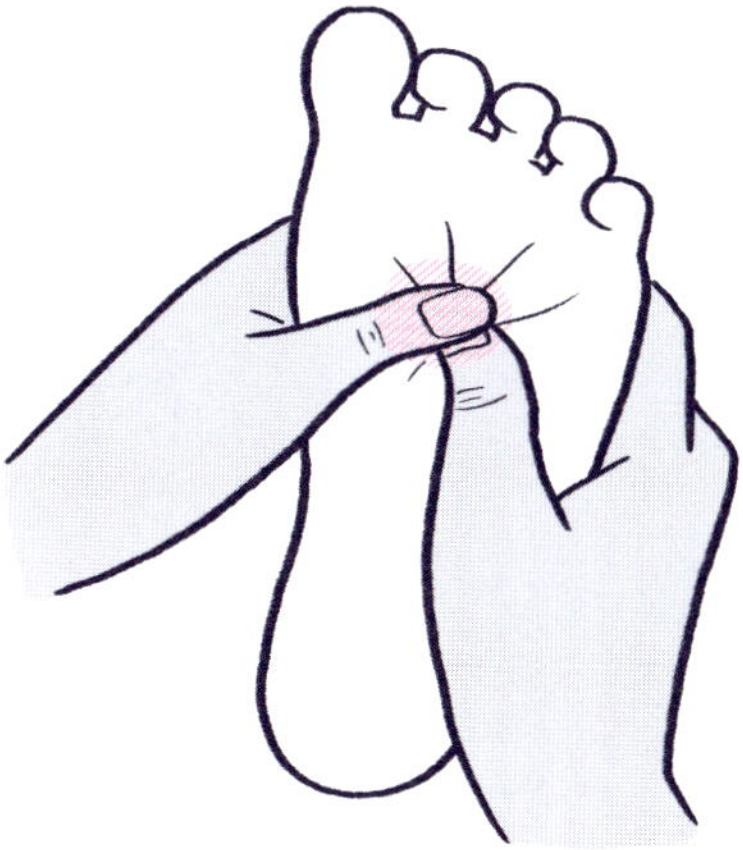

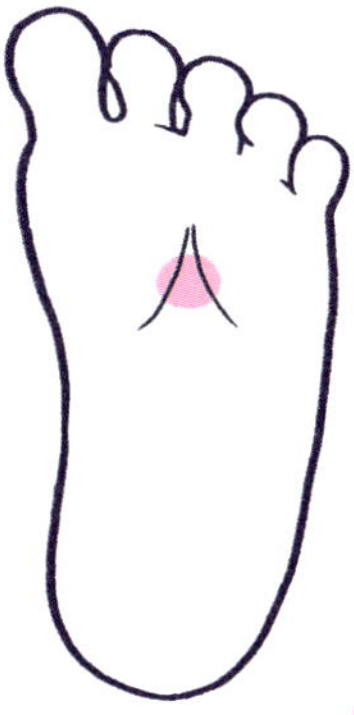

2分

CASE 症状：3

動作が遅くぼんやりしている子の少食

所要時間 計10分

痩せ型、顔色が黄色くツヤがない、反応が鈍い、成長が遅いなど

少食になって久しく、全体的な状態が悪化している子向けのマッサージです。
放っておくと成長にもよくありませんから、毎日施術してあげましょう。

まずこれ！ ※96ページ参照 **少食の基本推拿を行う**（5分）

1

四横紋を押し揉む

使うツボ

四横紋《しおうもん》
手のひら側、人差し指～小指までの４本指の第二関節

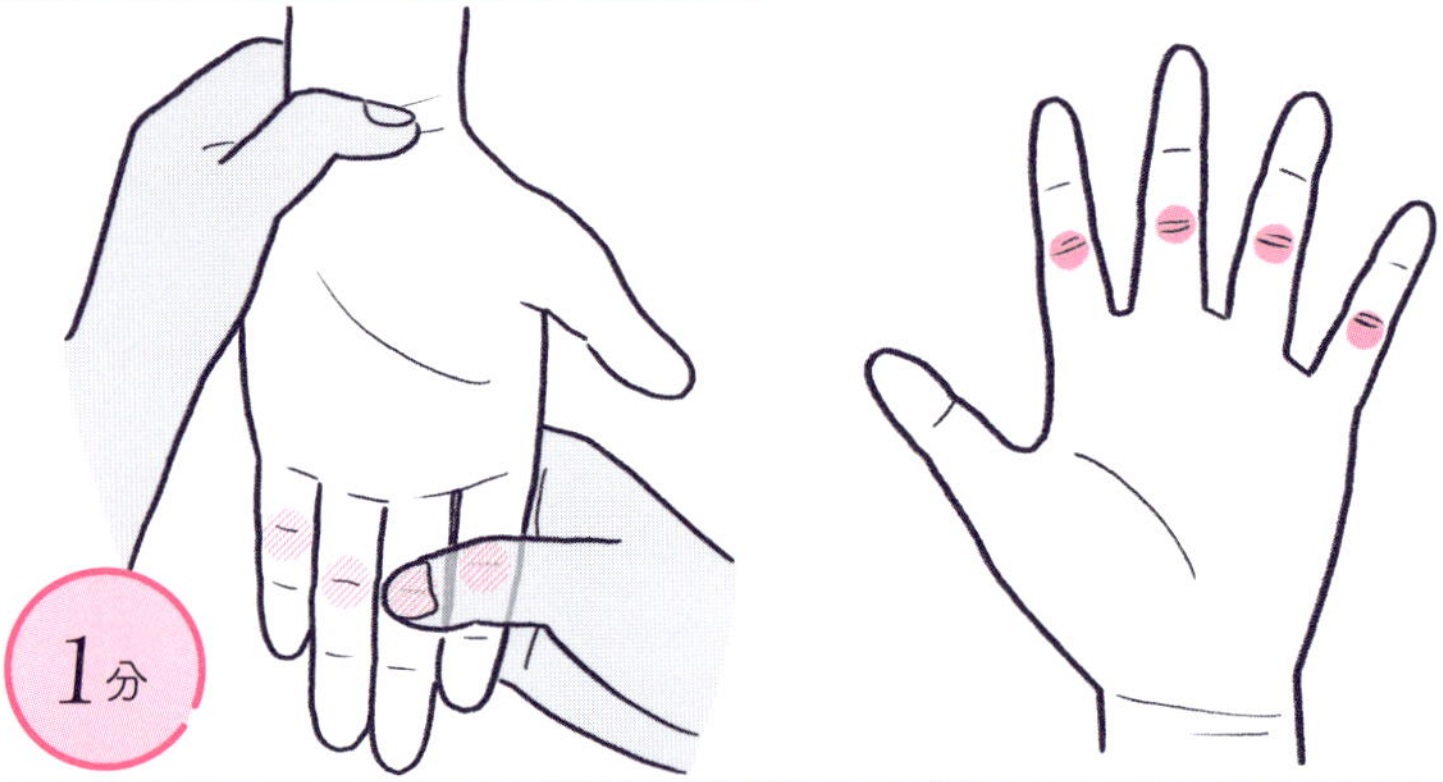

膀胱経の刺激が成長を促す

ただ無気力なだけではなく、消化機能の悪化から栄養がうまく吸収できず、成長に遅れが見られる状態です。

膀胱経には自律神経を調整する機能があります。子どもの免疫力の強化、消化機能の改善、泌尿器系の健康維持に役立つ経絡です。成長の促進によいので毎日刺激してあげましょう。

寝る前にやると痛みで興奮するかもしれないので、日中にやるのがお勧めです。

2 内八卦を時計回りにさする

使うツボ

内八卦《うちはっけ》

手のひらの各指の丘の下方を通る円のライン

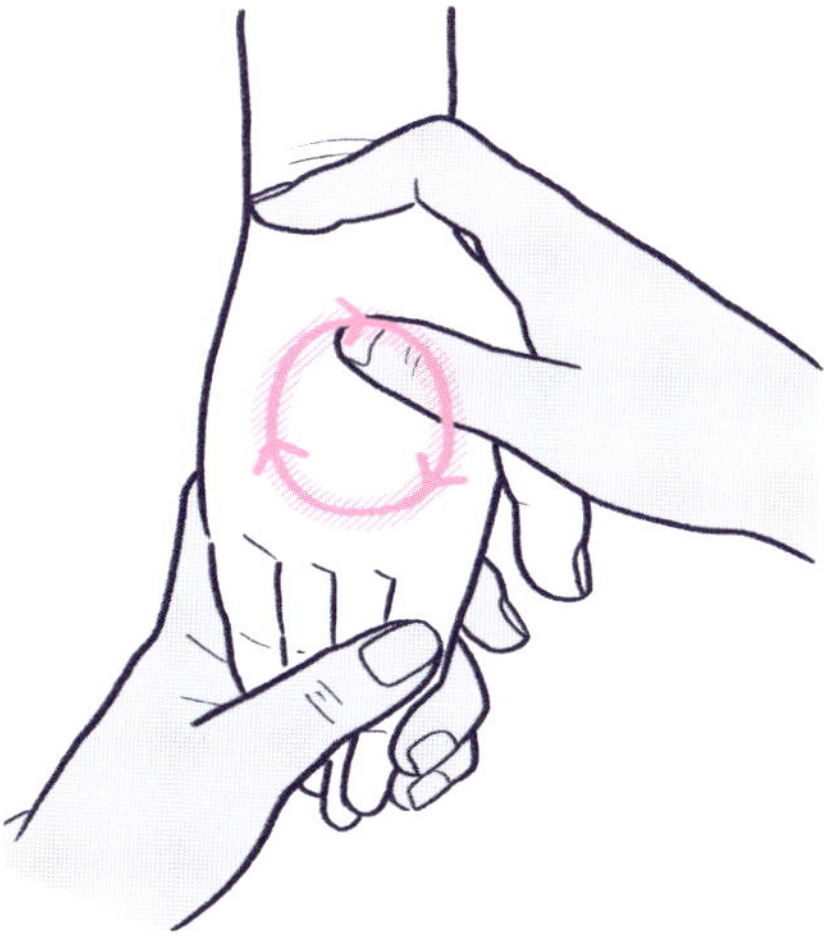

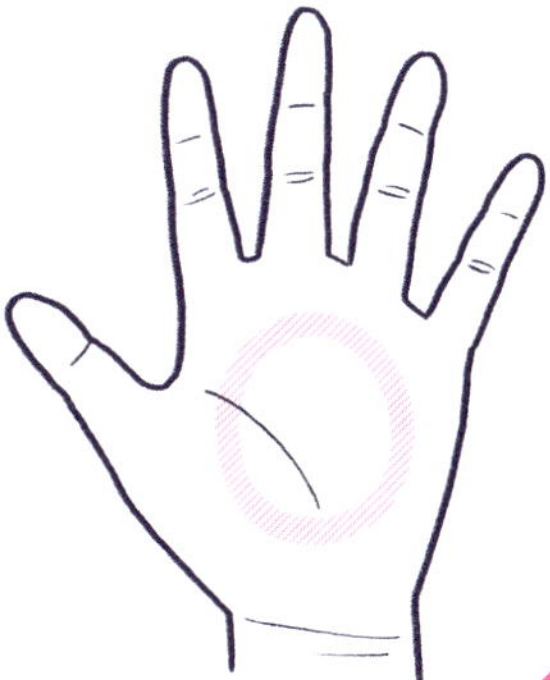

3分

3 膀胱経をお尻から首側に向けてつまんでいく

使うツボ

膀胱経《ぼうこうけい》

背骨の両脇のライン

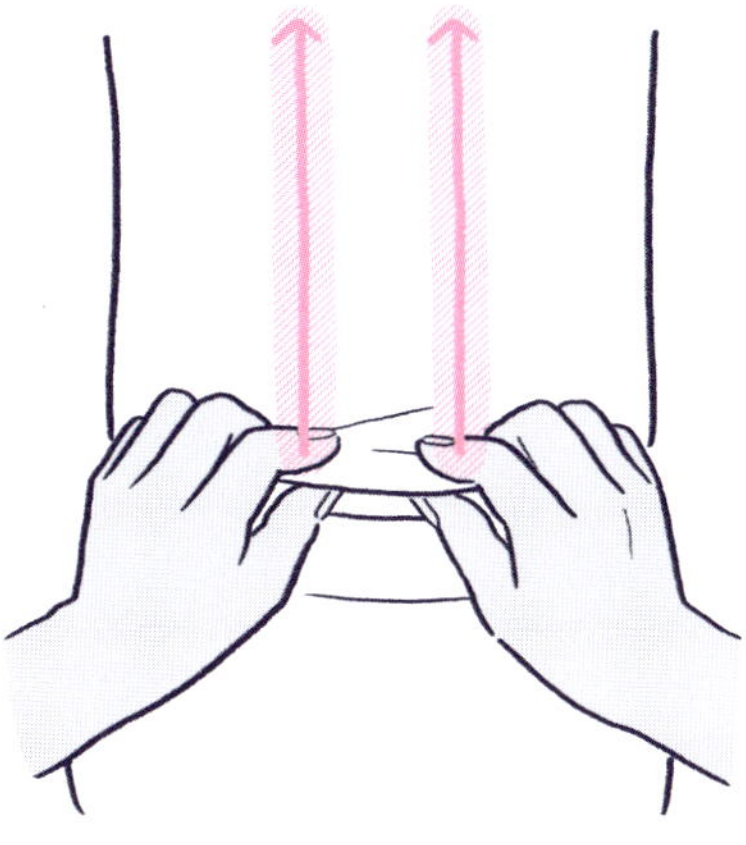

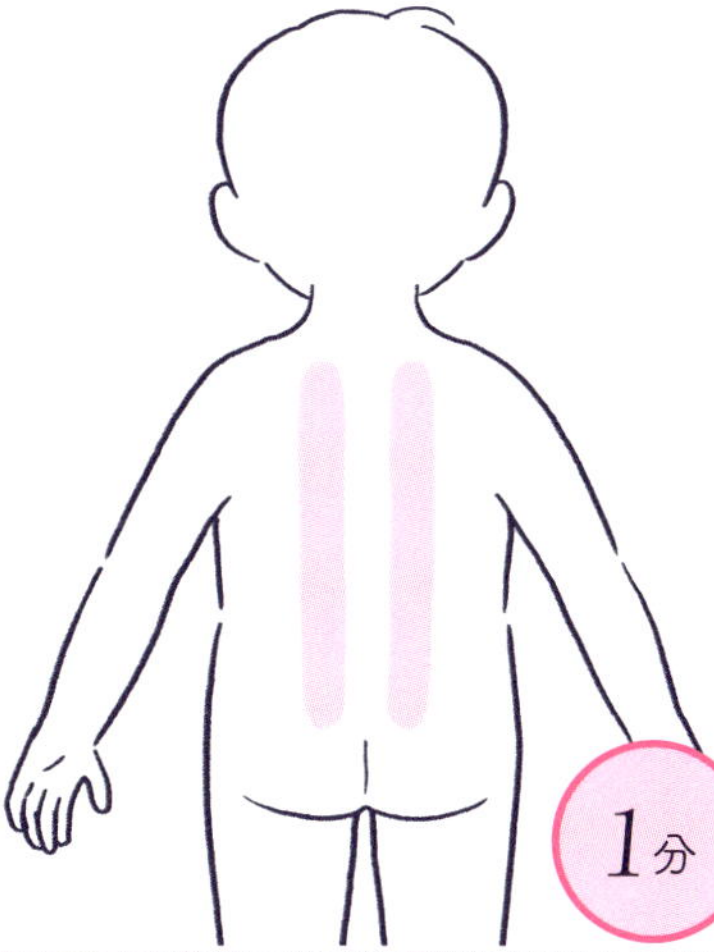

1分

Column

体験談 3

不登校の息子の不眠が治り、食欲が回復！親も安心して成長を見守れた

安野梅美さん（仮名） 40代女性（息子18歳）

私の息子は、中学生の頃には不登校でした。繊細な子だったので、ストレスを受けると体調に出ることが多く、本人もつらかったと思います。

特に、不眠と消化不良による下痢や腹痛に悩んでいました。

親として、いろいろと口うるさく言うようなことはありませんでしたが、不安があったことは覚えています。

また、仲が悪かったわけではありませんが、今より少し会話は少なかったかも知れません。

そんなある日、稲葉さんに小児推拿をやってもらう機会がありました。

稲葉さんは息子の腕をさすったり膝のあたりを触ったりしているだけでしたが、なんとおかげで不眠が改善したのです！

翌朝、息子に「寝られた？」と聞いたら笑顔で「寝られたよ」と言ってくれました。それ以降、消化不良もよくなっていったようで食欲も増しました。

もちろん、その一回でよくなったわけではありませんが、繰り返しているうちにだんだんと調子が上向いていくのがわかって、親としてもほっとしました。

行きつ戻りつを繰り返しつつ、小児推拿を取り入れた生活が1〜2年ほど続きました。

本人の成長や心の変化もあったようで、高校からは登校できるようになり、今では立派な大学生です。小児推拿に出会えて、本当によかったなと思っています。

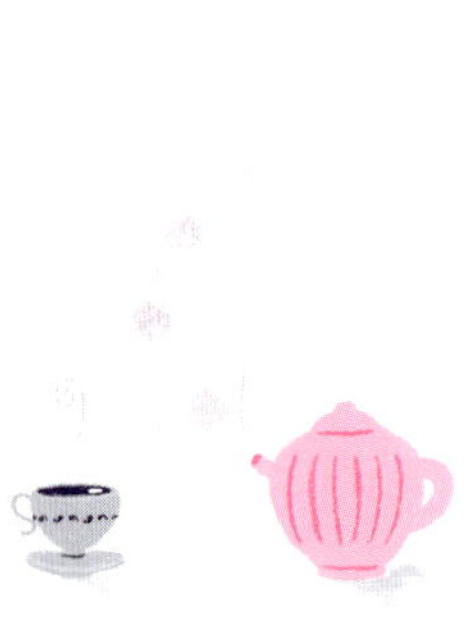

PART 10

不眠・寝付きの悪さに効く小児推拿

親が使うスマホのブルーライトを一緒に浴びてしまったり、親のストレスや緊張が伝わってしまったりすると、だんだん子どもも寝付きが悪くなります。

不眠や寝付きの悪さ、中途覚醒の小児推拿には、共通の手法はありません。

子どもによって原因はさまざまなので、症状別マッサージの中から、効くものを見つけてみてください。

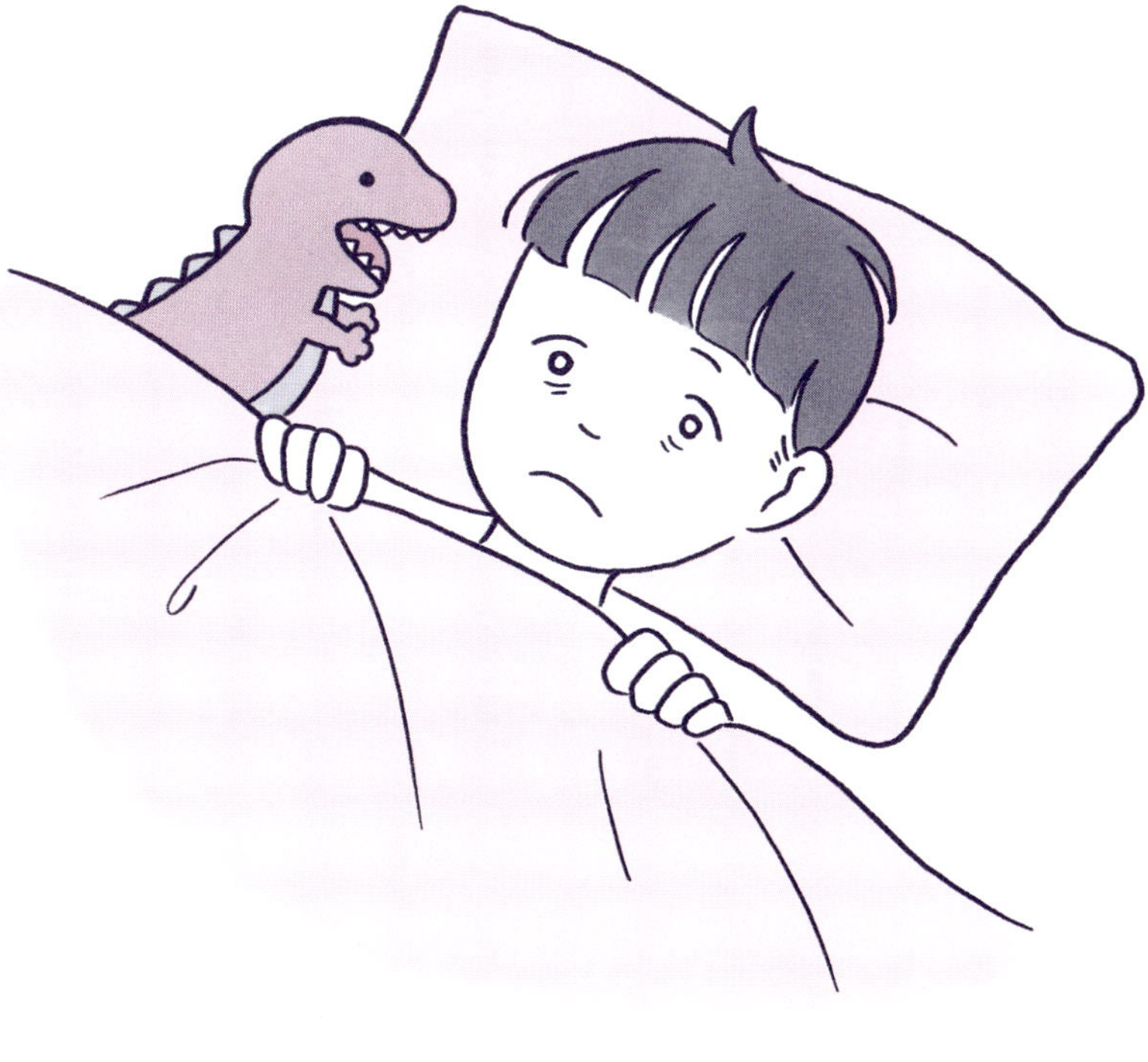

CASE
症状：1

眠たいのに眠れない

所要時間 計9分

眠気があるがなかなか寝付けない、頭部が熱いなど

眠たいのに眠れない。誰もが一度は経験したことのある症状ですが、この場合は即効性を期待できます。
優しく、軽くやってあげたほうが、眠りにいざないやすいでしょう。

1

天門を髪の生え際に向けてさする

使うツボ

天門《てんもん》
眉間の真ん中から
髪の生え際にかけてのライン

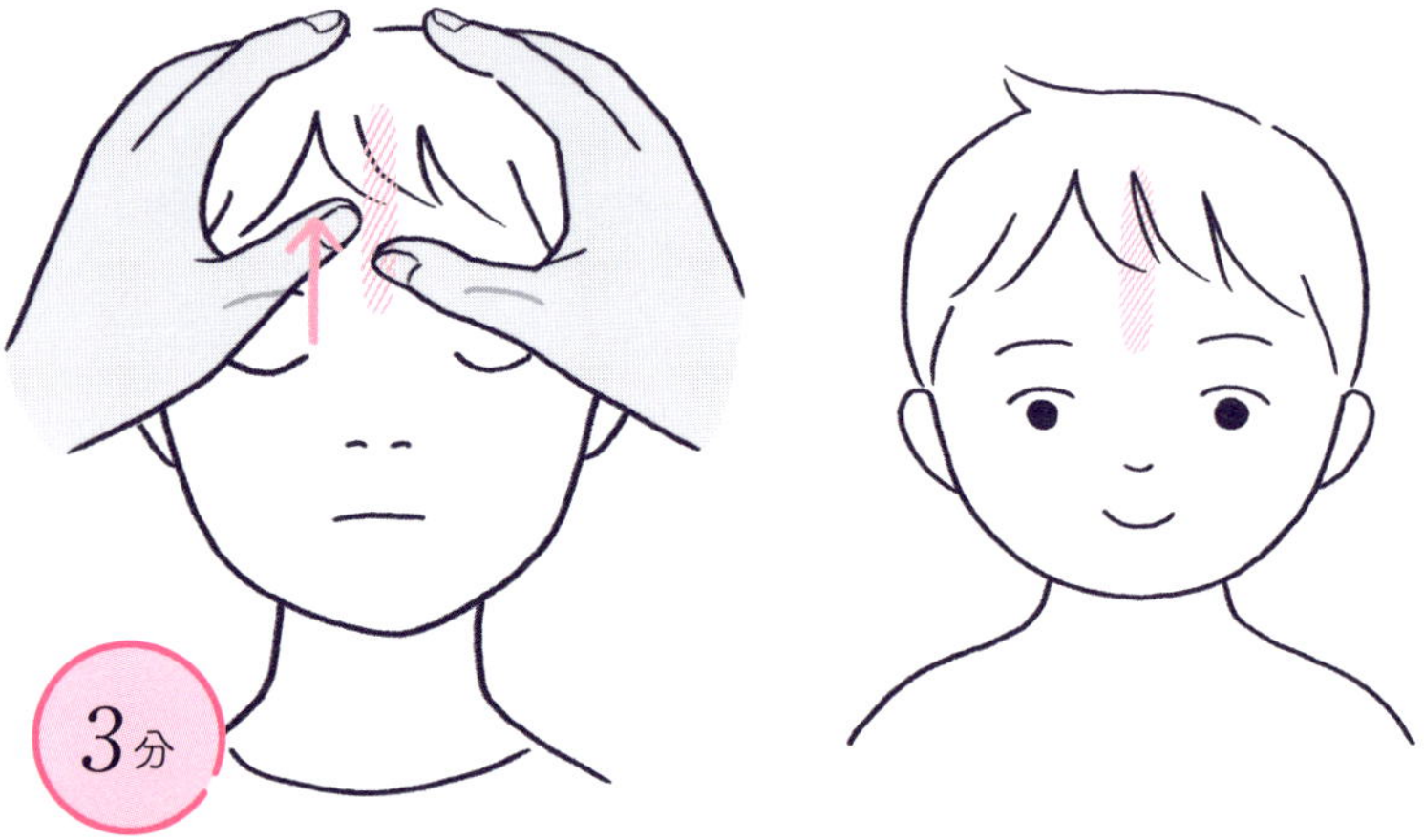

使うツボは解熱三法と同じ

この推拿は、発熱の共通の手法である「解熱三法《げねつさんぽう》」と同じです。ただ、施術の分数は違います。個人的には、子どもの不眠の原因は頭に余分な熱が上がってくることではないかと思っています。この余分な熱を下げてあげることで、自然に眠ることができます。

うちの息子も3～4歳の頃には、この推拿を好んでいました。子ども自身も効果をはっきり実感できる、頼もしい手法です。

2

坎宮を両端に向けてさする

使うツボ

坎宮《かんきゅう》
眉毛のライン

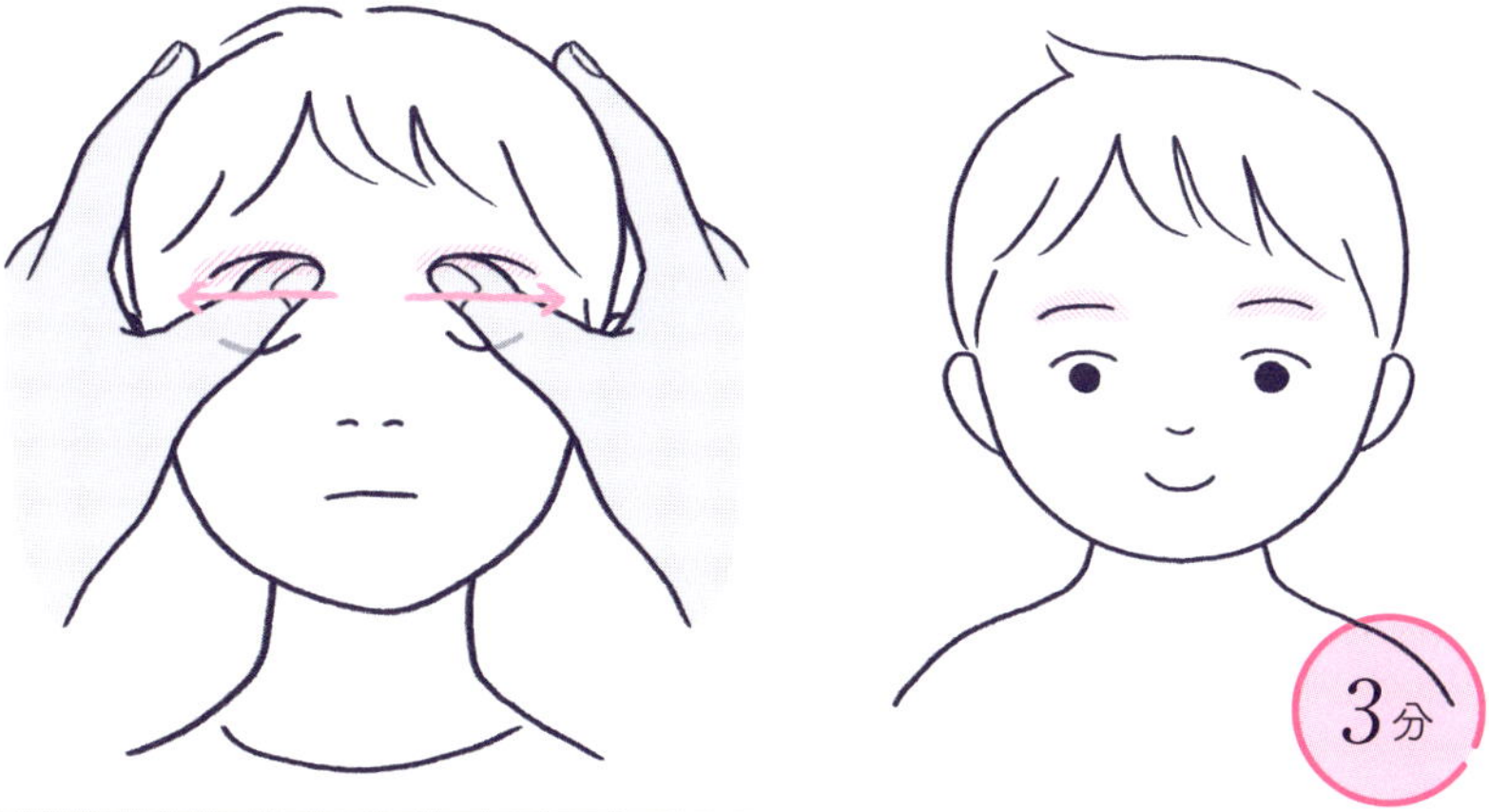

3

太陽を押し揉む

※2歳まではごく弱く触ること

使うツボ

太陽《たいよう》
眉と目の間からややこめかみ寄りにあるくぼんだところ

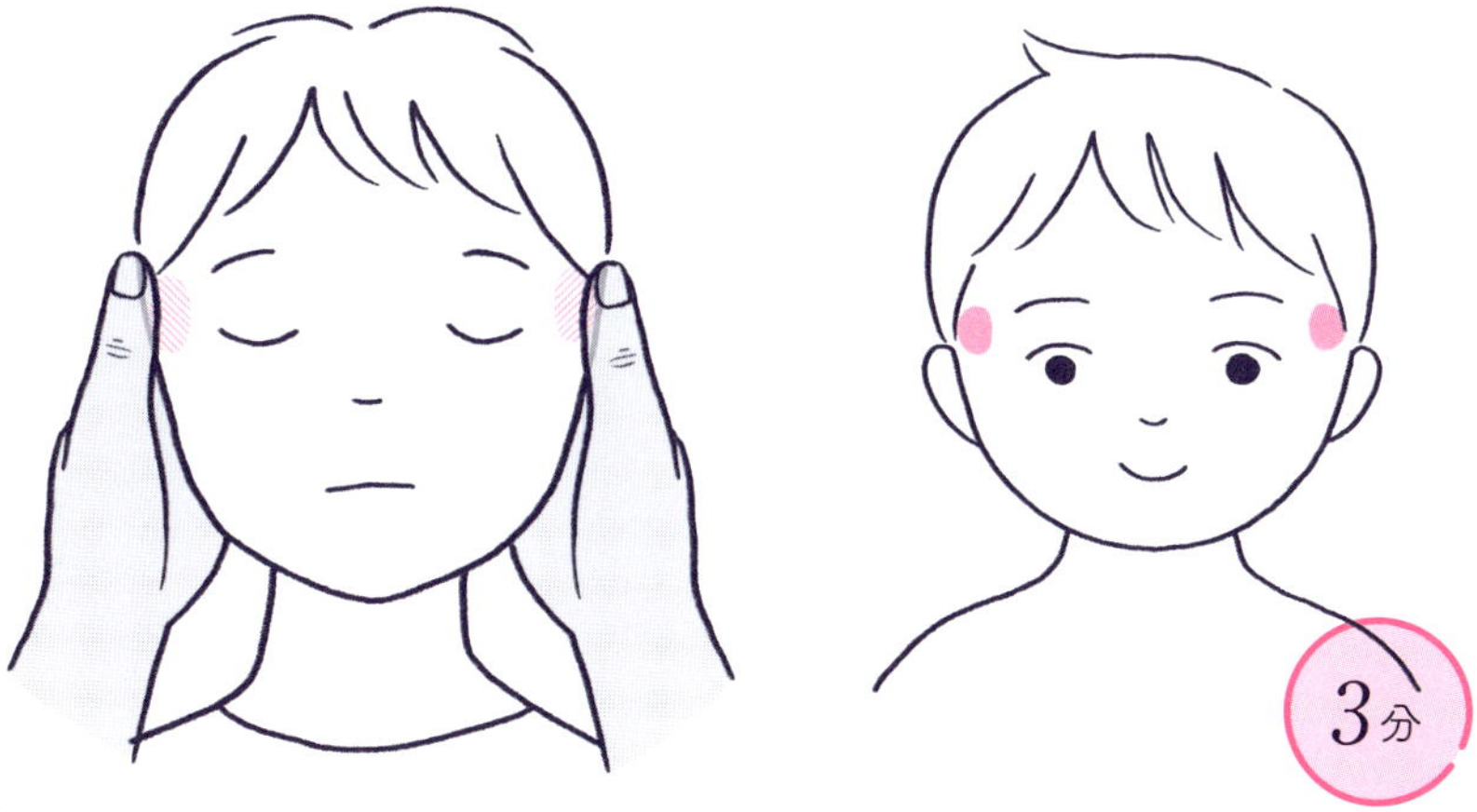

CASE
症状：2

夕食量が多い子の不眠

所要時間
計 8 分

全身がぽかぽか熱い、夕食量が多い、眠るときにぐずりやすく、イライラしやすいなど

現代社会の食事は、どうしても夕食の量が多くなりがちです。胃腸に負担がかかると、寝つきが悪くなり、深い睡眠を取るのが難しくなります。体質改善として、気長に施術していきましょう。

1

板門を揉む

使うツボ
板門《ばんもん》
手のひら側
親指の付け根のふくらみ

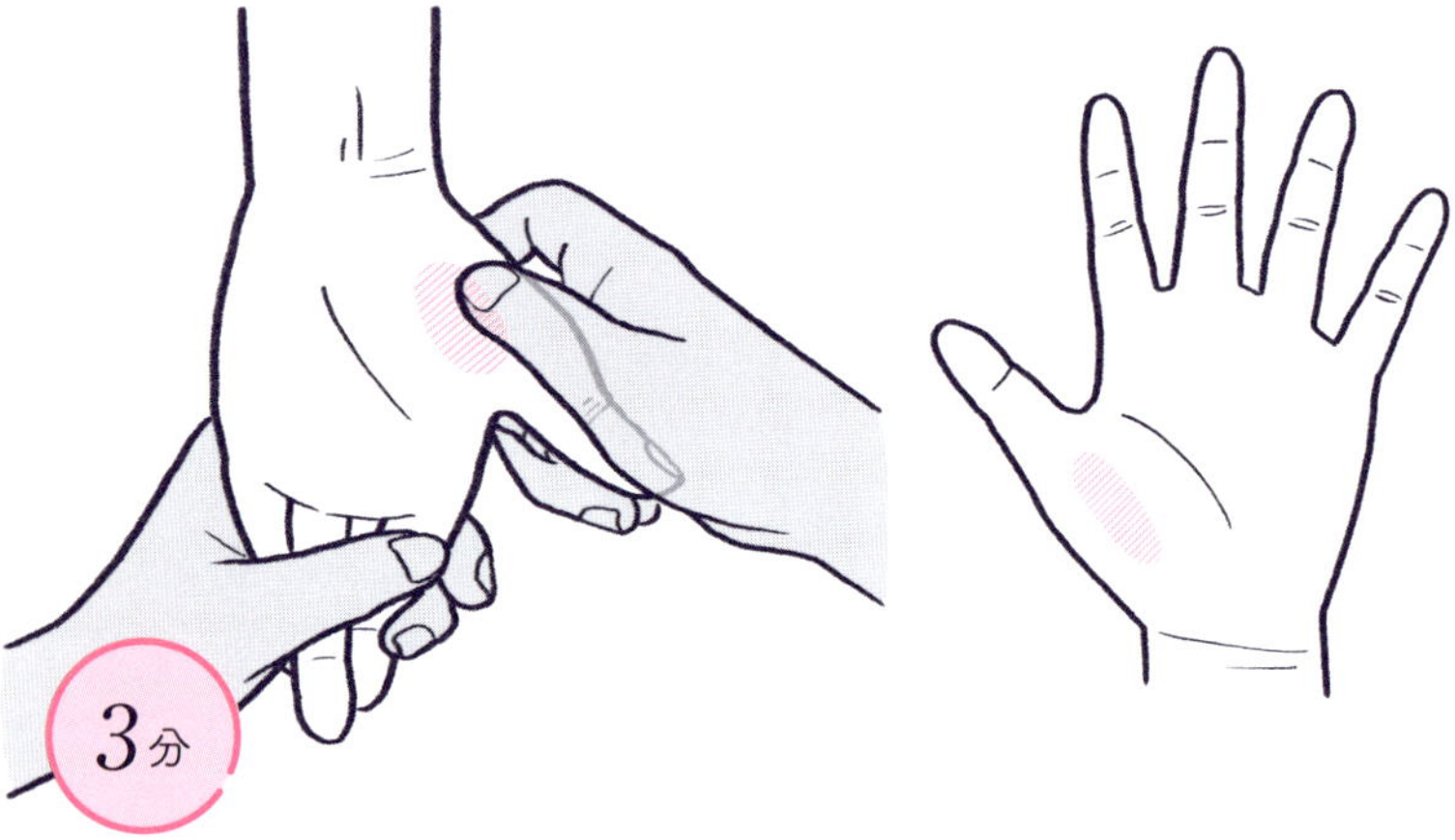

3分

夕食量と睡眠の子ども特有の問題

一日の食事のうち、夕食が一番ボリューミーになってしまいがちです。しかし、夕食から就寝までの時間が大人よりも短い子どもにとっては、これが消化不良の原因になることも。胃の中に未消化の食べ物があっては、心地よく眠りにつくことができません。

消化をよくする板門と小天心、苛立ちに効く肝経、イライラで浅くなった呼吸を整える肺経で、不眠を全体的にフォローします。

2 肝経と肺経を同時に指先に向けてさする

使うツボ

肝経《かんけい》
人差し指の手のひら側のライン

肺経《はいけい》
薬指の手のひら側のライン

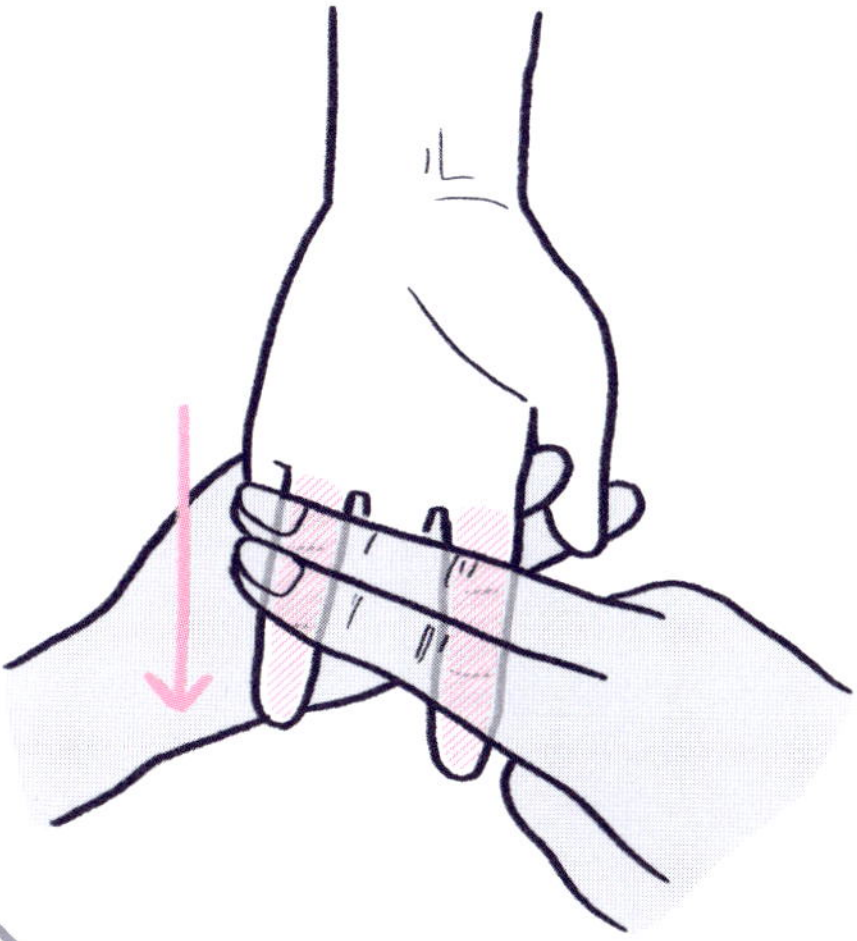

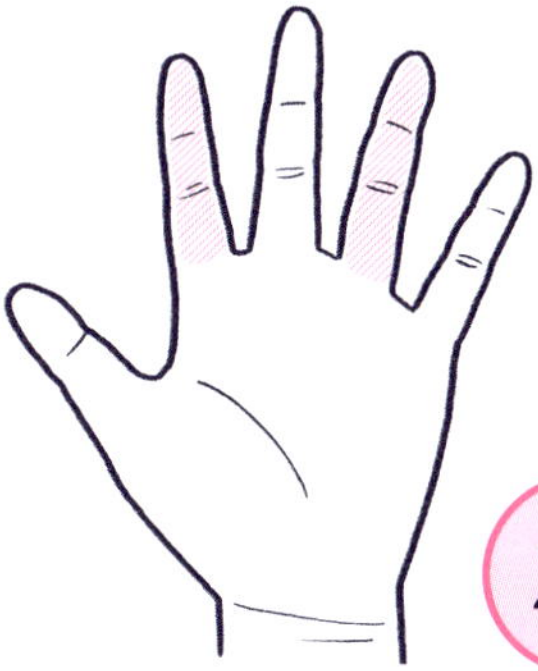

2分

3 小天心を親指の腹で揉む

使うツボ

小天心《しょうてんしん》
手首の内側の横じわの中心よりやや上

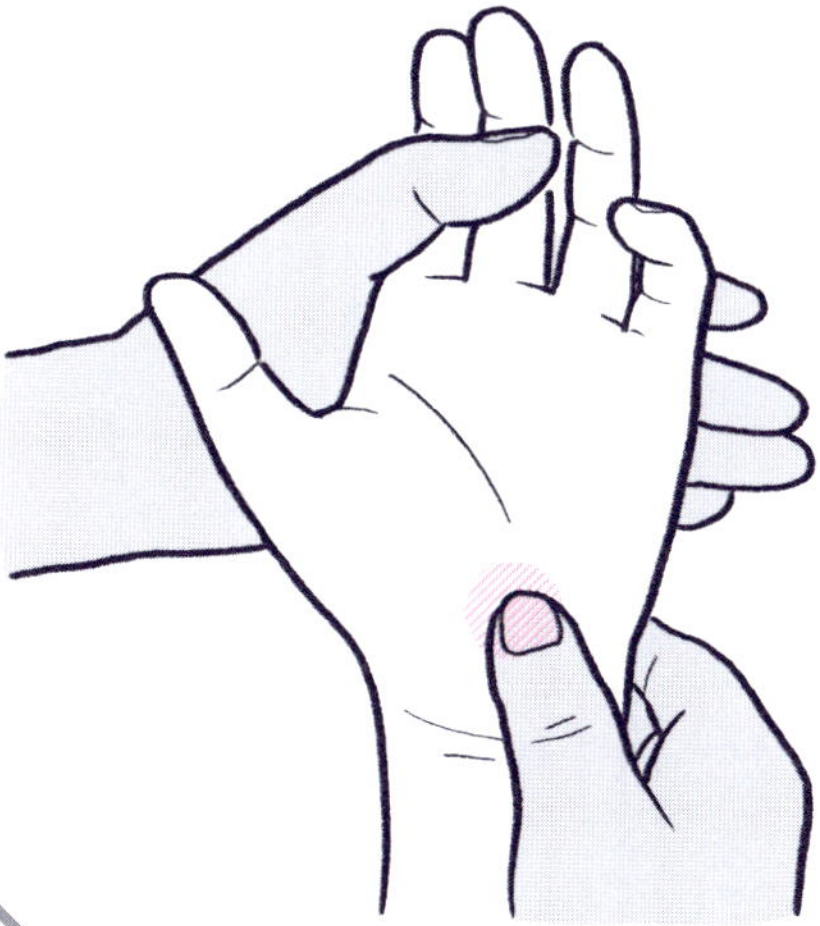

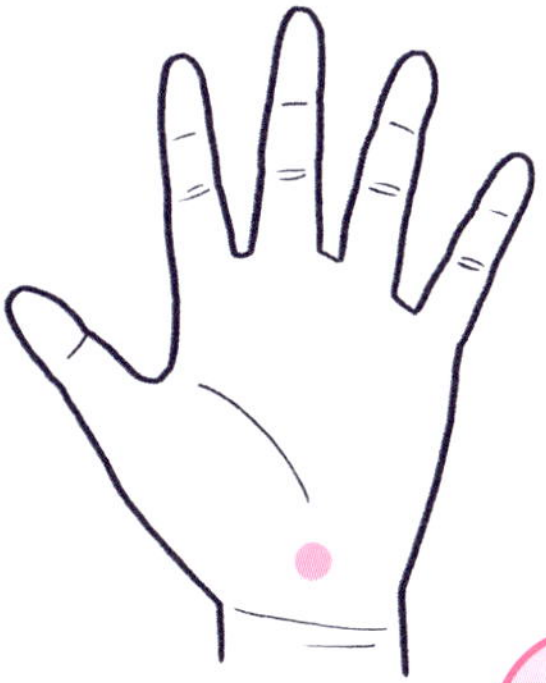

3分

CASE
症状：3

夜中に目が覚める・中途覚醒

所要時間
計 9 分

冷たいものを飲みたがる、喉が渇きやすい、
便秘がち、鼻血が出やすいなど

消化不良は万病のもとですが、眠りにもよくありません。症状が慢性化しないうちに推拿を施せば、早く改善することが多いものです。
中途覚醒がある場合は試してみましょう。

1

胃経から脾経まで指先に向けてさする

使うツボ

胃経《いけい》（板門よりやや外側）
手のひら側、親指の第一関節から手のひらの終点にかけてのライン

脾経《ひけい》
親指の爪の右横から第一関節にかけてのライン

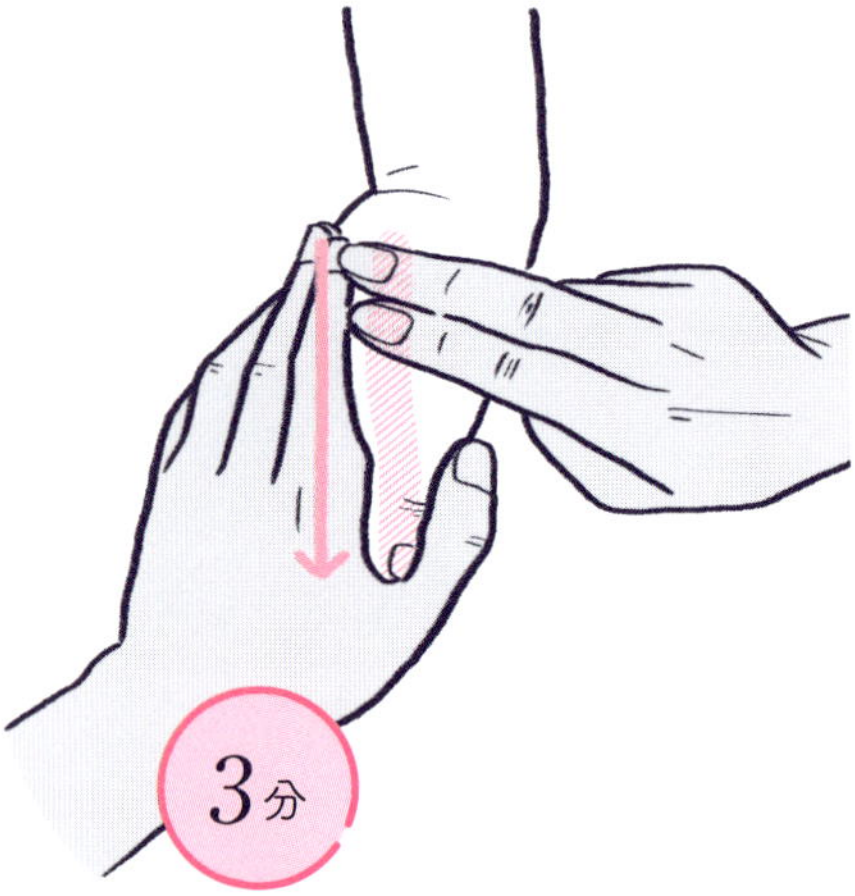

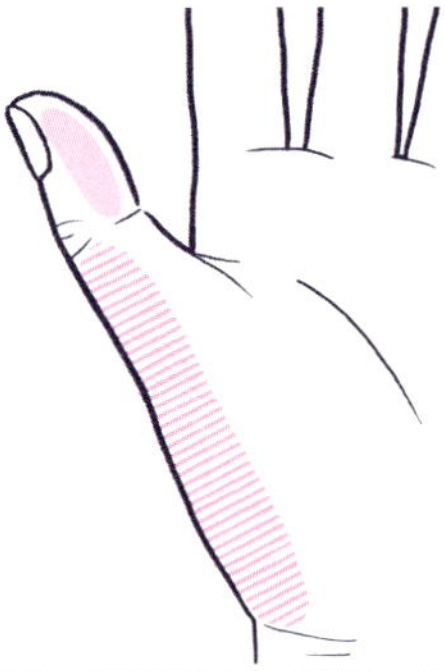

おなかか背中をさするだけでも◎

体質改善の推拿なのでいつやってもかまいませんが、子どもが夜中や明け方に中途覚醒をしたときに施すのは大変だと思います。

その場合は、横になったままおなかか背中を優しくさすってあげるとよいでしょう。

余分な熱が溜まっている子はイライラしやすいので、寝ている間に布団を蹴り飛ばしてしまうことがありますが、それもこの推拿で治る可能性があります。

2

おへその周りを時計回りに優しくさする

※優しく弱くさすりましょう

使うツボ

腹部

おなか

（薄着ならば着衣で OK）

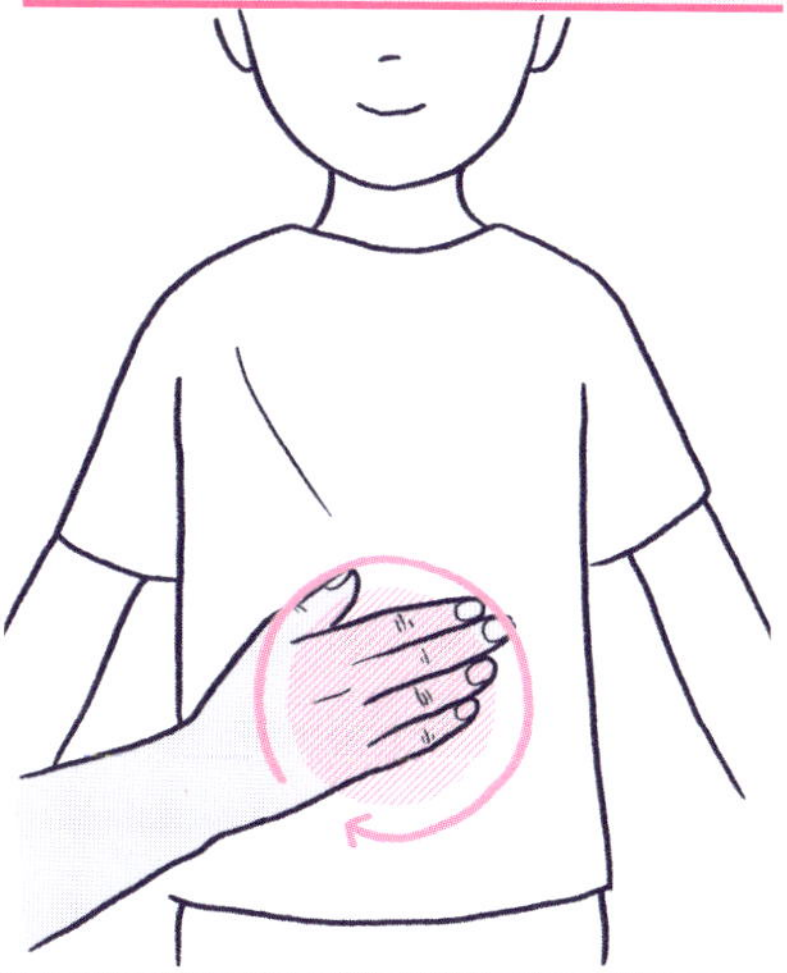

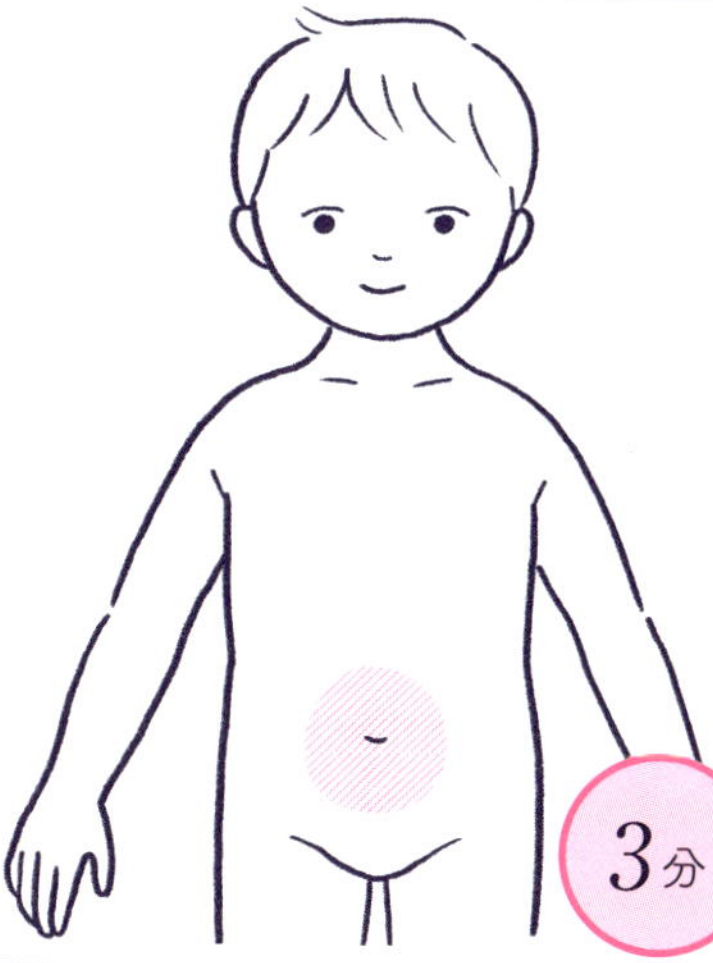

3分

3

脊椎を上から下にさする

使うツボ

脊椎《せきつい》（背中）

背骨のライン

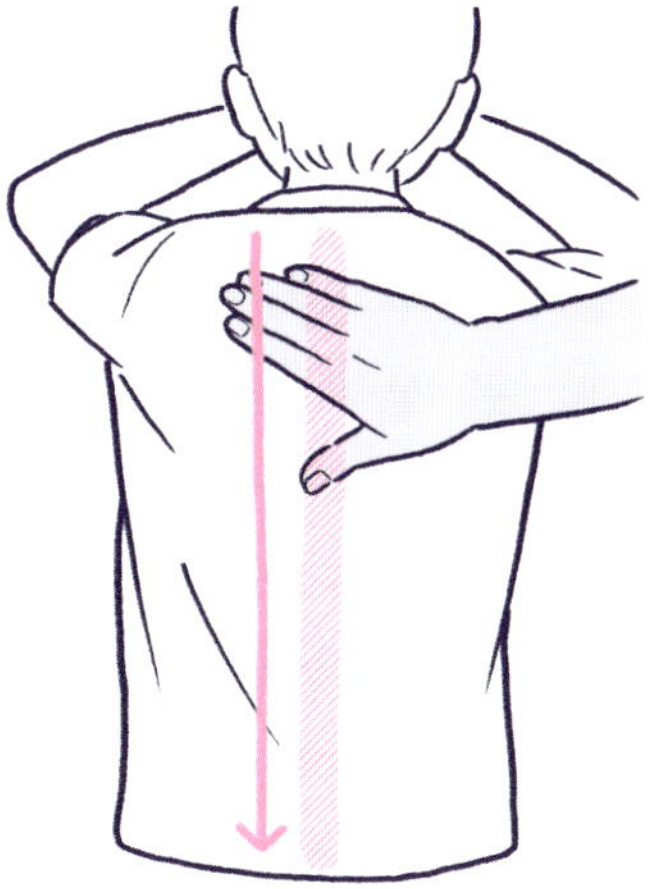

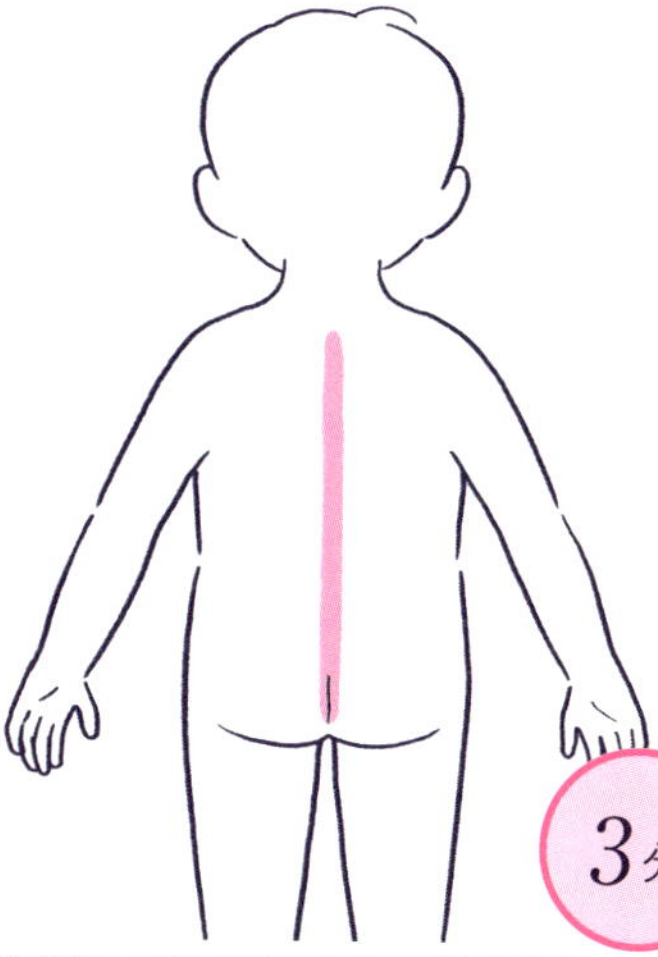

3分

お疲れママさんを癒やす リフトアップとむくみ対策「足三里」&「豊隆」

元気な胃腸は若さを作る！セットで刺激してはつらつと

私は年齢の割には肌にハリがあり、若いとよく褒めていただけます。そのとっておきの秘訣、それは胃腸の経絡のツボ、足三里《あしさんり》です！

膝の端から指4本下、すねの骨の外側のくぼんだところにあります。ここにお灸をすると三里も歩けるといわれており、日本では俳人の松尾芭蕉《まつおばしょう》が全国を旅するときに使っていたことでも有名です。胃腸がよくなると体全体が元気になるので、長い距離を歩けるというからくりです。

中医学では胃腸がよくなると、顔の皮膚にもハリが出て引き上がると考えるのです。

もう一つ、女性に多いむくみに効くツボとして、豊隆《ほうりゅう》を紹介します。位置は膝と足首の中間、すねのやや外側です。足三里も豊隆も初心者にはやや見つけづらいツボですが、だいたいの位置を広く刺激することで効果を得られます。

豊隆は消化器系の調整、痰の排出促進、血行促進とむくみの改善に効くツボです。足三里と一緒に、お風呂で揉んであげましょう。

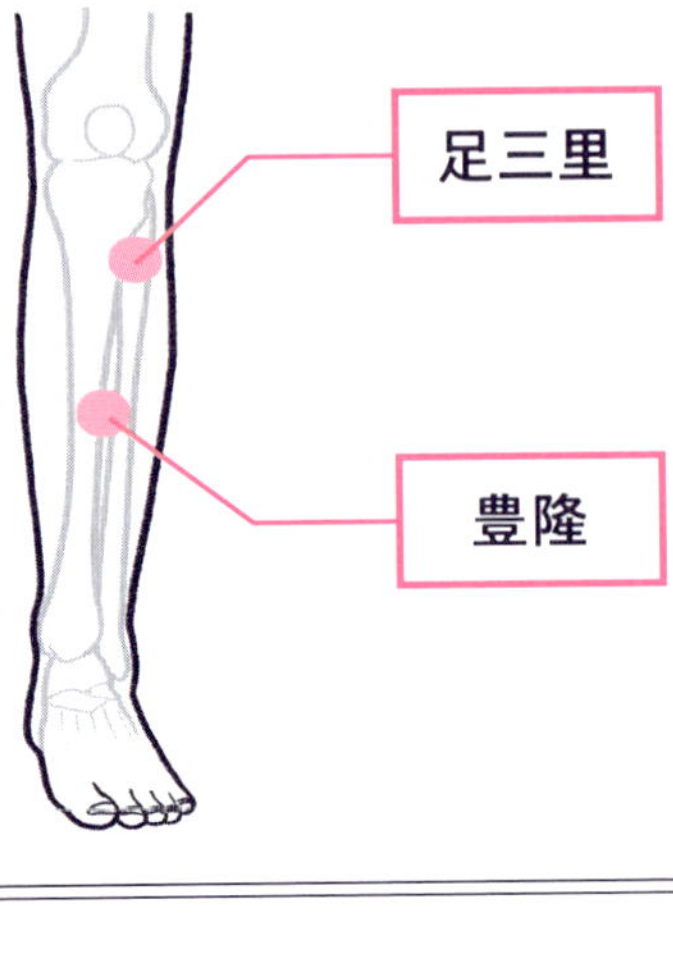

PART 11

夜泣きに効く小児推拿

子どもはデリケートなので、ささやかな音や話し声、光などに敏感に反応します。寝かしつけのときに親が見ているスマホの光も、子どもにとっては大きな刺激です。

寝る前には落ちつける時間と空間が必要なので、寝かしつけのときにはできるだけ暗く、音がしない静かな環境づくりを心がけましょう。

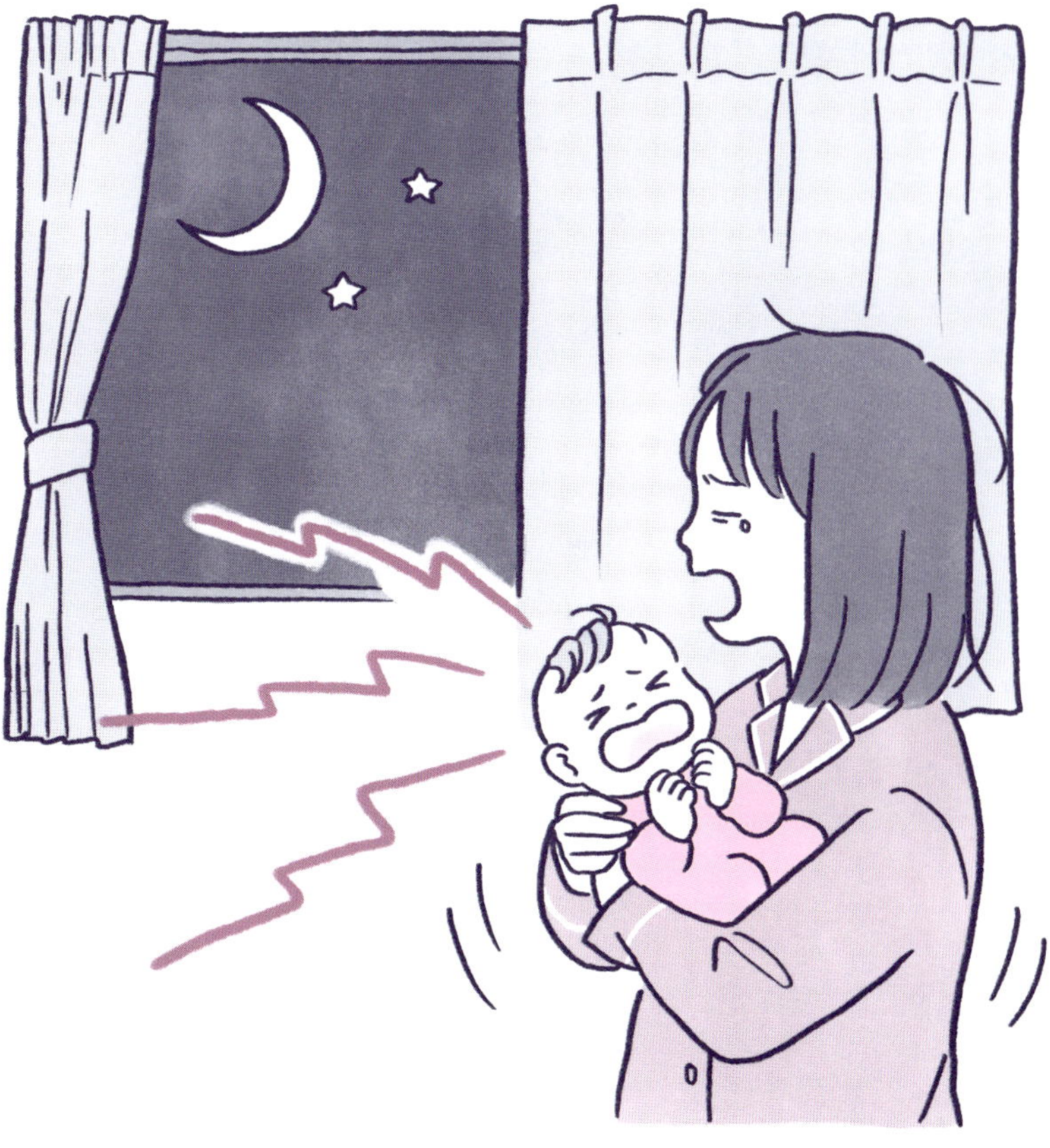

消化を助け、心を落ちつかせる

共通の手法

所要時間
計 3 分

夜泣きの基本推拿

夜泣きには、生まれつきの体質も関係しています。
体質改善のため、寝る前はもちろん、日中にも推拿をやってあげるようにしましょう。

1

肝経と肺経を同時に指先に向けてさする

使うツボ

肝経《かんけい》
人差し指の手のひら側のライン

肺経《はいけい》
薬指の手のひら側のライン

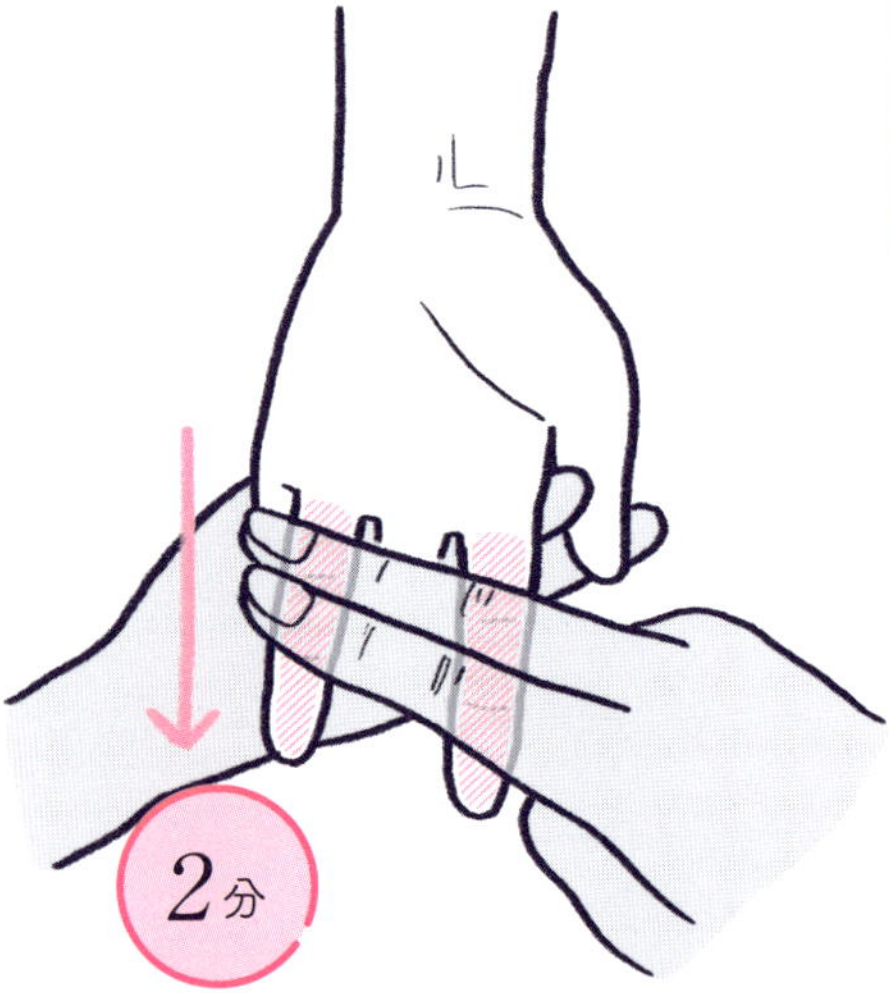

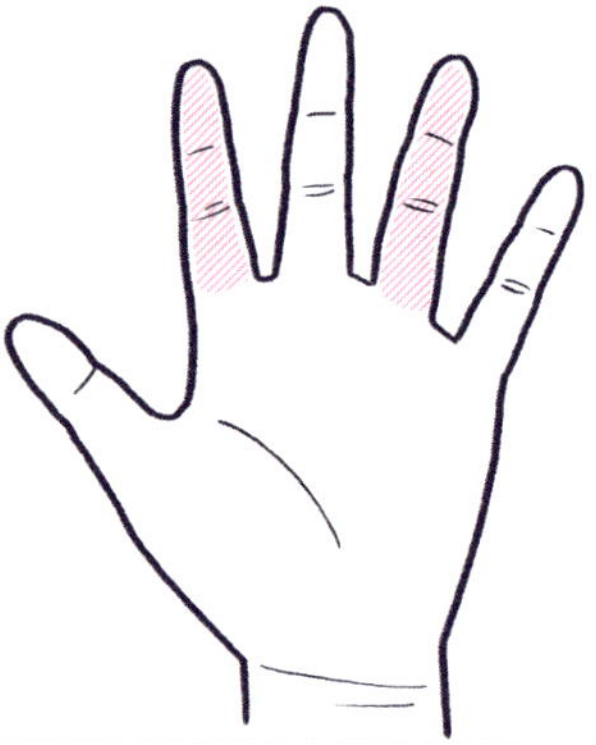

ストレスに効く肝、肺、心包経

夜泣きをする子は、ストレスの影響を受けやすい肝や肺、心《しん》包《ぼう》経の気の巡りが悪くなっていることが多いので、肝経、肺経、小天心を刺激します。

私はこれまでの治療経験から、妊娠中のお母さんの状態が胎児に影響する可能性を考えるようになりました。夜泣きもその一つです。だからといって妊婦さんに責任を押しつけるのではなく、妊婦さんをより大切にする社会であってほしいと思います。

2 小天心を指の腹でトントン軽く叩く

使うツボ

小天心《しょうてんしん》
手首の内側の横じわの中心よりやや上

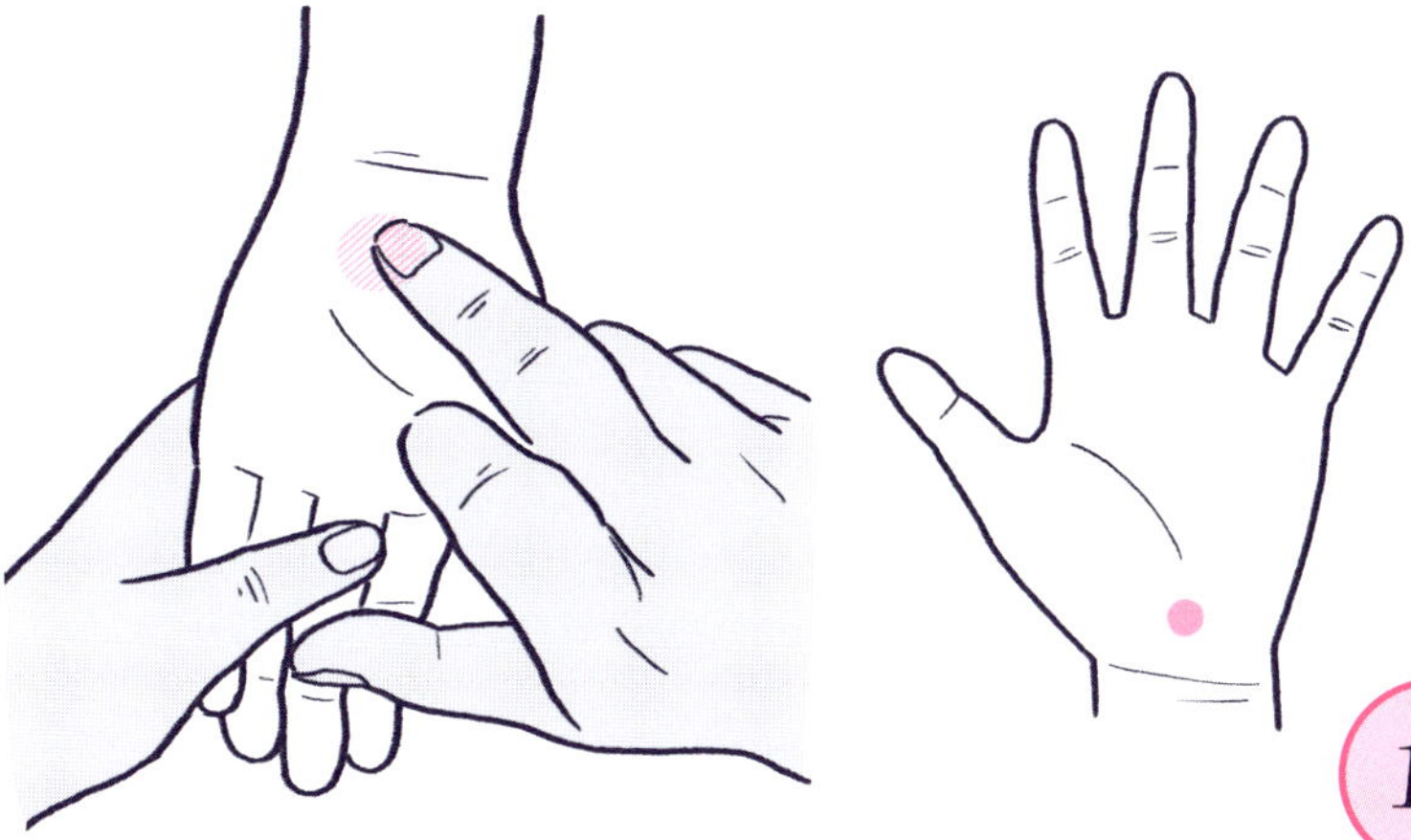

1分

繊細っ子こぼれ話 1
SNSや動画よりも人に会っておしゃべりを

繊細っ子の育児ではストレスが溜まることも多いので、なるべく外に出て、人に会うことをお勧めします。気晴らしにとユーチューブやSNSを見ているつもりでも、知らず知らずのうちに得る情報が偏っていってしまうものです。

積極的にママさんたちが集まる場所に行ったほうが、気分転換になります。どうしても対人関係が苦手なら、子どもと一緒に散歩をするだけでもいいので、外に出ましょう。

地域の行政の支援策を調べてみると、意外に役立つものが見つかることもあります。子どもの預かりサービスがあったら積極的に利用しましょう。

CASE
症状：1

食が細い子の夜泣き

所要時間
計 10分

深夜から夜中にかけて泣く、うつぶせ寝、手足が冷たい、食欲不振など

弱っている胃腸の機能を高めるマッサージです。
症状が長引いている子にはそれなりの期間を要しますが、初期に対応すれば２～３日で治ることもあります。

まずこれ！ ※114ページ参照 **夜泣きの基本推拿を行う**（3分）

1

使うツボ
脾経《ひけい》
親指の爪の右横から第一関節にかけてのライン

脾経を第一関節に向けてさする

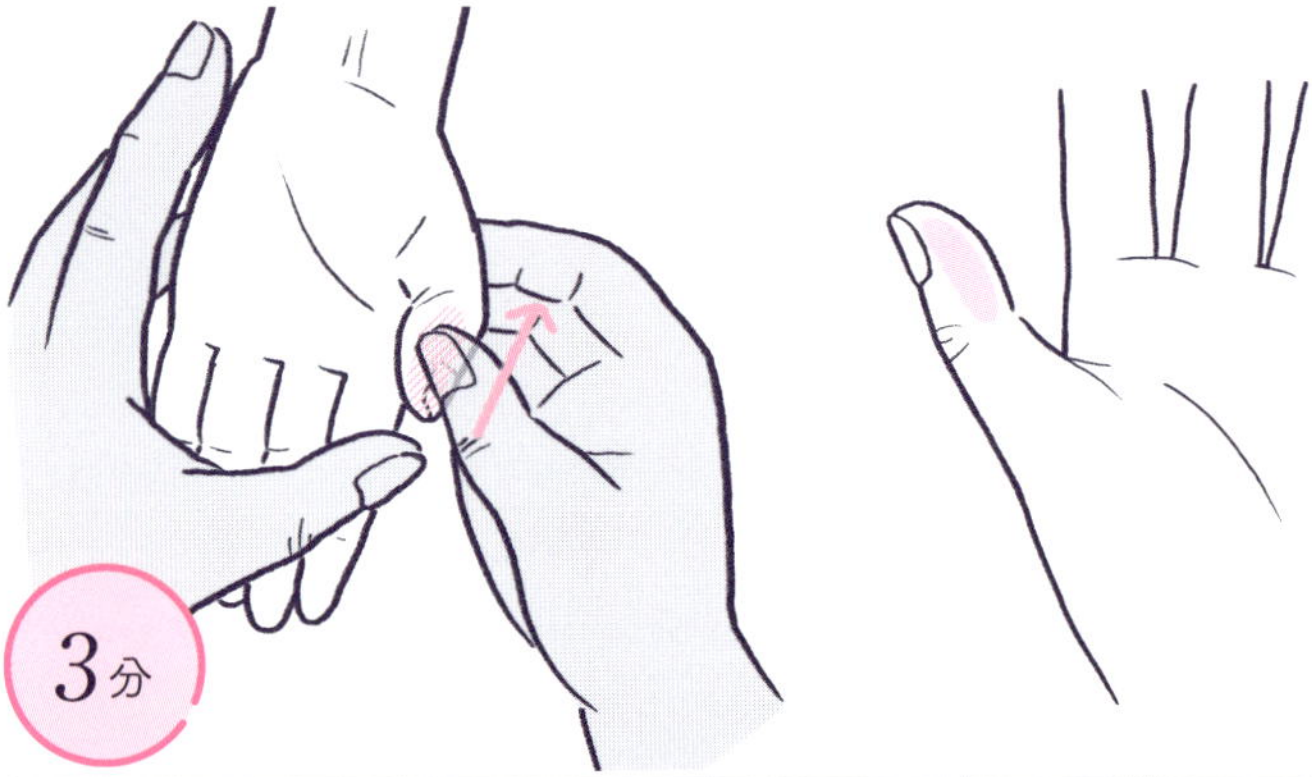

無理に食べさせず子どもを尊重する

この推拿は寝る前にやるのもいいのですが、日頃から日中にやってあげてもよいでしょう。

人間の体質はさまざまですが、夜泣きも体質に依存します。胃腸が弱い子は意外に多いので、食が細い場合には無理に食べさせるのは控えましょう。

機能を補わないまま食べさせ続けると、いろんなところに支障をきたすようになります。育児書やネットの知識でなく、子ども自身を見てあげましょう。

2

外労宮を親指の腹で揉む

使うツボ

外労宮《がいろうきゅう》
手の甲の中ほど
人差し指と中指の骨の間

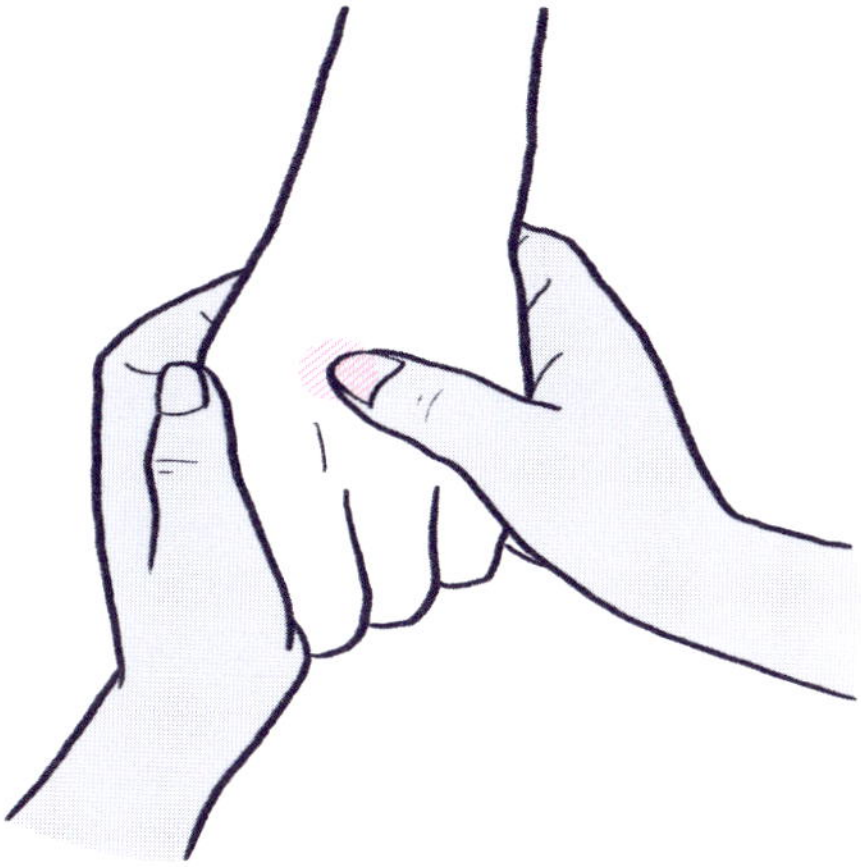
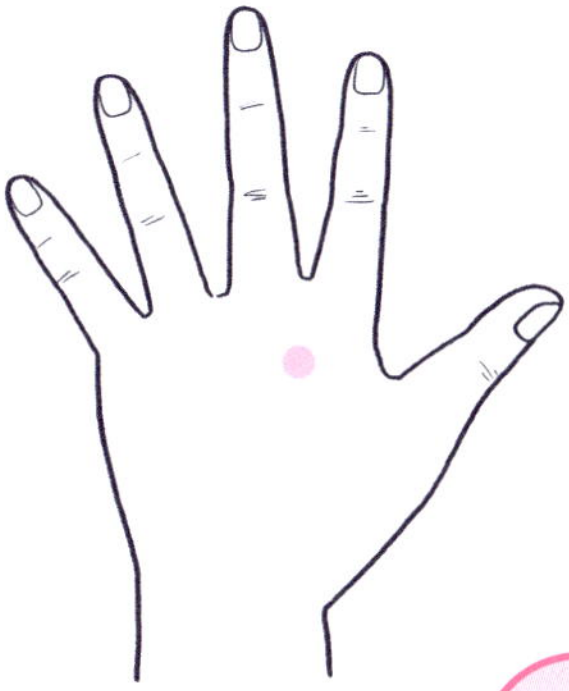

1分

3

おへその周りを時計回りに優しくさする

※優しく弱くさすりましょう

使うツボ

腹部
おなか
（薄着ならば着衣でOK）

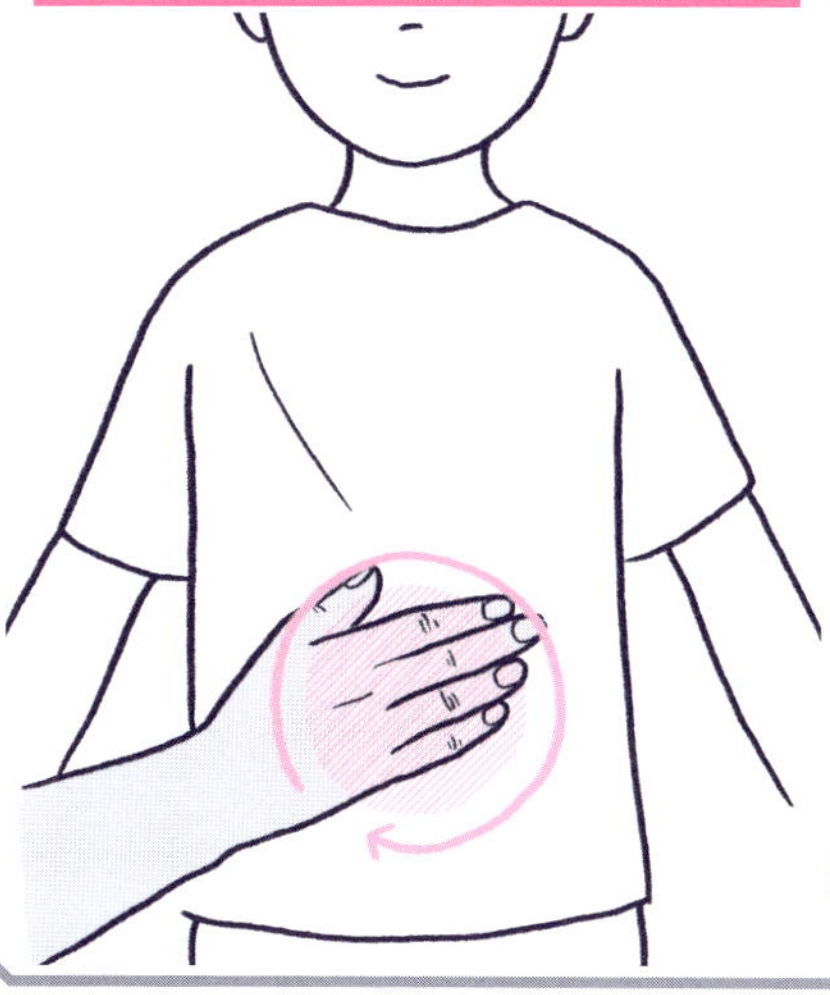
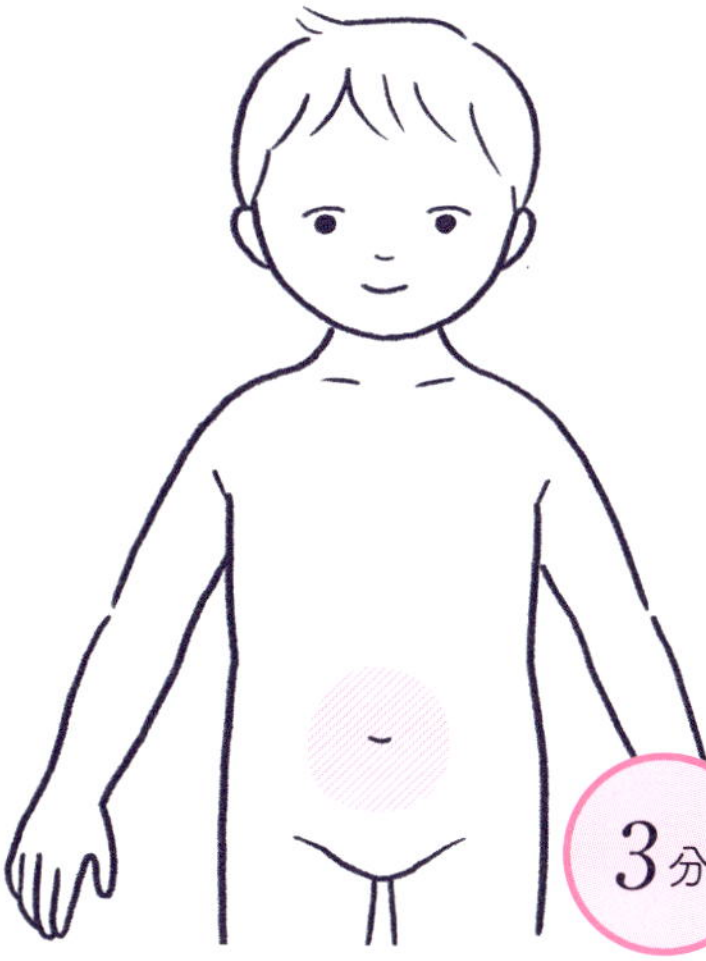

3分

CASE 症状：2

ショックや驚きがあった子の夜泣き

所要時間 計11分

睡眠中にびくっと体が動く、お母さんが妊娠中にびっくりした経験がある、日頃から感覚が敏感など

驚きのショックが影響して、夜泣きにつながることもあります。
推拿を施すことで中医学的にも効果がありますが、親の手による癒やし効果も期待できるでしょう。

まずこれ！ ※114ページ参照 **夜泣きの基本推拿を行う**（3分）

1

天門を髪の生え際に向けてさする

使うツボ

天門《てんもん》
眉間の真ん中から、髪の生え際にかけてのライン

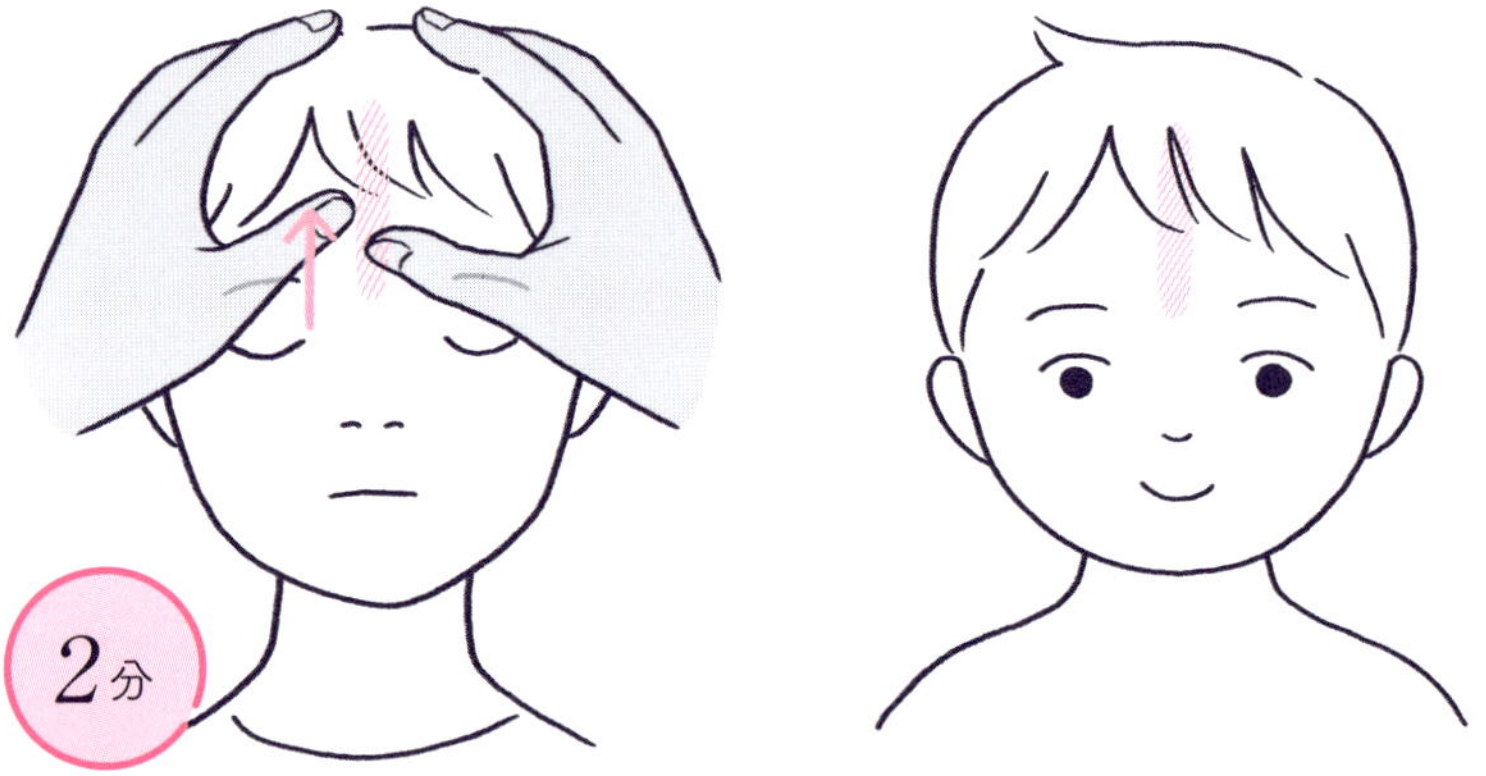

2分

妊娠中の母体の思わぬ影響

強い驚きや怒りを感じると、肝や腎の気が乱れて、落ちつけて眠れなくなります。このの推拿はショックや驚きを鎮め、悲しみを和らげます。

不思議なことに、お母さんが妊娠中に驚いたり激しく悲しんだりすると、産まれてくる子に後々影響することもあるようです。これは普通のことなので、お母さんは自分を責めないようにしましょう。日々の推拿でいくらでも取り返せます。

2 肝経、心経、肺経を同時に指先に向けてさする

使うツボ

肝経《かんけい》
人差し指の手のひら側のライン

心経《しんけい》
中指の手のひら側のライン

肺経《はいけい》
薬指の手のひら側のライン

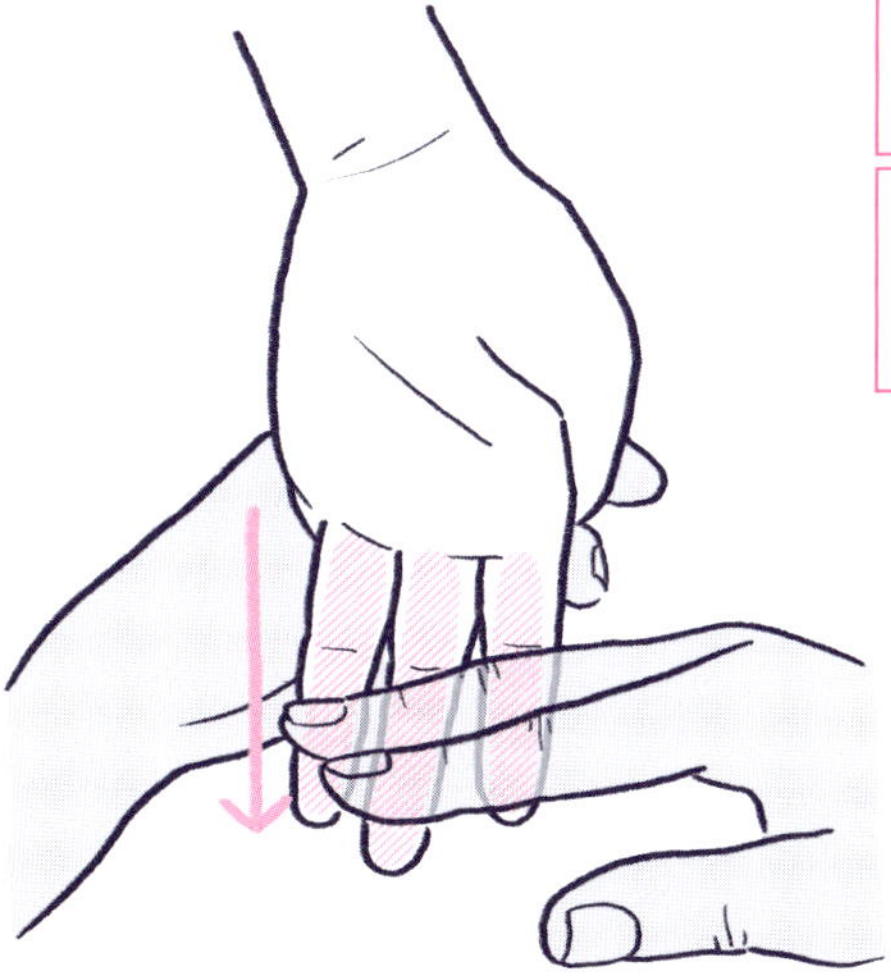

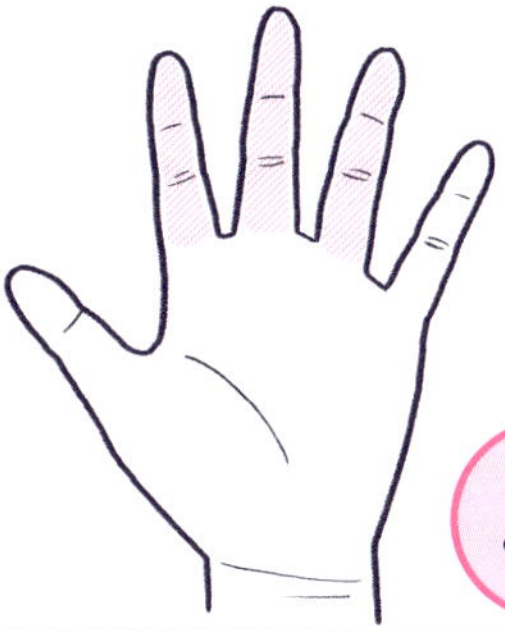

3分

3 脊椎を上から下にさする

使うツボ

脊椎《せきつい》（背中）
背骨のライン

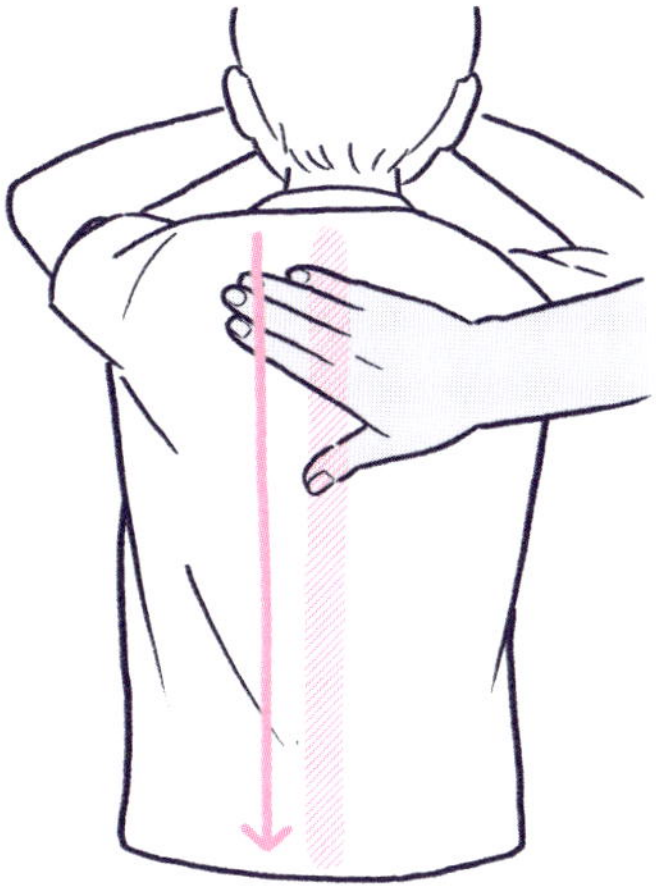

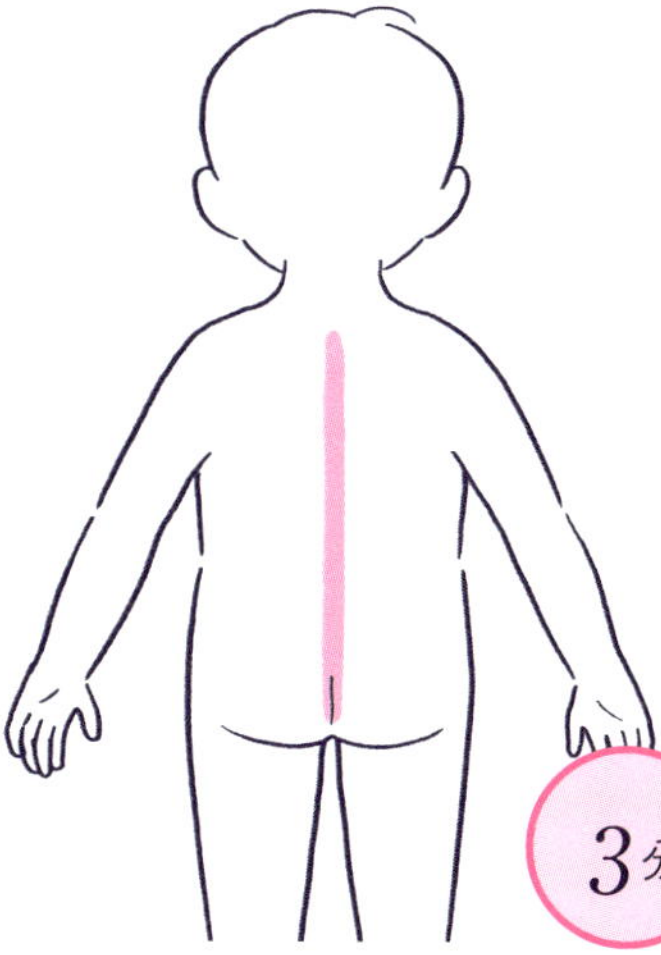

3分

Column

赤ちゃんのカンタン夜泣き対策

❶手袋に手のひら分の重さのお米を詰めて、赤ちゃんの体の上に置く

ようやく眠ったと思ったのに、ぴくっと動いて、また泣き出しそう……！

子育てのあるあるですよね。そういうときには、赤ちゃんの体を手のひらで軽く押さえてあげると落ちつきやすくなります。親の手の重さで、赤ちゃんが安心するのです。

手袋やキッチングローブ、軍手などに手のひらと同じ重さになるようにお米を詰めたものを、赤ちゃんの体の上に置いておくのにも同じ効果があります。ぜひ試してみましょう。

❷赤ちゃんから少し離れたところで、ドライヤーをかけておく

赤ちゃんが寝ている部屋にドライヤーを持ち込み、少し離れたところでスイッチを入れて、しばらくそのままにしておきます。

このとき、赤ちゃんにドライヤーの風が当たらないように気をつけましょう。すると、不思議に赤ちゃんのグズグズがおさまり、泣き止むことが多いのです。

ドライヤーのノイズは、赤ちゃんにお母さんのおなかにいた頃の音を思い出させます。そのため、安心して眠れるようになるのです。

PART 12

おねしょに効く小児推拿

3歳以下の子がおねしょするのは普通のことですから、推拿をやる必要はありません。見守ってあげましょう。３歳を過ぎても症状がある場合には、紹介する手法を試してみてください。

おねしょの原因は多岐にわたりますが、長すぎるおむつの習慣やストレスが影響することもあります。

また、急速に成長するときにも一時的におねしょをしてしまうことがあります。おねしょが３カ月以上続くようなら、一度病院で診てもらいましょう。

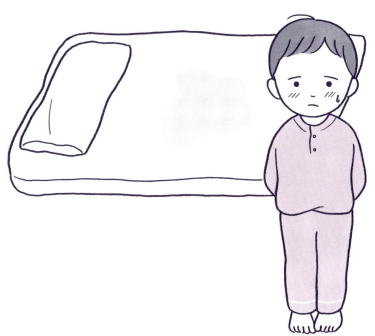

腎紋は適度に強くつねること

共通の手法

所要時間 計約4分

おねしょの基本推拿

寝る前に限らず、日中にもやってあげましょう。
腎紋には、適度に強い刺激を与えるのがコツです。あまりに痛くてはいけませんが、やや痛めくらいの加減がよいでしょう。

1

おへその下に手のひらを当てて時計回りに揉みさする

使うツボ

下腹部
おへその下
(薄着ならば着衣でOK)

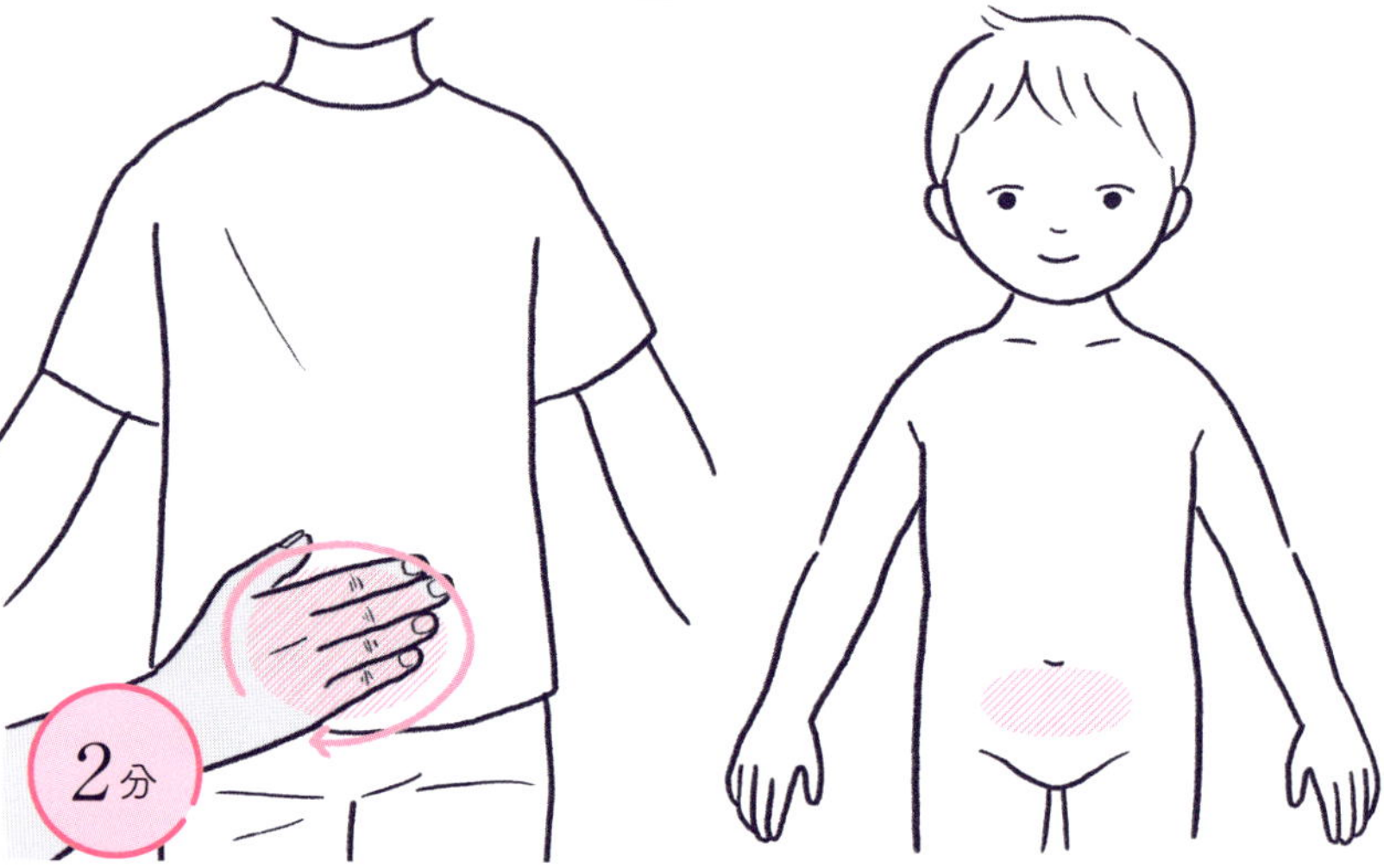

腎紋の刺激は強めが◎

膀胱に直接働きかけることができる下腹部、すべてのツボと経絡の流れが集まる百会、そしておねしょに抜群の評判を誇る腎紋。これら重要なツボを、バランスよく刺激できる手法を組み合わせました。

特に腎紋の効果は素晴らしく、「翌日からおねしょがなくなった」と言うお母さんもいるほど。つまむときには、叫ぶほど痛くしなくてもいいので、ある程度強い刺激を与えてください。

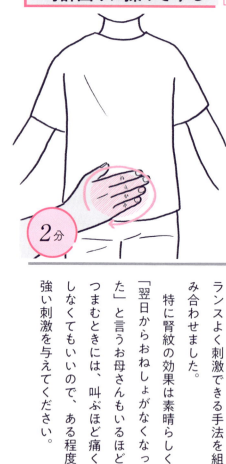

2 百会を揉む

※2歳未満の子の
百会は触ってはいけません

使うツボ

百会《ひゃくえ》

両耳を結んだ線と体の中心線が
交わる頭の部位

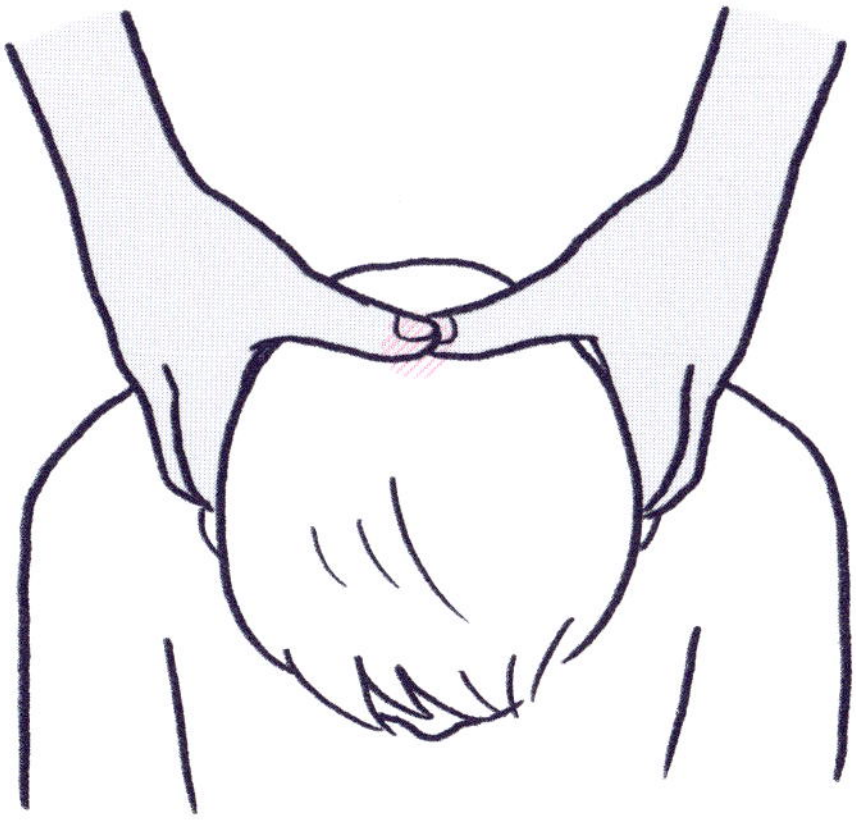

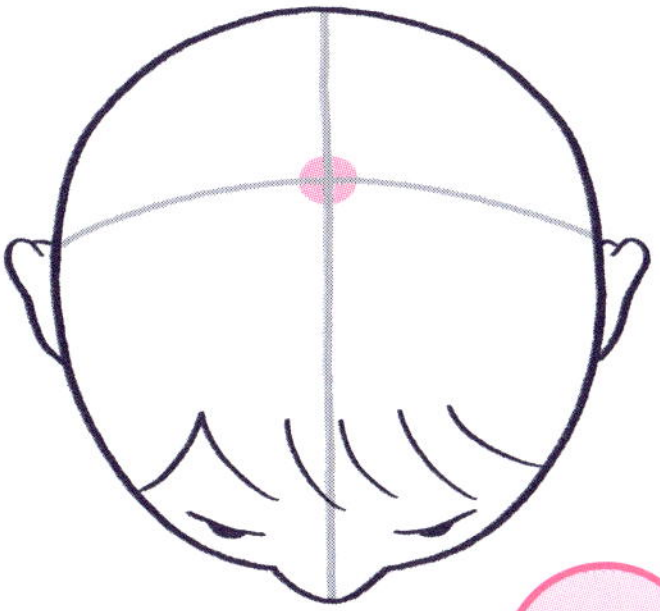

1分

3 腎紋を強めにつねる

使うツボ

腎紋《じんもん》

小指の第一関節、手のひら側

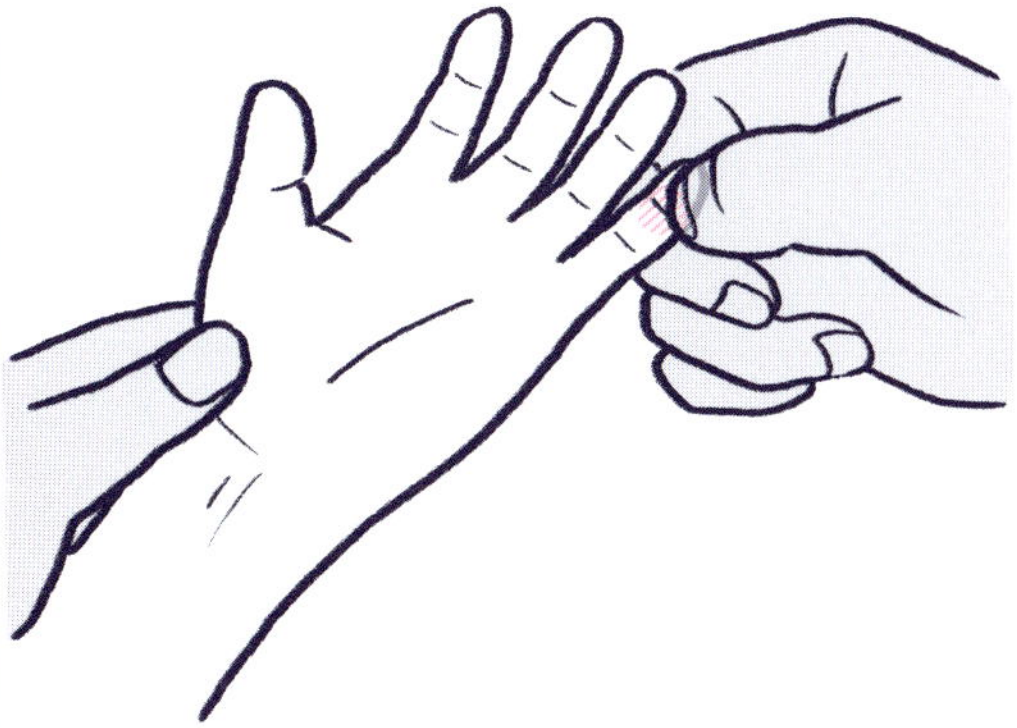

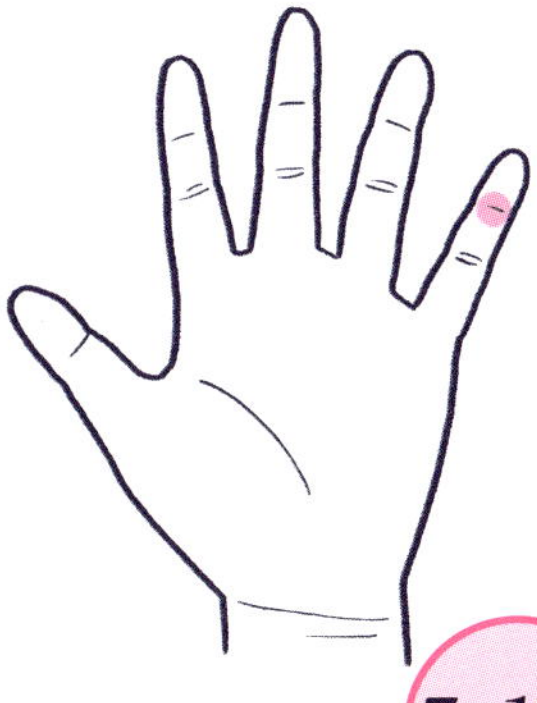

5~10回

CASE
症状：1

一晩で複数回のおねしょ

所要時間
計約10分

ほぼ毎晩おねしょをする、
一晩で2〜3回のおねしょ、足が冷たいなど

おねしょしやすい体質ということもありえますが、成長の早さにエネルギーの供給が追いつかずにおねしょが起こることも。
推拿で改善しましょう。

まずこれ！ ※122ページ参照 **おねしょの基本推拿を行う（4分）**

1

腎経を付け根に向けてさする

使うツボ
腎経《じんけい》
小指の手のひら側のライン

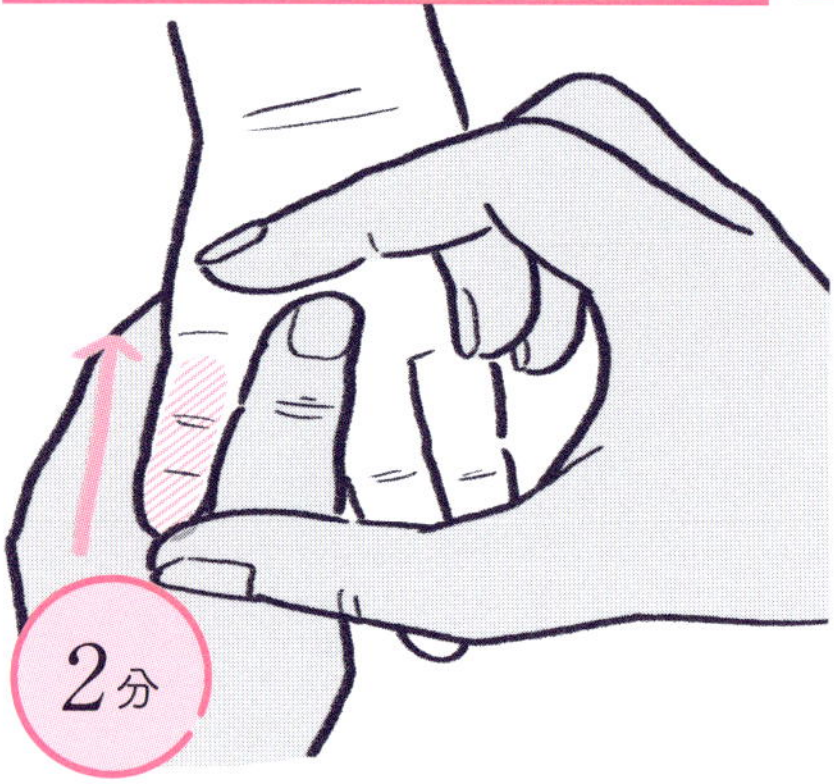

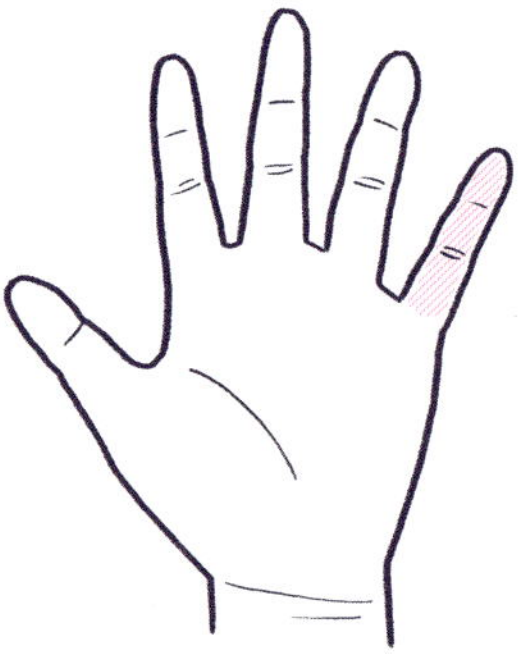

おねしょは本人が一番つらい

腎が弱ると、おねしょをしやすくなります。腎経で腎を補い、三関で冷えている体を温め、消化機能を高めて活力をもたらします。また、膀胱経は自律神経を整え、成長を促すツボです。

一晩で複数回、しかも親の隣に来ておねしょをしたりすると、つい怒りたくなってしまいますが、本人もしたくてしているわけではありません。仕方のないことなので、気長に推拿を続けましょう。

2

三関を手首から肘裏に向けてさする

使うツボ

三関《さんかん》

腕の側面よりやや内側
親指側から肘裏にかけてのライン

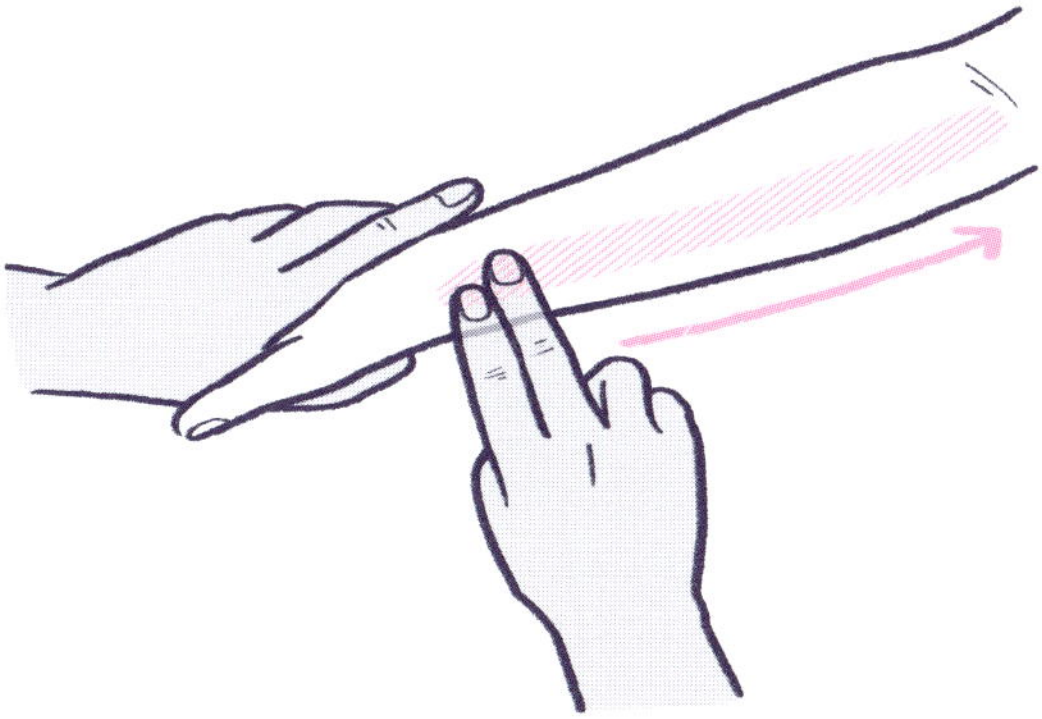

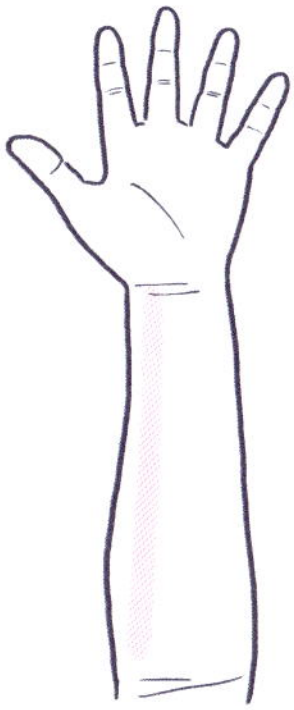

3分

3

膀胱経をお尻から首側に向けてつまんでいく

使うツボ

膀胱経《ぼうこうけい》

背骨の両脇のライン

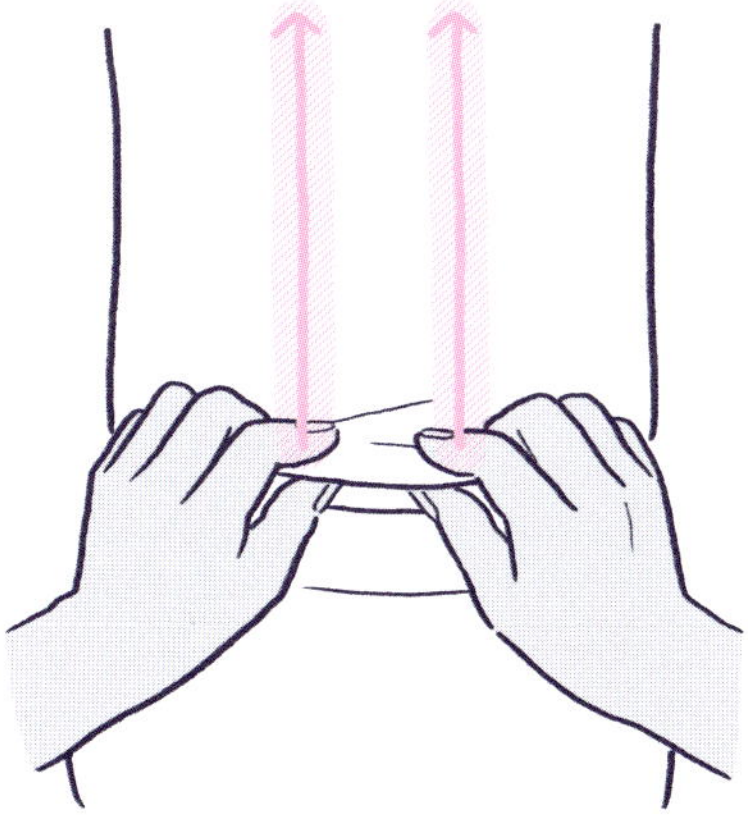

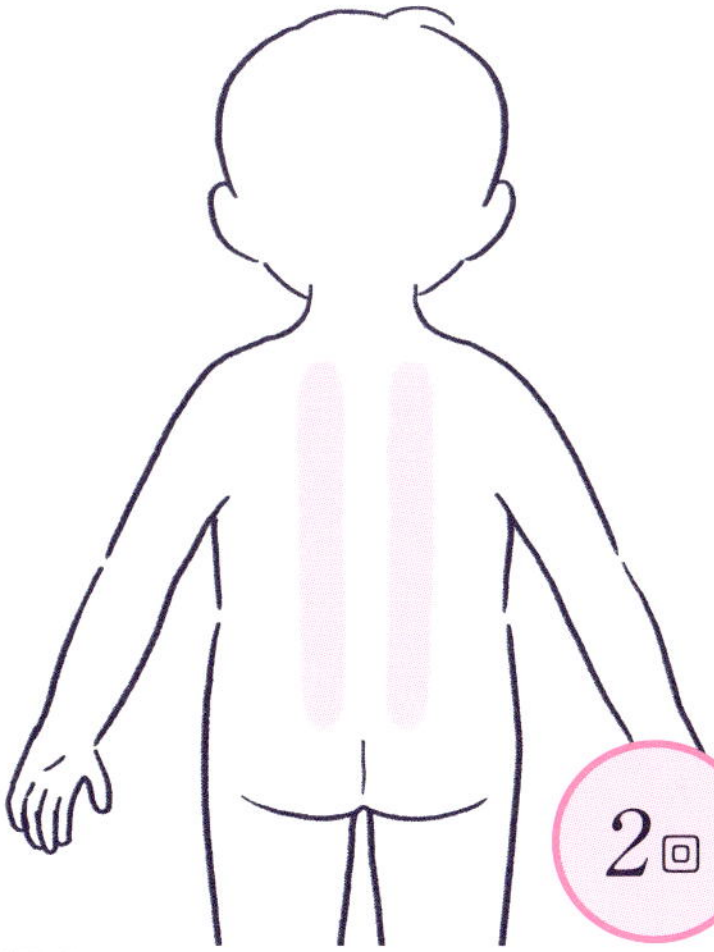

2回

CASE 症状:2

日中おしっこの回数が多い子のおねしょ

所要時間 計約9分

尿の量が多い、風邪を引きやすい、便が緩いなど

生まれつき消化機能が弱い子に、起こりやすいタイプのおねしょです。こういう子に、食事の無理強いは禁物です。気長に推拿をやってあげましょう。

まずこれ！ ※122ページ参照 おねしょの基本推拿を行う（4分）

1 脾経を第一関節に向けてさする

使うツボ

脾経《ひけい》
親指の爪の右横から第一関節にかけてのライン

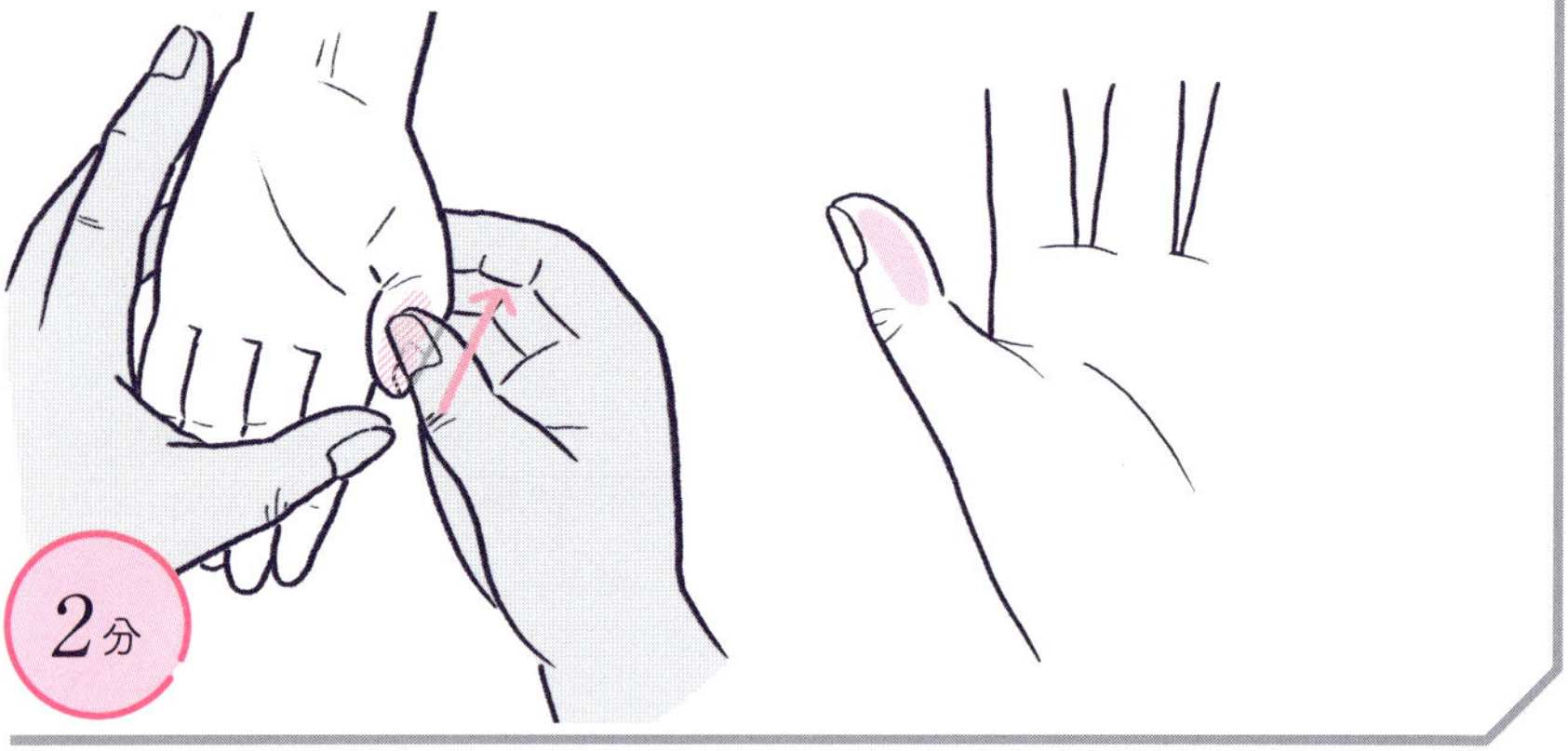

2分

無理な理想を押しつけない

このタイプの子は、食欲がなく、エネルギー不足で風邪を引きやすいことがあります。

食欲不振を治し、強い体質にするために脾経を使います。食欲がないときに無理をして食べさせない、体を無理に鍛えさせないのがポイントです。体の基礎的な強さが整う前に鍛えようとしても、うまくいきません。

肉体的な疲れがおねしょにつながることもあるので、理想を押しつけないようにしましょう。

2

肺経を指先に向けてさする

使うツボ

肺経《はいけい》
薬指の手のひら側のライン

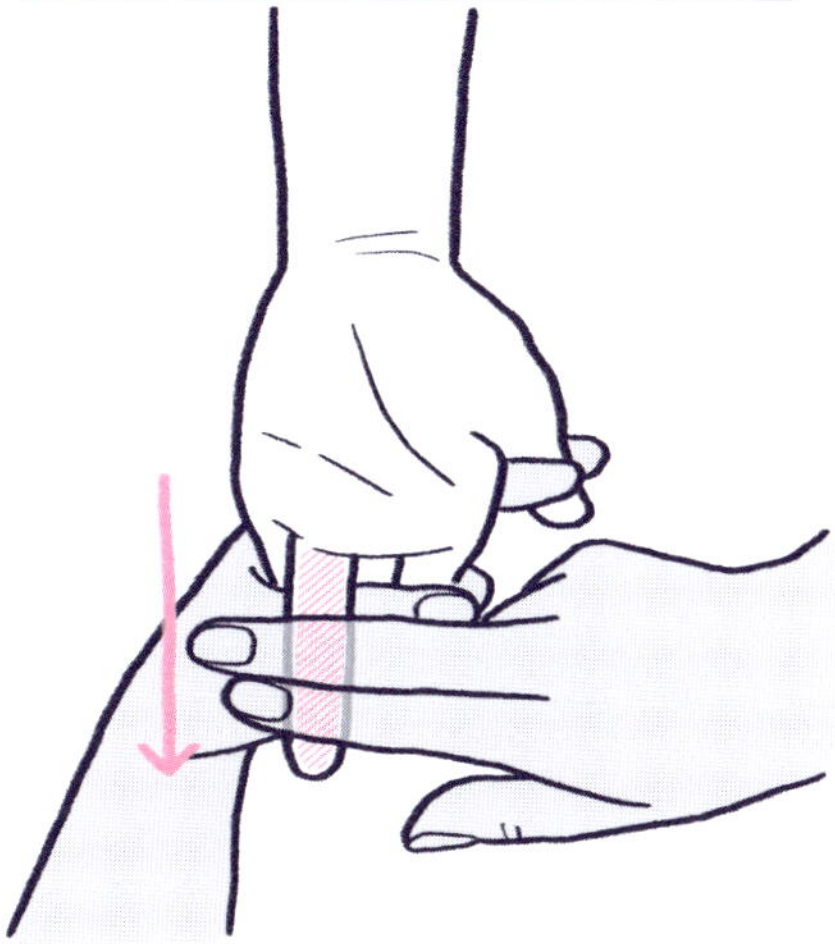

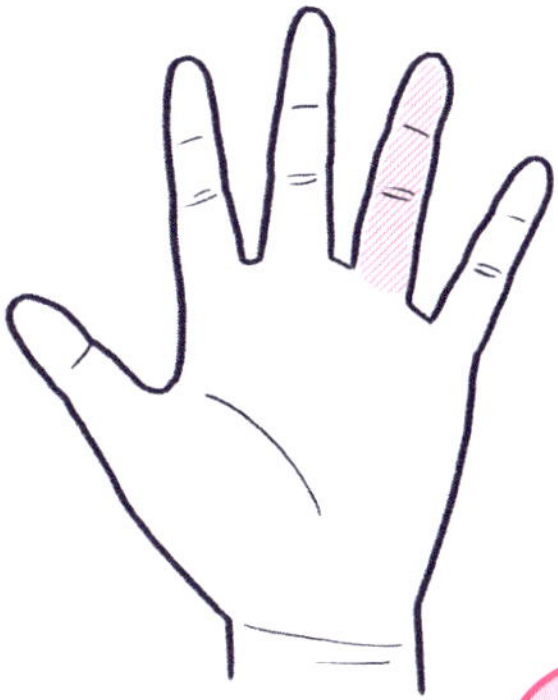

2分

3

膀胱経をお尻から首側に向けてつまんでいく

使うツボ

膀胱経《ぼうこうけい》
背骨の両脇のライン

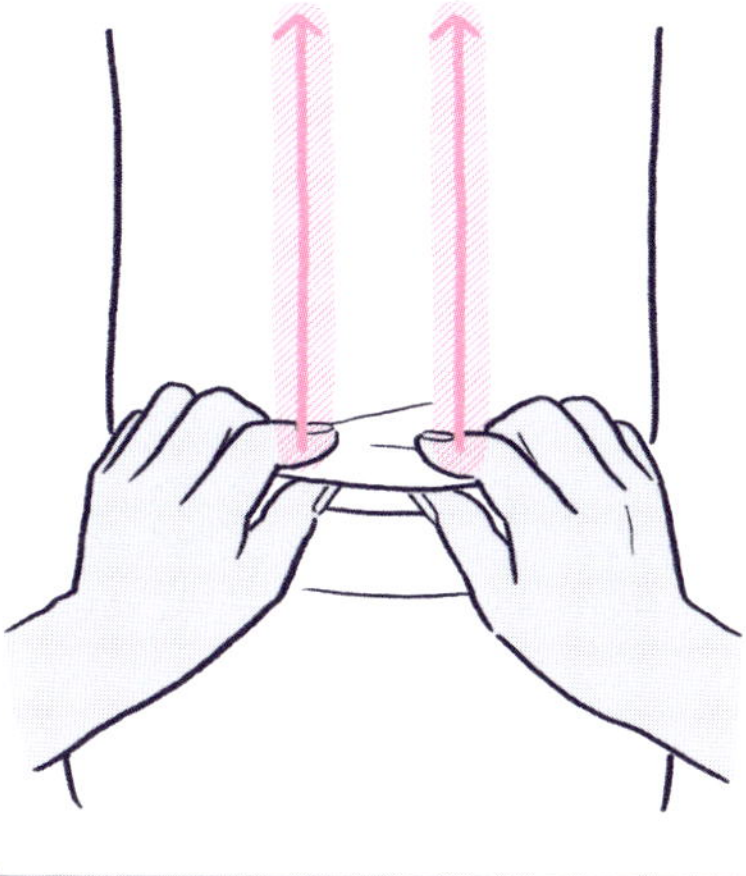

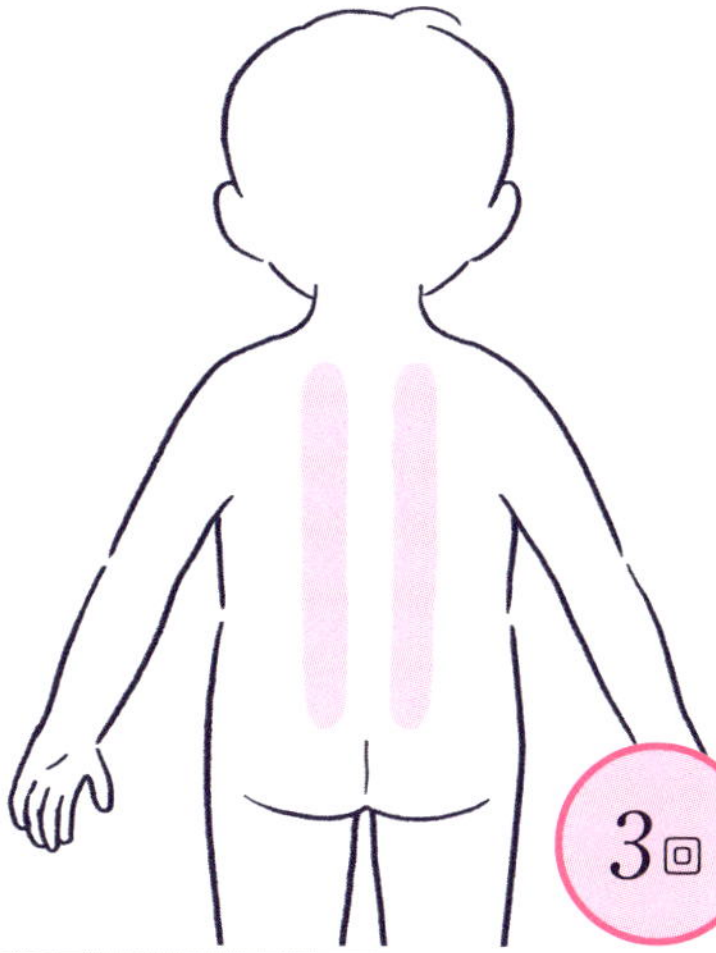

3回

CASE
症状：3

繊細っ子特有のおねしょ

所要時間
計約11分

寝相が悪い、日中イライラして叫ぶことがある、じっとしていられないなど

繊細っ子は余分な熱を溜め込みがちです。
推拿で熱を放散し、心の負荷を軽くすることで、おねしょも改善していきます。

まずこれ！ ※122ページ参照 **おねしょの基本推拿を行う**（4分）

1

肝経、心経を指先に向けてさする

使うツボ

肝経《かんけい》
人差し指の手のひら側のライン

心経《しんけい》
中指の手のひら側のライン

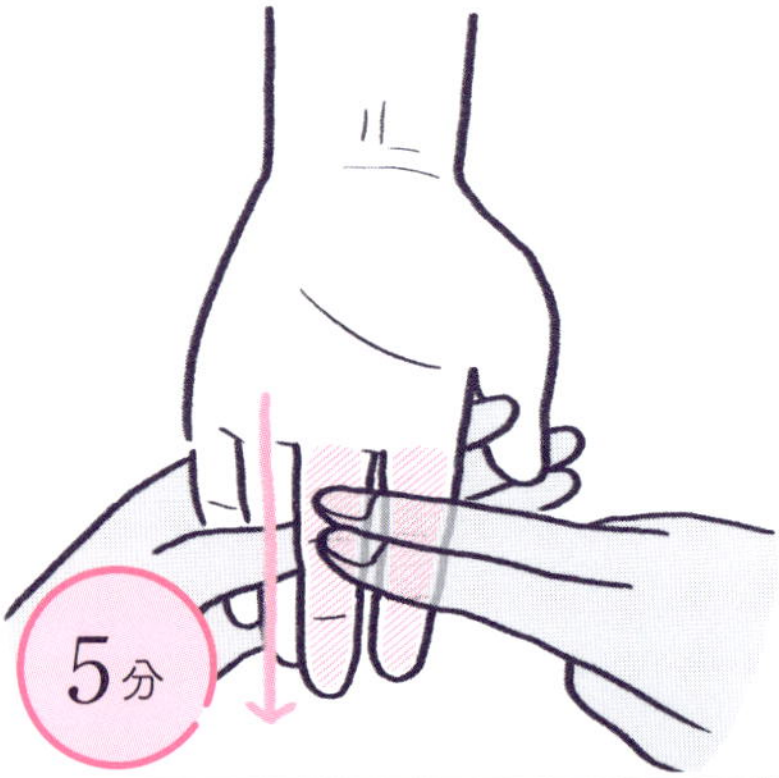

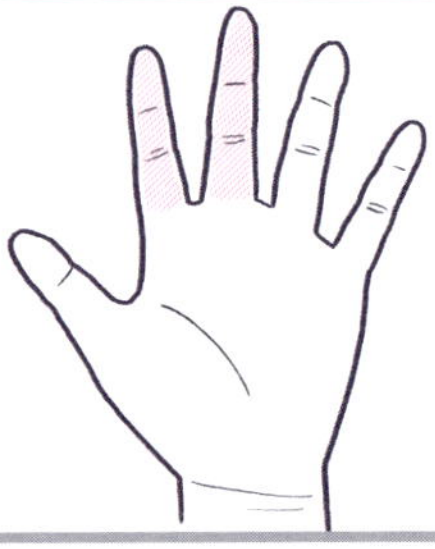

子につられてイライラしない

余分な熱を溜め込んでいると、舌先が真っ赤になります。おねしょがなくても、子の舌先が赤いときには、この推拿をやってあげると喜ぶことがあります。

イライラしやすい子に対しては、一緒に苛つくのではなく、まずは親が深呼吸して落ちつくことが大事です。

親も忙しいのでついイライラしてしまいますが、小児推拿のときは「今はこの子のための時間」と決めて接しましょう。

2 小天心を指の腹でトントン軽く叩く

使うツボ

小天心《しょうてんしん》
手首の内側の横じわの中心よりやや上

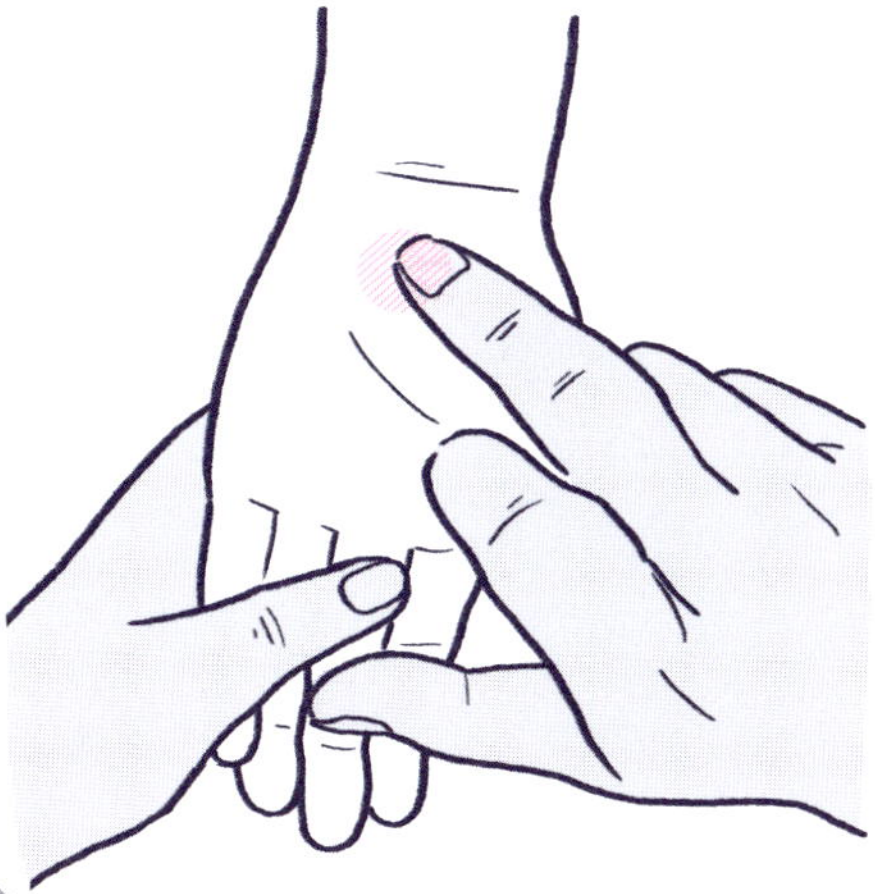

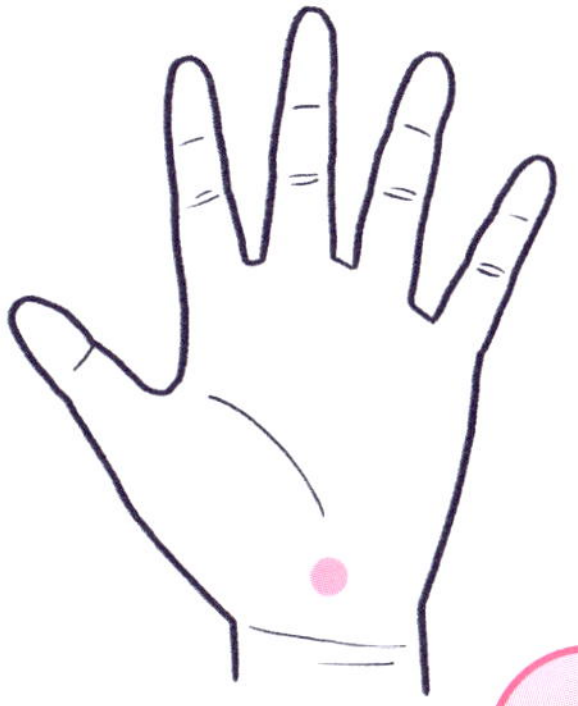

1分

3 膀胱経をお尻から首側に向けてつまんでいく

使うツボ

膀胱経《ぼうこうけい》
背骨の両脇のライン

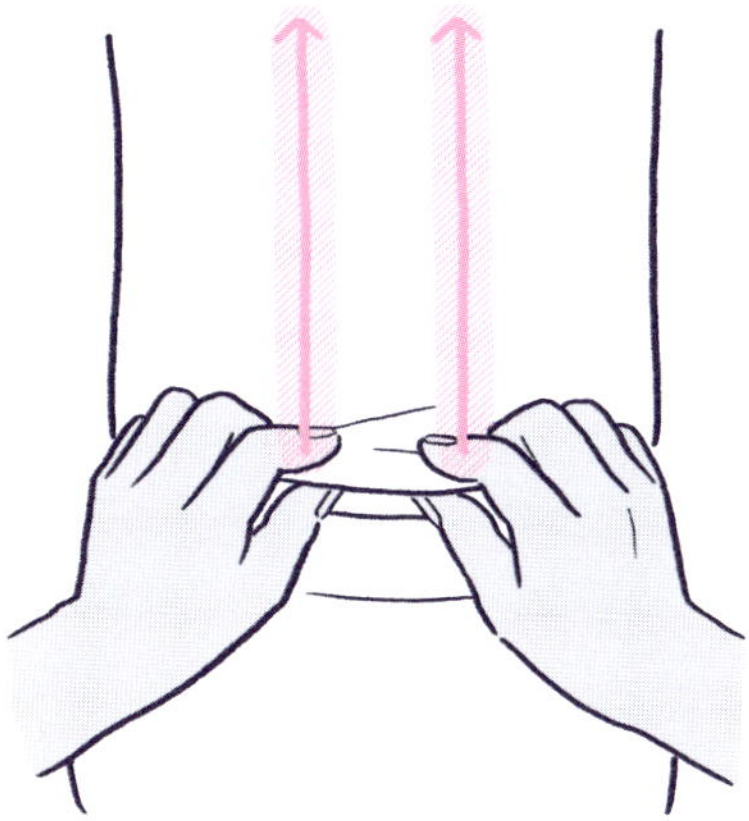

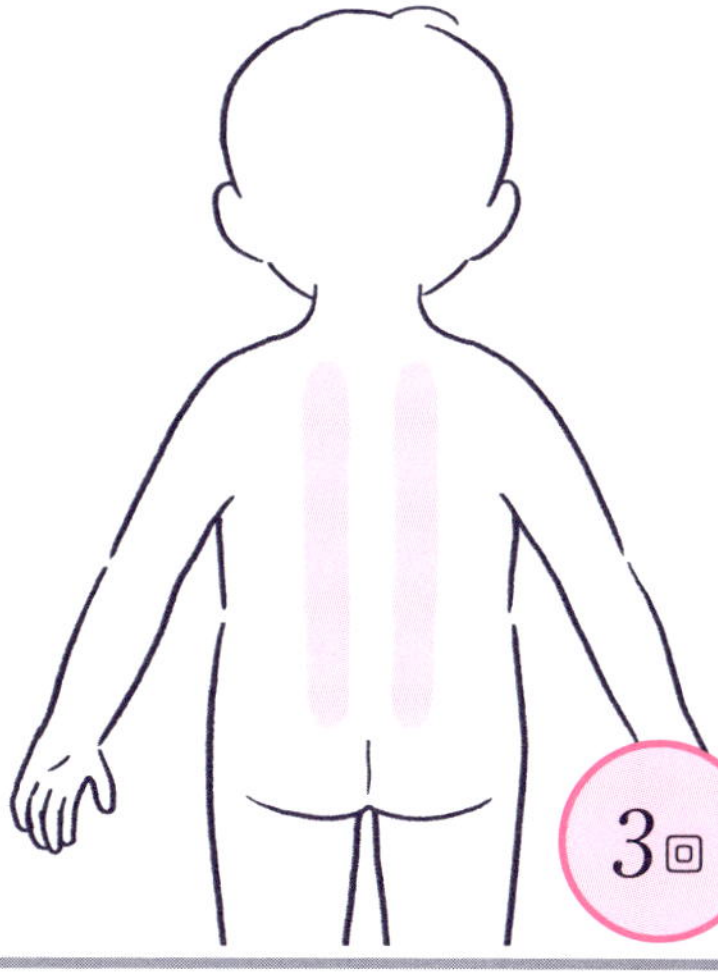

3回

Column

赤ちゃんのカンタン夜泣き対策

❸赤ちゃんをタイツやストッキングに入れて寝かせる

びっくりされるかもしれませんが、意外に効く手法です。やり方は、服を着た赤ちゃんを、肩まで女性用のストッキングやタイツに入れて寝かせるだけ。程よい圧によって、お母さんのおなかの中にいたときの感覚が再現され、安心するようです。

あまりに締めつけが強いとよくないので、サイズは大きめのものがよいでしょう。また、暑すぎることのないよう室温にも気をつけてあげてください。

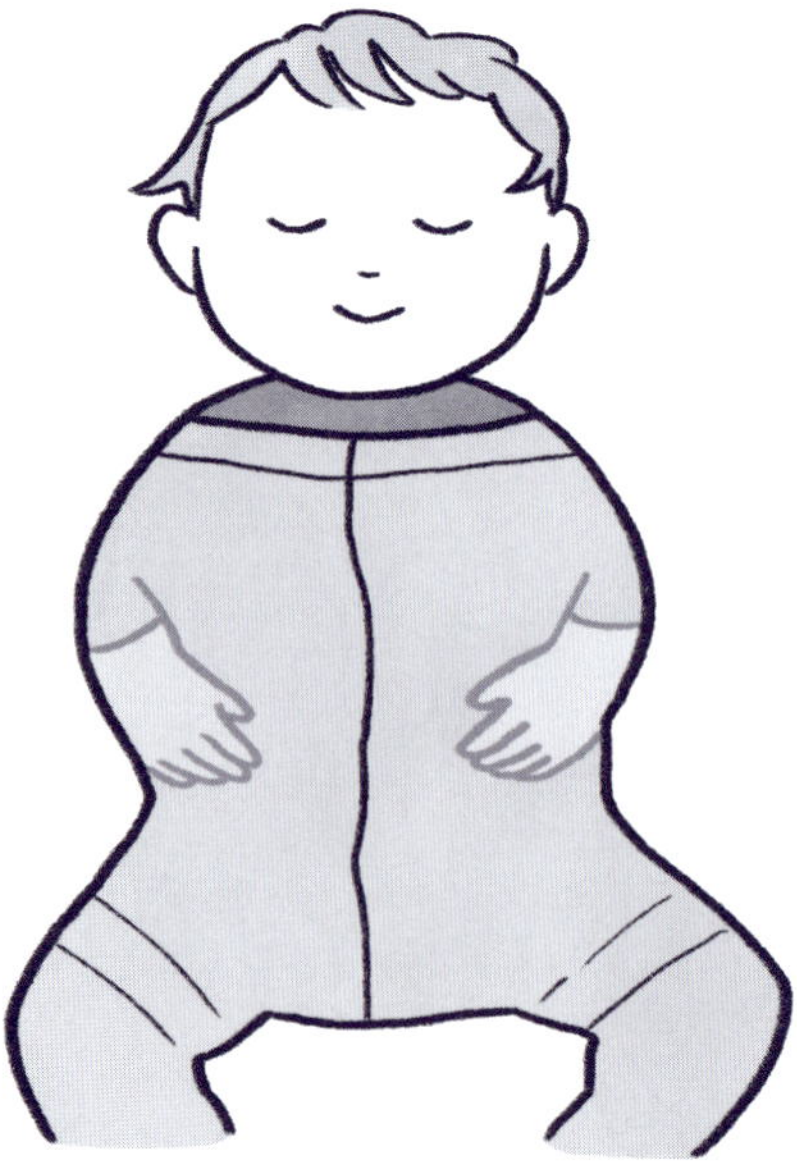

PART 13

多動・かんしゃくに効く小児推拿

繊細な子に多い、多動やかんしゃく、パニックなどの原因を中医学的に考えると、以下のようになります。

１つ目は、消化不良が長時間見逃されてしまったとき。この場合は、内にこもりがちになります。２つ目は、体内の余分な熱を発散できないとき。落ちつきがなくなり、動き回らずにはいられなくなります。そして３つ目は、生まれつき発達がゆっくりである場合です。

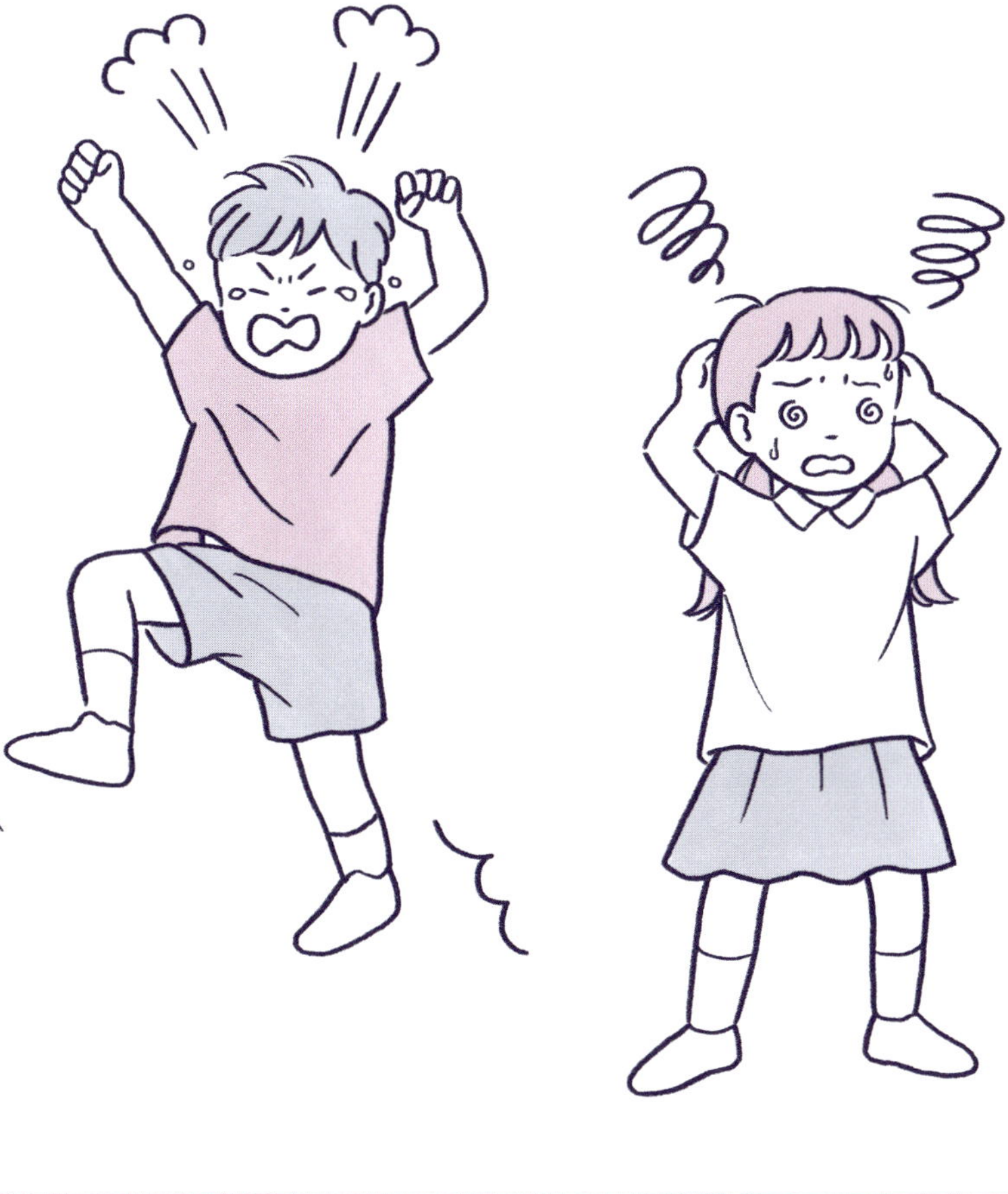

小天心はくすぐったいくらいの力で

共通の手法

所要時間 計5分

多動・かんしゃくの基本推拿

全体的にストレスを和らげる組み合わせの推拿です。
小天心は特に優しく弱く、子どもがくすぐったくて笑うくらいの力で揉みましょう。

1

肝経、心経を指先に向けてさする

使うツボ

肝経《かんけい》
人差し指の手のひら側のライン

心経《しんけい》
中指の手のひら側のライン

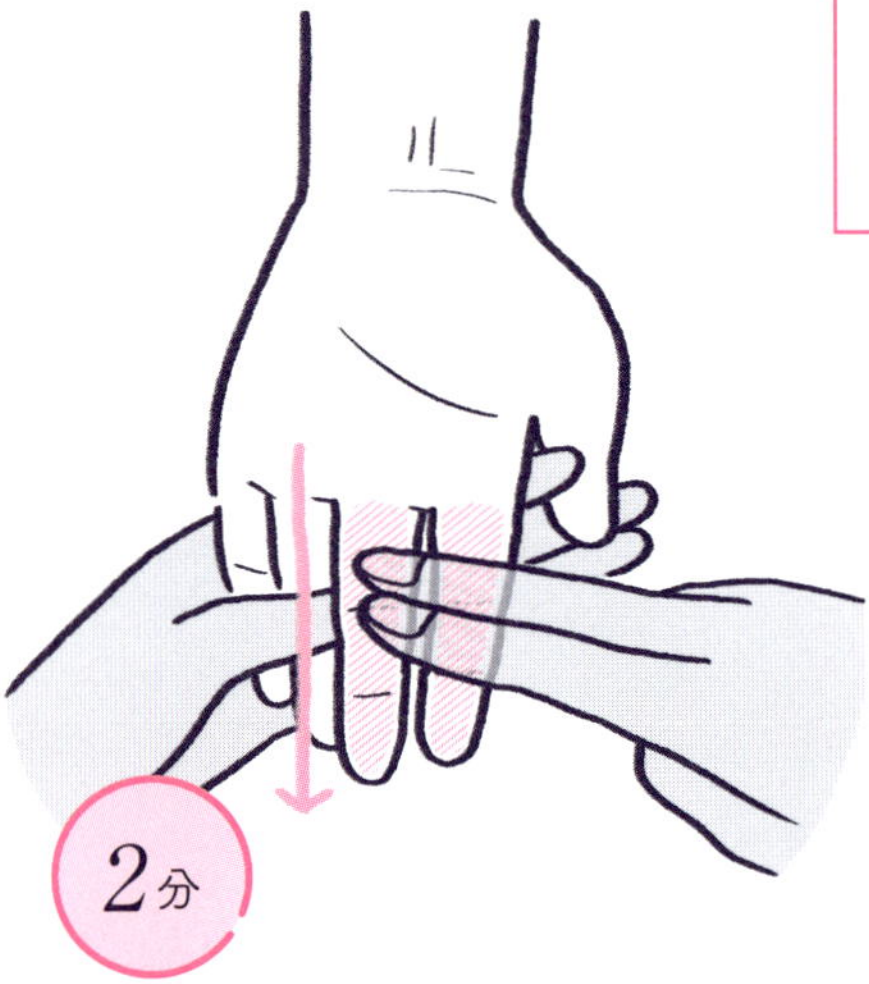

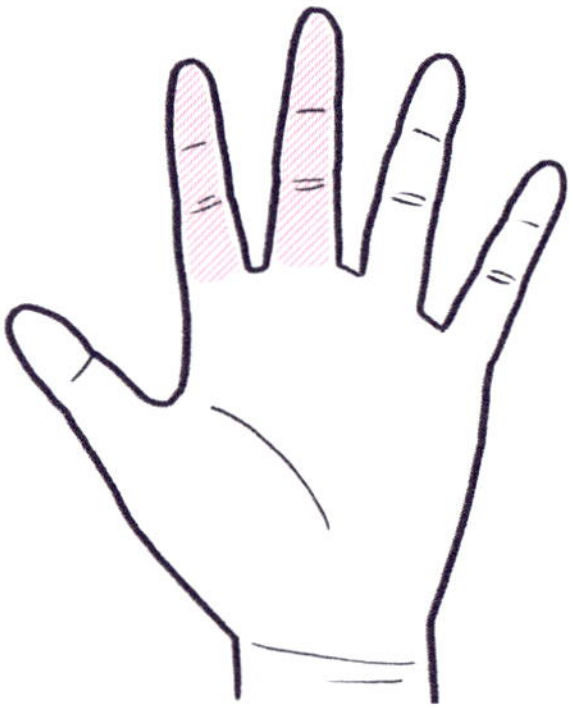

時間を見つけてたくさん施術を

子どももたくさんのストレスを抱えています。ストレスが多いと、体の中に余分な熱を溜め込んでしまいます。その熱がイライラを引き起こし、多動やかんしゃくとなって表れるのです。

この共通の手法は、全体的なストレスを癒やすのにうってつけです。やりすぎの心配もないので、時間を見つけて何度でもやってあげましょう。やりやすい場所にある小天心は、外出中などにもお勧めです。

2

小天心を指の腹でごく優しく揉む

使うツボ

小天心《しょうてんしん》

手首の内側の横じわの中心よりやや上

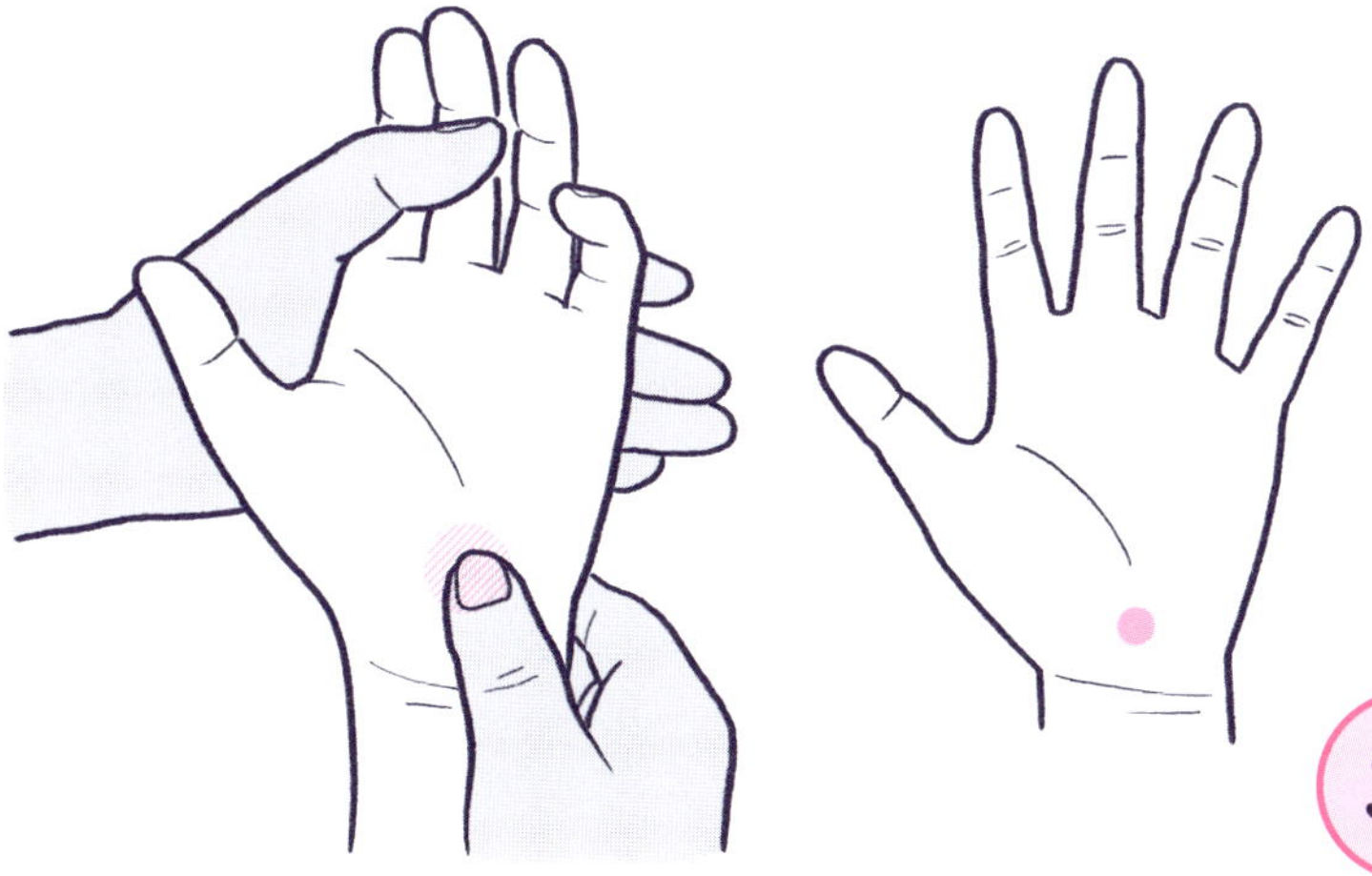

3分

繊細っ子こぼれ話 2

怒った息子をぎゅーっと抱きしめた思い出

繊細な子たちはさまざまです。怒りっぽい子もいれば、悲しみを溜め込みやすい子もいます。

怒りっぽい子の場合、親もストレスを溜めてイライラしがちですが、信頼を損なうようなけんかは避けたいものです。私は息子と言い合いになりそうなとき、ぎゅーっと力強く抱きしめていました。振り払われてもかまうことなく、抱きしめ続けて話をしました。

大きくなった息子にその頃のことを聞くと、「抱きしめてくれてありがとう」と言われ、あのときの自分は間違っていなかったのだとほっとしました。

どんなあなたも見捨てないよ、というメッセージを全身で伝えていくことが大事なのだと思います。

CASE 症状：1

普段から熱っぽい子の多動・かんしゃく

所要時間 計10分

手のひらや足の裏が熱い、咽頭炎を起こしやすい、眠りが浅いなど

発達がゆっくりめで、余分な熱が溜まっている子に起こりやすい症状です。手のツボを使うやりやすい推拿なので、時間を見つけて繰り返しマッサージしてあげましょう。

まずこれ！ ※132ページ参照 **多動・かんしゃくの基本推拿を行う（5分）**

1

脾経を第一関節に向けてさする

使うツボ

脾《ひ》経《けい》
親指の爪の右横から第一関節にかけてのライン

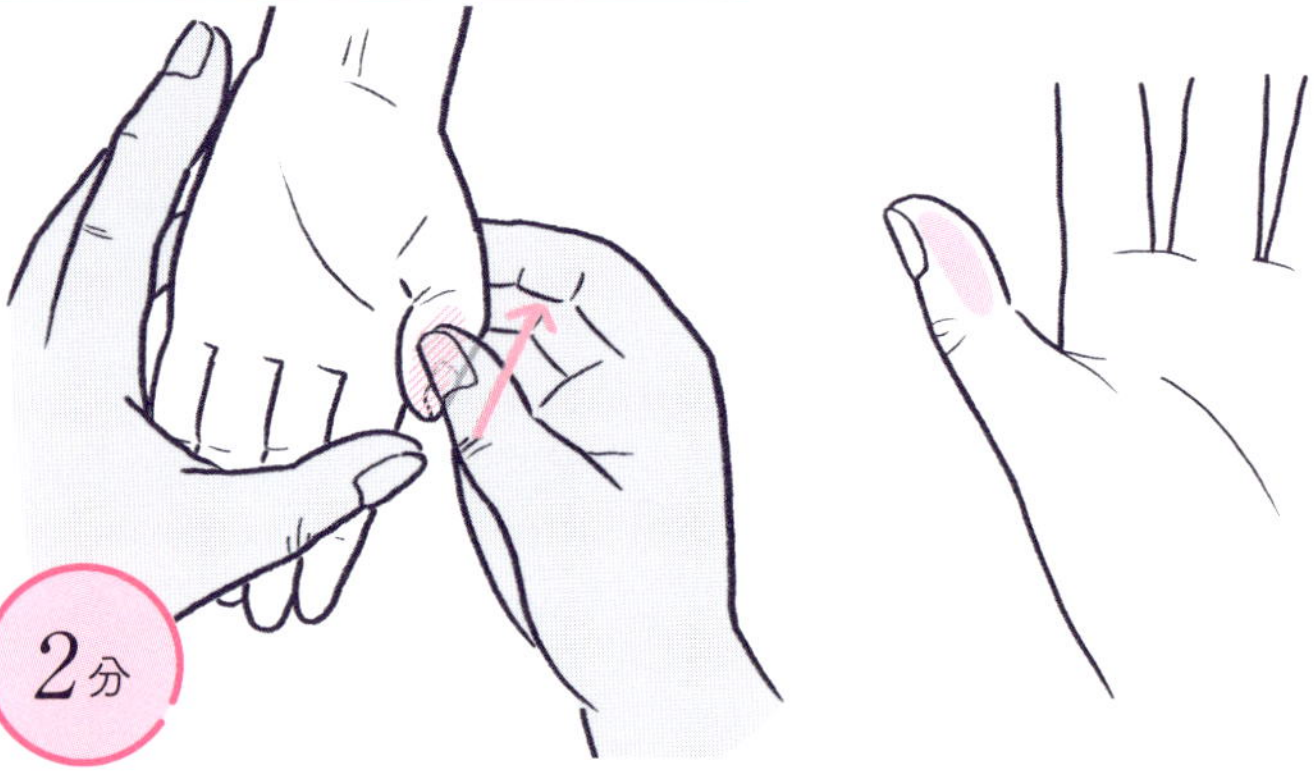

2分

腎と脾の刺激で成長を促す

腎経を使って腎の気を補うことで、発達を促進することができます。また、脾経を刺激することで消化機能が向上し、栄養を吸収しやすくなります。成長が促されていけば、困った症状も自然と快方に向かうことが多いので、繰り返しやってあげましょう。

私は息子が幼い頃には、漢方薬の六《ろく》味《み》丸《がん》を飲ませていました。お近くの漢方医に相談してみるのもよい手です。

2 腎経を付け根に向けてさする

使うツボ

腎経《じんけい》
小指の手のひら側のライン

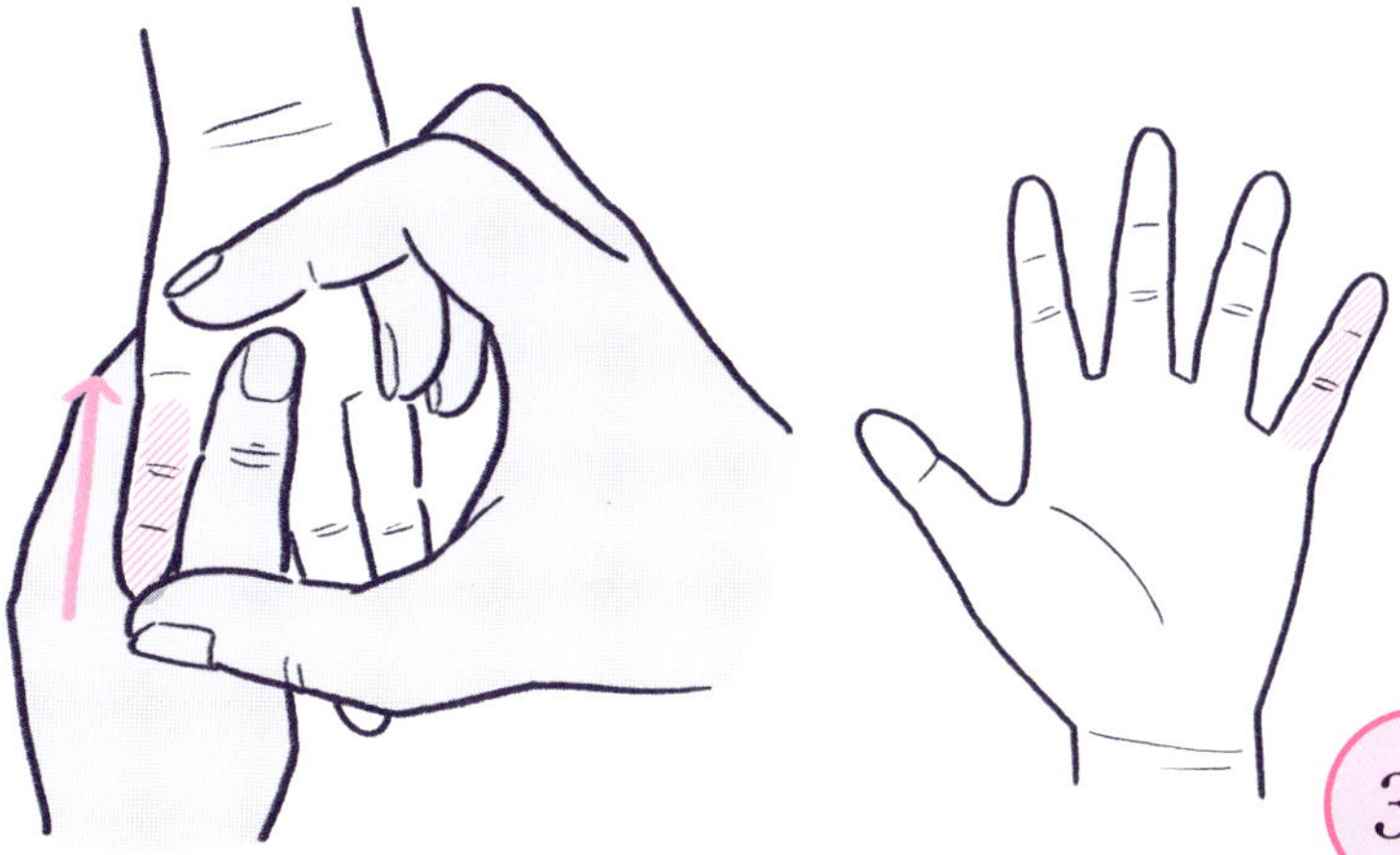

3分

繊細っ子こぼれ話 3

理想を押しつけず あるがままを認める

「はじめに」でもお話したように、私にも息子に理想を押しつけた時期がありました。

あの頃はマナーや行儀作法のほか、勉強においてもひどくプレッシャーをかけてしまい、反省しています。

息子は「あのときはお母さんが怖かった」と言います。彼は私に受けたストレスを発散するために、保育園でいたずらをしていたそうです。親の厳しいしつけのせいで、子どもが外で問題を起こすのはよくあることです。

今は、息子の本来のよさを認めて、長所を伸ばす育児をしています。やってはいけないことはしっかり説明しますが、あとは彼のやりたいようにさせています。理想を押しつけても、子どもも親も疲弊していくばかりなのです。

CASE

症状：2

怒りっぽい子の多動・かんしゃく

所要時間 計10分

性格が荒い、怒りっぽい、時に暴力に訴える、声が高いなど

感情を言葉で表現することができずに、イライラしている子に見られる症状です。
推拿で余分な熱を放散させて、楽にしてあげましょう。

まずこれ！ ※132ページ参照 多動・かんしゃくの基本推拿を行う（5分）

1

天河水を手首から肘裏に向けてさする

使うツボ

天河水《てんがすい》
腕の内側、手首から肘裏にかけてのライン

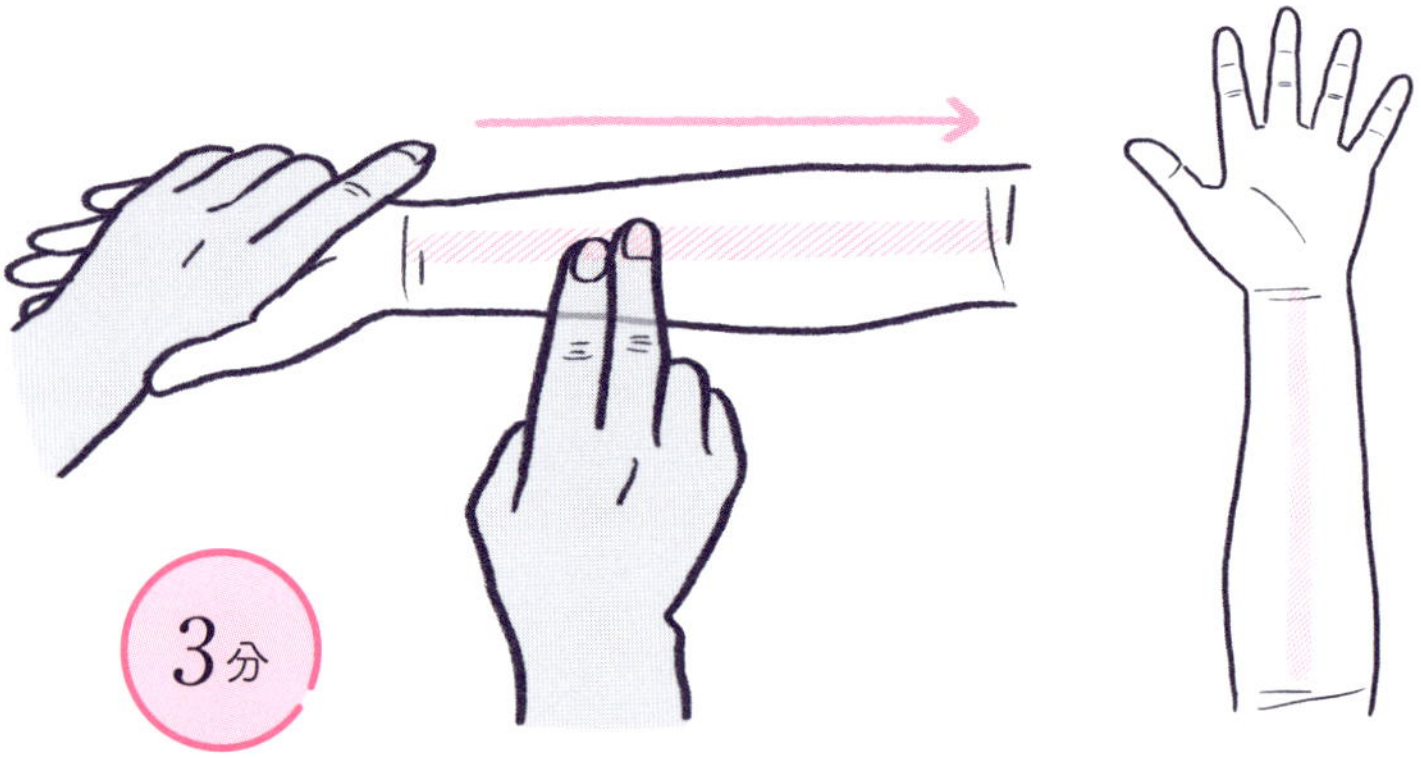

3分

繊細っ子には毎日推拿を

中医学では心臓と小腸をセットと考えます。ここでは心包経《しんぽうけい》を司る天河水と、小腸経という相性のよいツボを使って、心を癒やす推拿を考えました。

多動・かんしゃくの推拿はすべて、日常的に繰り返しやってあげるべきものです。症状が出たときに即効性を期待してやるのではなく、常日頃から取り組みましょう。親もストレスを溜めがちですが、感情的にならないよう気をつけましょう。

2 小腸経を付け根に向けてさする

使うツボ

小腸経《しょうちょうけい》

小指の側面、掌外沿《しょうがいえん》側のライン

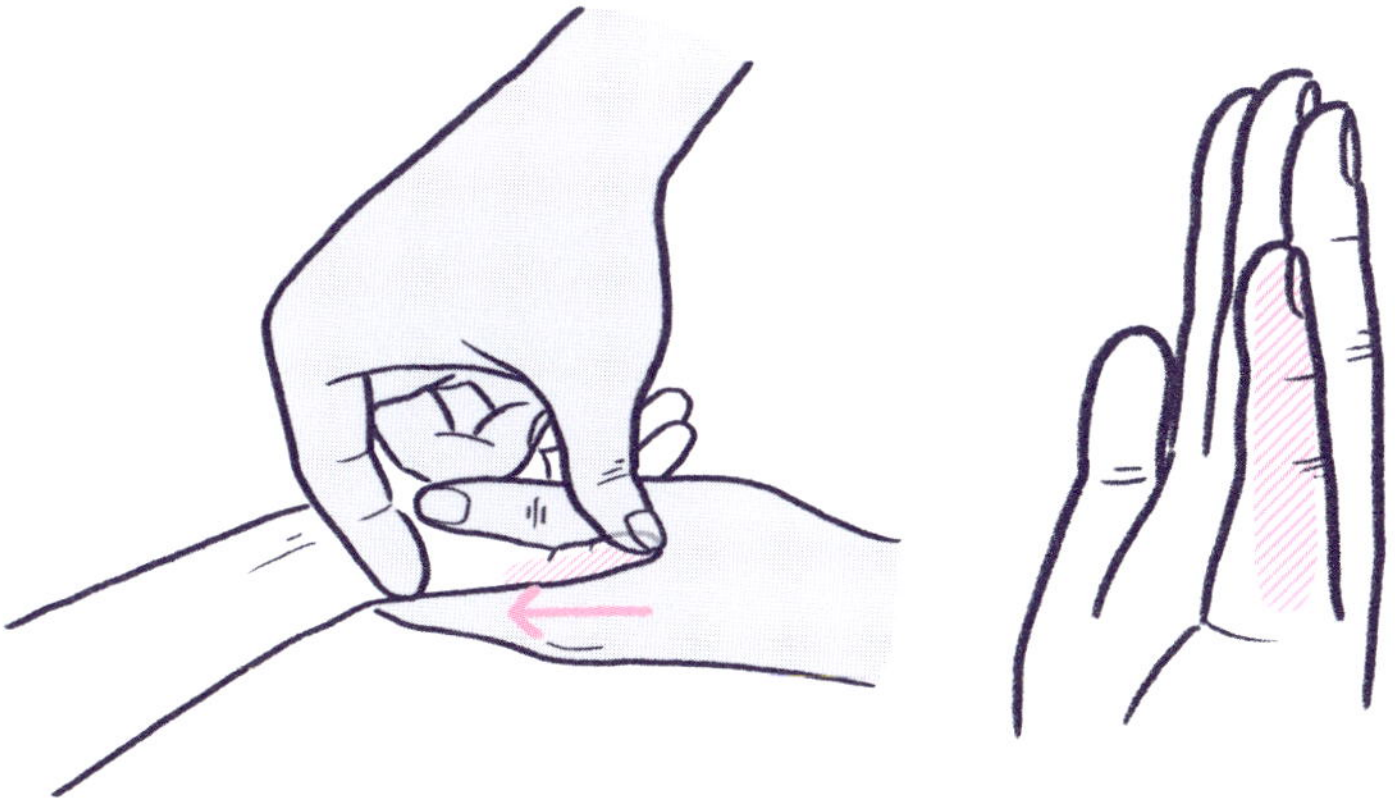

2分

繊細っ子こぼれ話　4

親子での山登りで感じた息子の成長

息子は自分の世界に閉じこもりがちだったので、変化のきっかけがほしいと思い、家族で山登りをすることにしました。

山登りには、持ち物や装備などの準備が必要です。そのため、何が必要かしっかりと考える力がつきます。また、富士登山の3カ月前からは体を慣らすためにいろんな山に登るので、体力もつきます。

そして、山で出会う人たちは声をかけあって進みます。息子も幼年の頃から「こんなところまで登れるなんてすごいね！」と褒めてもらい、同じくらいの歳の子とも励ましあって、登頂の成功体験を重ねてきました。

子のがんばりや成長を間近に見ることもできるので、親子での山登りはお勧めです。

CASE
症状：3

喉がつかえる子の多動・かんしゃく

所要時間 計10分

ヒステリー球《きゅう》（咽喉頭異常感症）の症状がある、
おしゃべり、吐き気がすることがあるなど

喉がつかえるような違和感がある、なのに肉体的な病変はない。
そのうえ多動やかんしゃくの症状がある子には、この推拿が向いています。

まずこれ！ ※132ページ参照 **多動・かんしゃくの基本推拿を行う**（5分）

1

中脘を時計回りに揉む

使うツボ
中脘《ちゅうかん》
みぞおちとおへその間

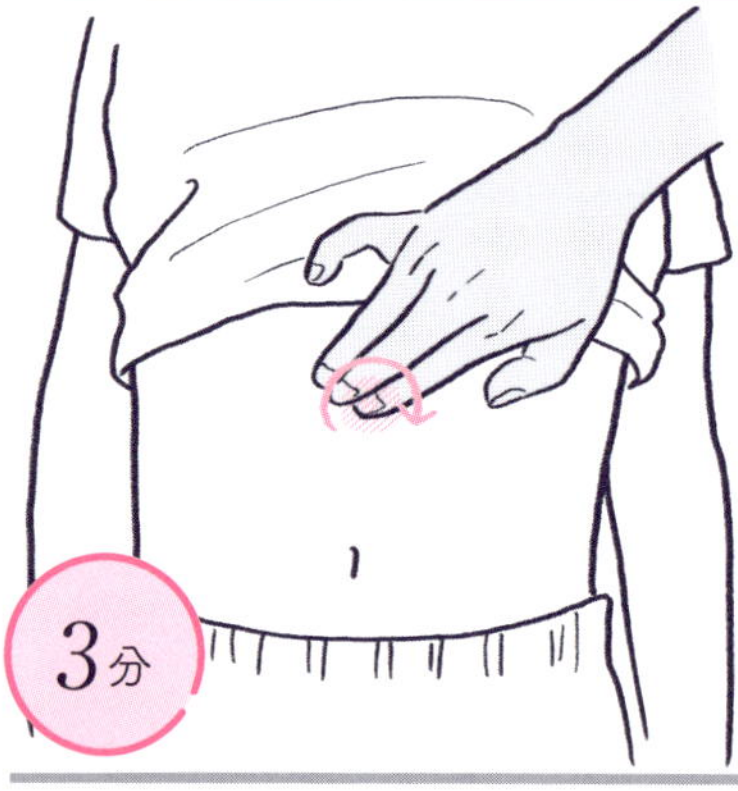

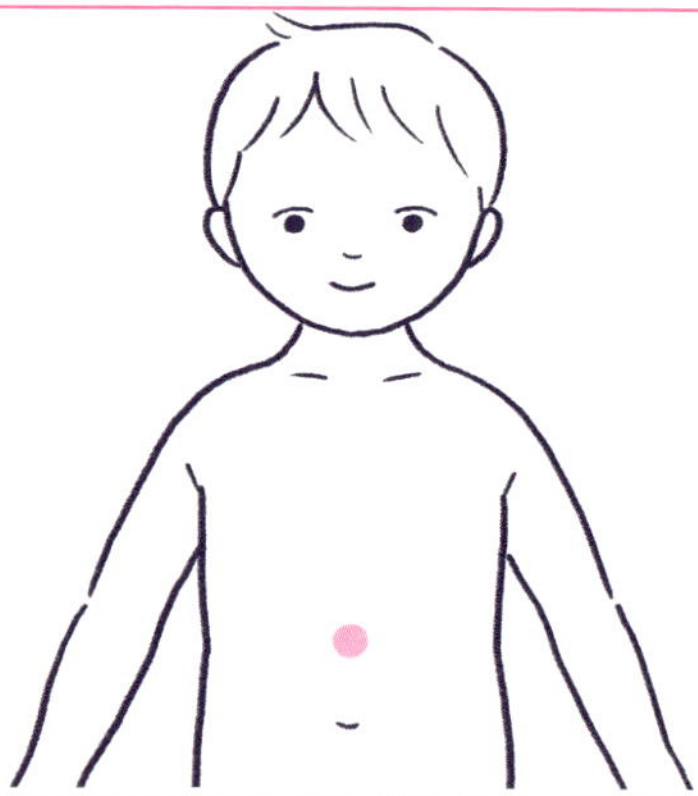

中脘の刺激は大人にもお勧め

大人の女性に多いヒステリー球ですが、子どもでも発症することがあります。ストレスが胃腸に影響している状態なので、中脘を優しく刺激して消化機能を高めましょう。大人にも使えるツボですから、ストレスで喉がつかえる感じがするときなどには自分でやるのもお勧めです。

内八卦を優しくさすると、喜んで笑う子も多いのですが、気持ちが明るくなる時間を過ごすことにも意義があります。

2 内八卦を時計回りにさする

使うツボ

内八卦《うちはっけ》

手のひらの各指の丘の下方を通る円のライン

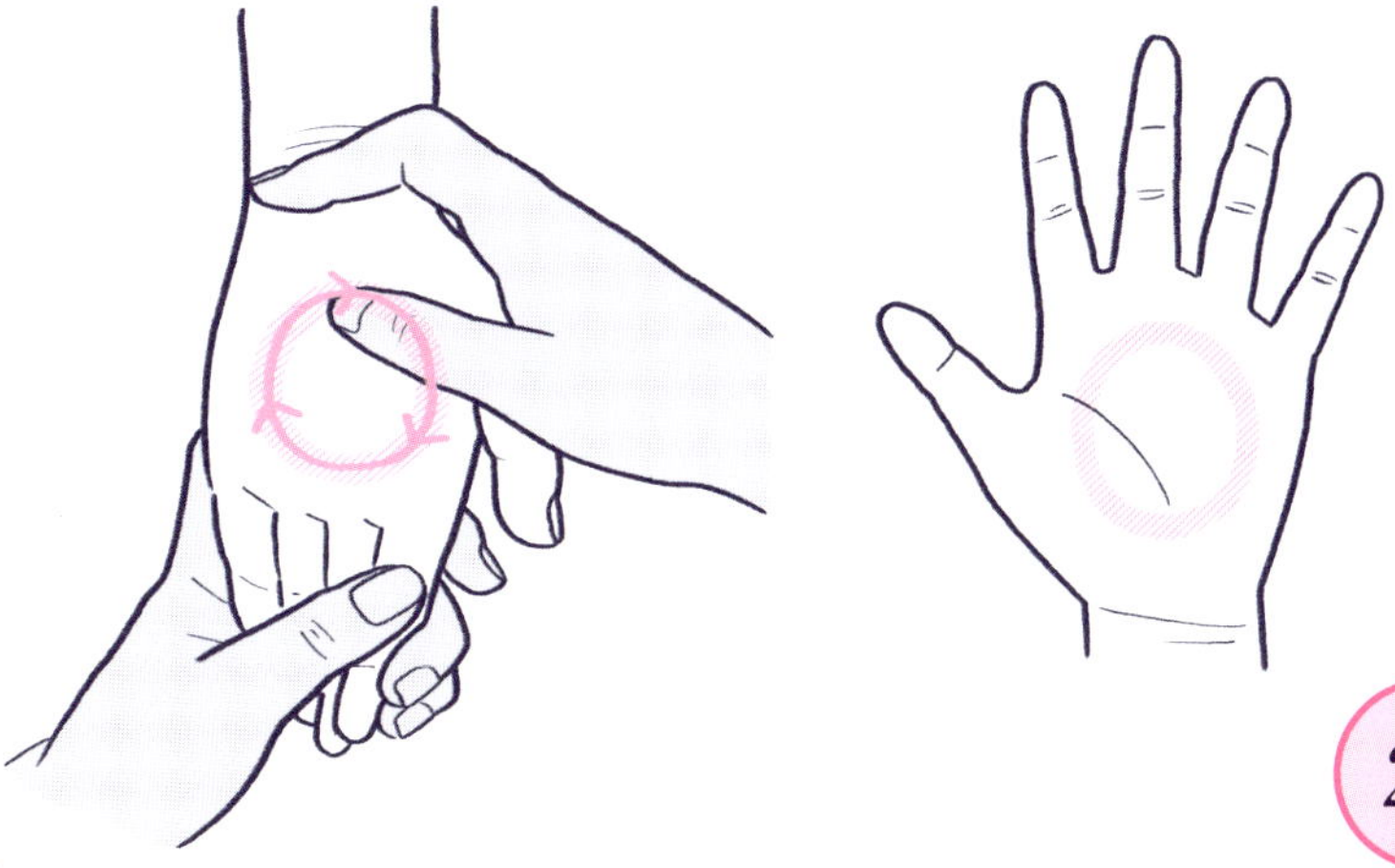

2分

繊細っ子こぼれ話 5

発達センターで学んだ思いやりと寛容さ

息子は、保育園の皆の輪になかなか入れない子でした。そこで、このまま友達がいないのもよくないと思い、行政が運営している発達センターに行かせてみました。

さまざまな程度の障害を持った子がいるのですが、息子はすんなりと馴染めたようで、センターに行くのを喜んでいました。一対一で先生と楽しそうにおしゃべりし、さらには集団で遊ぶようにもなりました。

なかにはちょっと乱暴な子もいたのですが、様子を見ているうちにその子の優しさに気づくこともできて、親としても勉強になる体験でした。子どもたちは偏見なくいろんな子と仲良くしていて、息子もセンターのおかげで思いやりや寛容さを学ぶことができました。

大人にも使える重要な目のツボ集

おまけ

所要時間
計 3分

目の疲れ・仮性近視に効く推拿

大人と子どもの「疲れ目」に効く、重要なツボを集めました。

※自分でやる場合はいずれも、人差し指を曲げた関節部分で刺激するのがお勧めです

1

攅竹を押し揉む

使うツボ

攅竹《さんちく》
左右の眉頭のくぼんだ部分

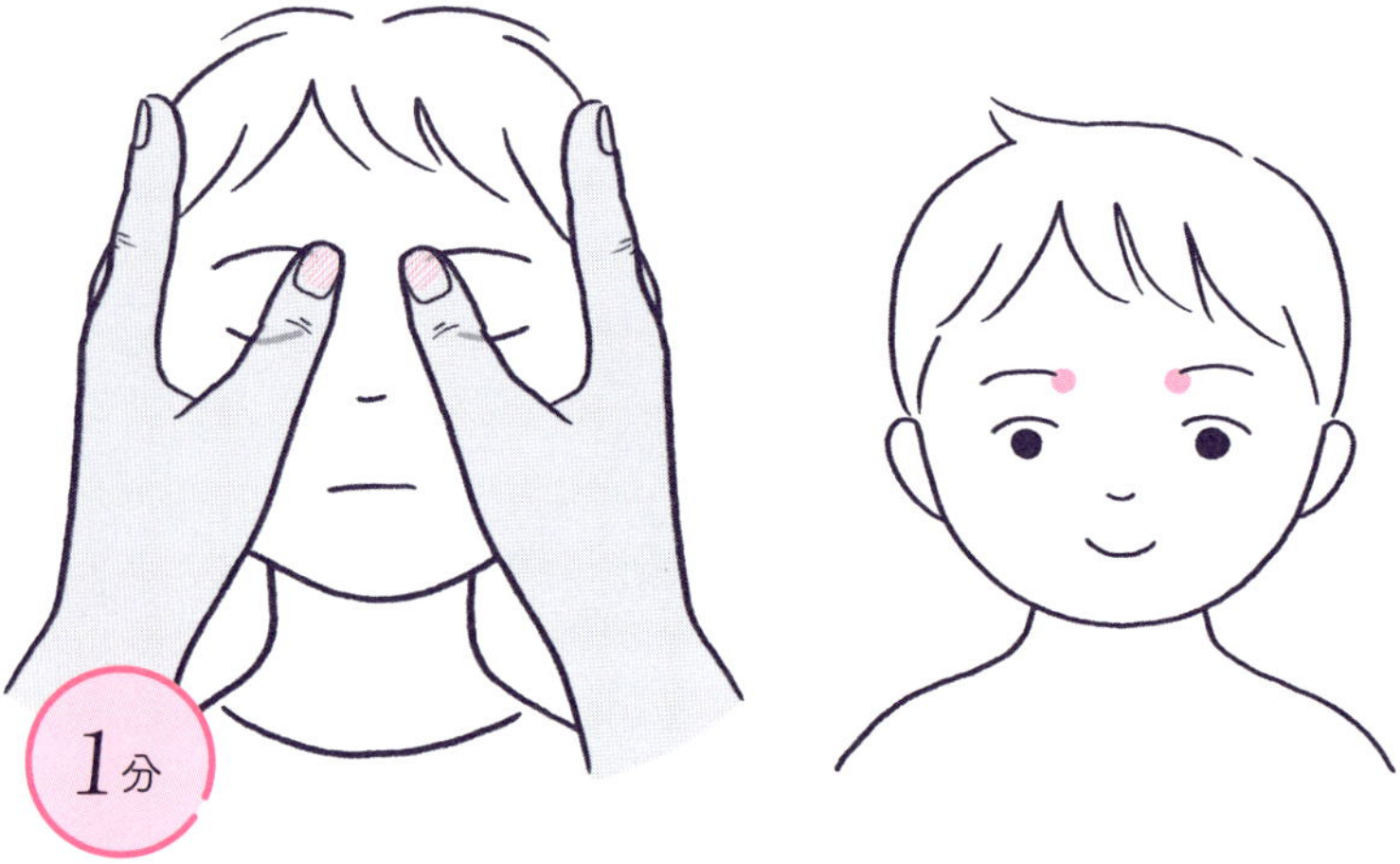

1分

現代人の悩み疲れ目を癒やす

現代の生活には、スマホやタブレットが欠かせません。幼少期からブルーライトを浴びて小さな画面を見続ける生活は、確実に目に負担をかけます。

ここでは、特に目に効く3つの推拿を紹介しています。攅竹も晴明も、目の血行をよくするツボです。

また、眼窩のマッサージは涙腺の働きを促進し、視神経の緊張をほぐすのにうってつけです。疲れ目の予防にもよい推拿です。

2 晴明を押し揉む

使うツボ

晴明《せいめい》

目頭と鼻の骨との間にあるくぼみ

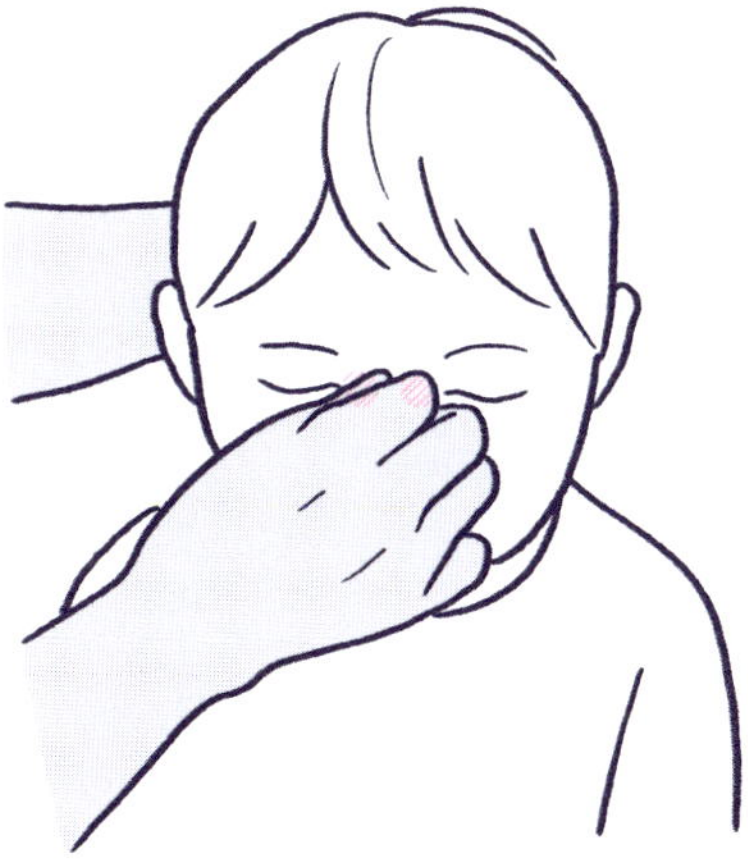

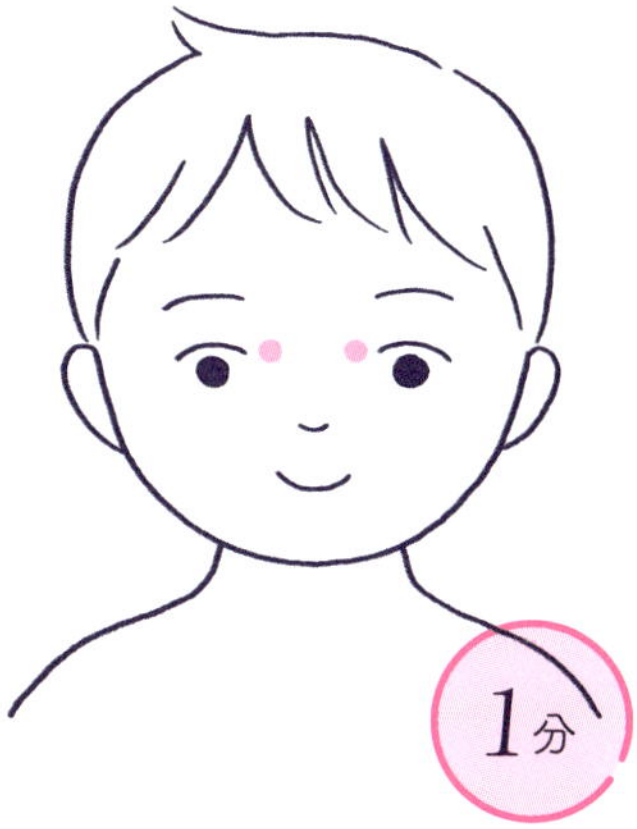

3 眼窩を親指でなぞるように押していく

使うツボ

眼窩《がんか》

目の周りの骨の縁

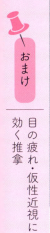

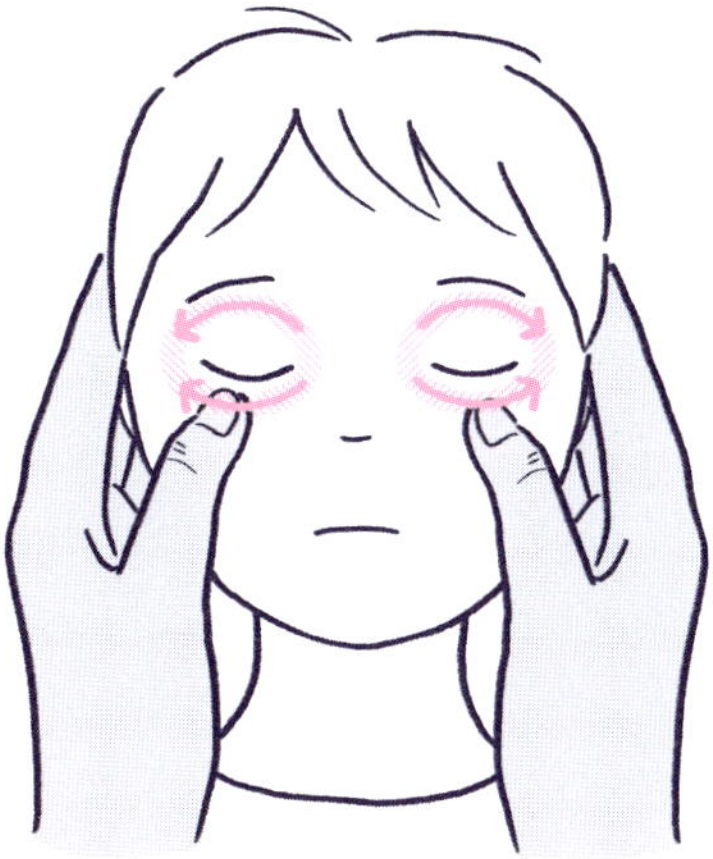

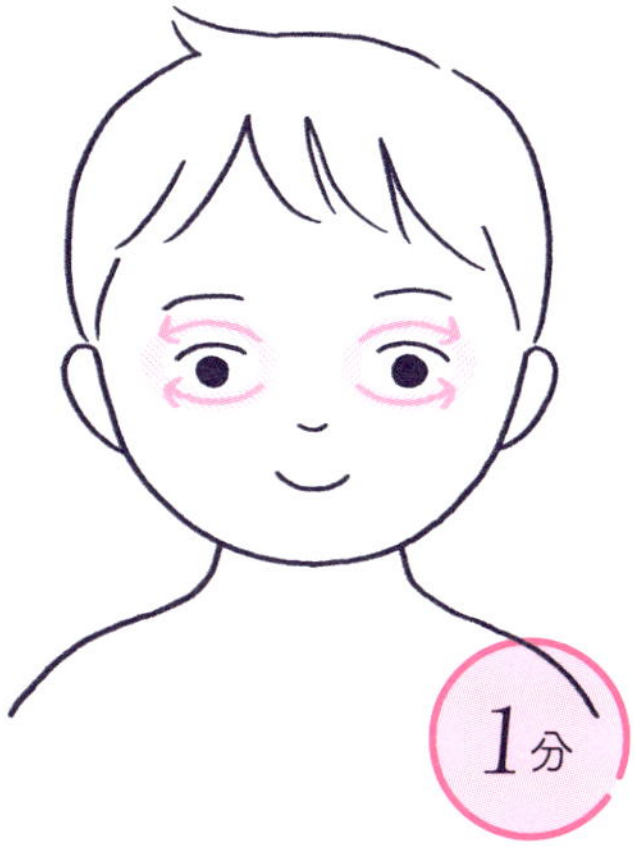

おわりに　〜小児推拿の素晴らしさが届くことを願って〜

この場をお借りして、この本の作成にご協力くださった多くの方々へ感謝をお伝えしたいと思います。

まず、この本へ心が沸き立つような推薦文を寄せてくださった、伊藤剛《ごう》先生（北里大学客員教授　北里研究所病院漢方鍼灸治療センター）に心から感謝申し上げます。内科医として西洋医学を究《きわ》められ、さらには日本東洋医学会認定漢方専門医・指導医としてご活躍されている先生のもとで学ぶことができた2年間は、私の宝物です。

また、この本で紹介されている小児推拿は、大学時代の同級生でもある王成研医師（吉林省中医薬科学院　第一臨床医院　鍼灸推拿科所属　世界中医薬学会連合会　小児推拿分会常務委員）のご協力により、臨床データに基づいてまとめられています。先生が私の小児推拿への情熱を支持し、さまざまなかたちでご協力くださったこと、大変ありがたかったです。

私が最初に本書の企画を検討していた段階では、専門家向けの内容を考えていました。しかし、編集担当さんの「繊細なお子さんと、その親ごさんたちに寄り添う本を」という提案により、その方向性を一変することとなりました。おかげで、一般の人にも取っつきやすく、わかりやすい内容になったのではないかと思います。

また、この本を手に取ってくださった読者の皆様には、本当に頭が上がりません。私は本書を、子育て中のママさん、パパさんの負担を少しでも減らしたいという一心で執筆しました。

私事になってしまいますが、私は子育て中、日本で鍼灸師・あん摩マッサージ指圧師の免許を取得するため、国際鍼灸専門学校に通っていました。多忙で目が回るような日々、たくさんの困難に直面しましたが、なかでも息子の突然の発熱は困りものでした。熱のせいで急に保育園に行けなくなったり、園から迎えに来るよう連絡が来たりということがよくあったのです。

そんなとき、息子に小児推拿を施すとすーっと熱が引くのでした。推拿を日常的にやるようになってからは、保育園の欠席日数や熱による呼び出しの回数が大幅に減少しました。そうして実感した小児推拿の素晴らしさを、同じように悩んでいる親ごさんたちになんとしても伝えたい、その一念から生まれたのがこの本なのです。

読者の皆様、そしてお子さんが、小児推拿の奥深さに触れ、温かな親子時間を過ごせますことを心より願っております。ご感想など送っていただけますと、大変励まされます。

また、本書に素晴らしいイラストを寄せてくださったイラストレーターのさとうりささん、校正者さん、刊行してくださったハート出版の皆様にも大変感謝しております。最後に、私を支えてくれた家族、特に快く協力してくれた息子、そして友人や妹にもお礼を言いたいと思います。本当にありがとう。

二〇二四年　八月
安泰漢方鍼灸院　院長　稲葉貞子

著者

稲葉貞子 | Shoko Inaba

安泰漢方鍼灸院　院長

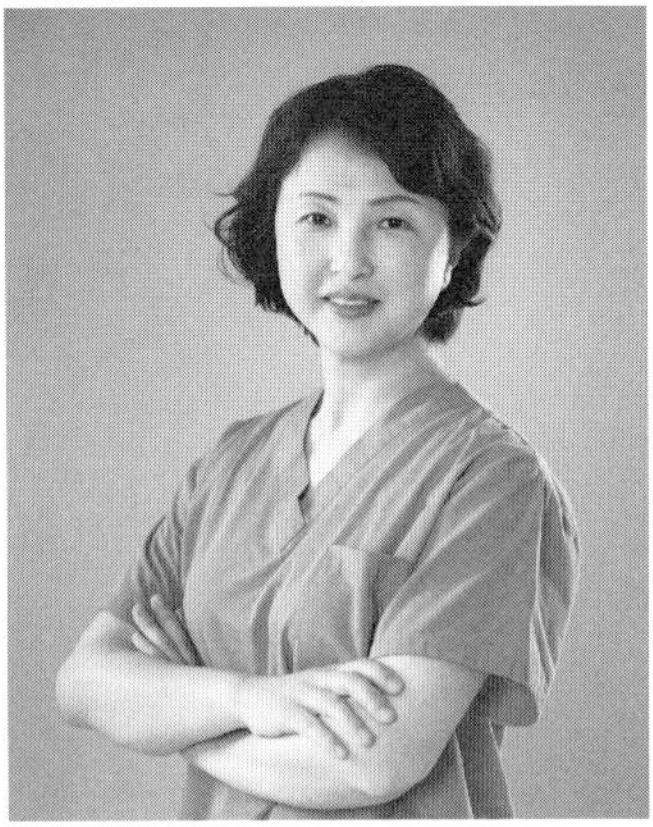

中国で中医学の医師を務めた後、来日して日本での鍼灸師資格を取得。研鑽を続け、東京都葛飾区にて開業。
応急処置に留まらない本格的な施術、懇切丁寧な生活改善指導とその明るい人柄で、口コミにより人気を博している。国際鍼灸専門学校卒業、北里大学東洋医学総合研究所研修生課程修了。

中国国家資格：中国中医師

日本国家資格：鍼灸師・あん摩マッサージ指圧師・登録販売者

安泰漢方鍼灸院

https://antai.link/

イラスト

さとうりさ | Lisa Sato

イラストレーター

白百合女子大学　文学部児童文化学科 児童文学・文化専攻卒業。
大学では児童文学および絵本制作を学ぶ。
6年間一般企業に勤務後、2021年よりフリーランスのイラストレーターとして活動開始。「清潔感と温もり」のあるイラストレーションの制作。

こころもからだもととのえる

織細っ子のための親子マッサージ

2024年9月30日　第1刷発行

著　者　稲葉貞子
発行者　日髙裕明
発行所　株式会社ハート出版
〒171-0014東京都豊島区池袋3-9-23
TEL03-3590-6077　FAX03-3590-6078

ISBN978-4-8024-0179-1　C0077　　Printed in Japan

印刷・製本 / モリモト印刷　　編集担当 / 堤 万里加